ブラッシュアップ急性腹症

THE SECOND EDITION ― 第2版

東京ベイ浦安市川医療センター外科
窪田忠夫 著

Brush up your skills for
Diagnosis and Management of the
Acute Abdomen

中外医学社

本書の構成について

　急性腹症と銘打っていますが，腹痛診療全般について記しています．腹痛の初期診療とは極めて言ってしまえば"手術が必要な疾患をピックアップする作業"に他なりません．そこで，本書では「緊急手術が必要な疾患」と「それ以外」というコンセプトで各章を構成しています．内容は疾患ごとに様々で，初期診断にフォーカスをあてていることが多いですが治療にまで言及している項目もあります．語彙や言い回しもあえて統一しておらず実際の臨床で普段若手医師に話していることをそのまま伝えるように意識しました．
　項目によってはいわゆる本邦のやり方考え方とはそぐわないものもありますが，こういう意見や方法を実践しているひともいる，ぐらいに思っていただければ幸いです．

改訂にあたって

　先日，子供と話をしていたら「将来なくなってしまうかもしれない職業は？」ということが学校で話題になったようです．その中であがった1つが"タクシードライバー"確かに自動運転が確立してしまえば運転手はいらなくなるのかもしれません．20世紀後半には工場におけるオートメーション化によって多くの単純労働がロボットにとって代わられました．そして21世紀の今，AI（artificial intelligence）が発達して日常生活の様々な場面で実用化が進んでいます．本当に数年で世の中が変わってゆくことを実感します．

　本書は初版から4年が過ぎ，読者の皆様に支えられてこの度第2版を出すことができました．大変光栄に思います．この4年間で，というわけではないけれども医療も年々変わっています．ノーベル賞を受賞するような治療薬や医療機器の進歩もあるのですが，何より医師の頭の中が変わってきているような気がします．

　本書の内容の腹痛について言えば，腸閉塞とイレウスを区別する場面は15年前ならば北海道でシマフクロウを見るか，沖縄でヤンバルクイナを見るくらいに天然記念物並みの珍しさであったのが，最近はそこここで耳にします．腹部コンパートメント症候群など，その概念がない施設にいれば一生に1例も出会うことはなかった病態なのですが，今やどこのICUでも見かけます．ダメージコントロールは，かつては広く受け入れられた手法ではなく，10数年前の外科系の学会で「状態が極めて不良なときには手術は（感染の）ソースコントロールにとどめてストーマ作成は次回以降の手術で行います」と私が発表したら，座長のお偉い先生に「フロアの皆さまは絶対にこんなことはしないでくださいね」と言われてしまいました．今はむしろ必要以上にダメージコントールという言葉が飛び交っている気がします．腸アニサキス症は5年前でもかなり珍しい疾患（診断されないために）でしたが，最近は刺身を食べた人が腹痛になるたびに鑑別にあがる始末です．

　一方で変わっていないと感じるものもあります．腸管虚血は相変わらず早期診断が難しく，NOMI（非閉塞性腸管虚血）を代表とした広範腸管壊死の救命率は10年経っても20年経っても変わっていません．初期に癒着性腸閉塞の診断で保存治療して，症状がよくならないので手術したら絞扼であった（すでに壊死していた）というhospital delayは今でも珍しくないです．腹膜刺激症

状のない下部消化管穿孔（多くはS状結腸間膜内に穿孔している）は，腹痛で受診したのに便秘と診断されて浣腸されて，その後に汎発性腹膜炎と敗血症で搬送されることがやはりあります．医療の限界と言ってしまえばそれまでなのかもしれないですが，腹痛診察とくに初期診断は難しいと感じます．知識が増え，疾患概念も以前より確立してきたのですが，じゃあ，では実際に腹痛を全部診断できるか？　というといまだ自信がもてないのが正直な気持ちです．

　さて，AIです．オセロ，将棋，囲碁と知的ゲームの分野ではすでに人工知能は人間の能力を凌駕したと認めざるを得ない結果が出ています．医療の分野でも，画像診断を中心にAIの応用が研究されています．読影レポートは医師でなくAIが行う……というのもあながち遠い未来ではないかもしれません．そもそも診断は医者がするよりAIがした方がよいなんてこともいずれ議論され，さらに医者って職業は必要かな？　なんてところまで話が進んでしまうことも夢ではない気がします．ただし，現在のAIは知的ゲームにせよ，画像診断にせよ，人間ができることの処理能力を高める，正確性を高めるという形で活用されているので，現時点で人間ができていないことはAIでは（まだ）代替できないことになります．多くの医師が「腹痛の診断は自信ないな，自分にはまだちょっと難しいな」と感じているならば，それはまだAIにとって代わられない分野と言えるでしょう．診断の難しい腹痛は画像診断できないことが多いですからね．つまり，日常診療でできない・難しいと感じていることは医師がまだ必要とされている証拠なのかもしれません．能力が不足していることを悩んだ方がいいのかホッとした方がいいのか，よくわからない世の中ですね．うちの子の学校の議論でも，将来なくなってしまうかもしれない職業に医者は入っていなかったようです．

　今回は初版からの期間にグローバルスタンダード自体が変更された部分を中心に改訂しました．また，自身の経験のみをもとに記載していた部分については極力同様の報告例を文献添付することにしました．改訂に際して中外医学社の桑山亜也様，五月女謙一様に多大なるご尽力をいただきました．この場を借りて厚く御礼申し上げます．

平成30年10月　　　　　　　　　　　　　　　　　　　　　　窪田忠夫

序　文

　医師になってはじめに赴任した病院で最初に所属したのが救急科であった．1年目医師は救急室を受診する全患者さんの初診をみるのが役割だった．ひっきりなしにやってくる外来患者さんを診ながら，「外来やりながらでも救急車が来たらそっちを先に診ろ！」と先輩医師に言われた．「救急車が来たのはどうやってわかるんですか？」と質問すると，「サイレンの音でわかるけど，病院に近づくとサイレン鳴らないから時々窓の方をみて赤灯がまわっているのを見て気づけ！」とのたまわれた．他の患者さんの診療中に1日に何十台も来るのだ，気づくわけがない．結局「せんせー，救急車来ているよ．何してるの!!」と看護師さんに怒られる．"せんせー"という語にさして尊敬の意味が無い事もよくわかった．当時は救急車からの事前情報などない．周辺の救急隊はすべての疾患を自動的にすべてこの病院に搬送していた．何が来るかは来てみないとわからない．3台くらいまとめてくることも珍しくなく，てんてこ舞いの日々であった．

　しばらくすると救急車から事前情報が入るようになった．「何十何歳男性，階段から転落して頭部外傷，10分で到着」などと前もって教えてくれる．教えてくれるのはいいが，かならずしもこちらの知りたい情報があるわけではない．来てみると別な主訴だったりもする．到着するまでの時間も外来をつづけているが，救急車の方が気になってしまってかえって集中できない．どうせ全部診るのだから前もってちょっと知ってても知ってなくてもはっきり言ってあんまり変わらない，というより私の場合は気になって集中力が落ちる分だけマイナスと言えた．

　この救急隊からの情報だが，最初のうちはより重症な主訴であったばあいに「ドキッと」したのだが，そのうち要領がわかってきて「CPA」と言われた時がもっとも「ホッと」した（不謹慎かもしれないが……）．やることは決まっているし手伝いも周りにいる．「胸痛」のときは心筋梗塞と大動脈解離の2つを，「頭痛」のときはくも膜下出血と髄膜炎の2つをつねに考えれば良いことを学んだ．発熱ときたら血液培養を取って痰と尿のグラム染色をし，意識障害ときたら最終的にわからなくても「あいうえお」なんだかを鑑別すれば及第点はもらえた．外傷や熱傷も概ね手順がきまっている．ところが，「腹痛」はいつまで経っても苦手だった．疾患が多彩でやばそうなものを少しだけにしぼる

ことができない．アッペや消化管穿孔などを経験してもつぎからつぎへと知らなかったけど重症で手術になってしまう腹痛が現れる．「せんせー，〜分後に腹痛が来まーす」なぞと言われるとこちらの心窩部の方がキリキリしそうであった．ちょっとだけ年数が上の先輩医師もやっぱり腹痛は苦手らしく，「この人なんだろうねー??」と一緒に悩んでいるうちに時間がたってしまう．あとからやってきた強面の外科医に「何時間も前から来てるのになんでさっさと声かけないの!!」とドヤされてしまうのが常であった．こんな時，持っていはいるけど読んでない"COPE"（Cope's Early Diagnosis of the Acute Abdomen）を紐解いてみると，さっき怒られた，自分では全く想像つかなかった疾患が，果たして教科書通りの典型例であった．

　その後研修を終え，外科医となり，幸か不幸か医師としてのキャリアのほぼすべてを救急病院で過ごしてきた．そのなかで学んできたことは「腹痛」はこれだけ除外しておけばとりあえず大丈夫という項目にまとめることが難しく，数ある緊急疾患の典型例を1つ1つ経験してゆかねばならないということであった．それがどれほどの経験かは自分ではよくわからないのだが，そうした経験がこれからキャリアアップしてゆく若手医師に何かのヒントになればというつもりで「一般外科指南書」というサイトを数年前から開設している．このたび中外医学社の五月女さんよりお声かけをいただき，一般外科指南書のうちの「急性腹症のトレーニング」の項目を全面的に改訂して本書を執筆することとなった．遅筆で〆切を守れないことしばしばでありながら粘りづよく支えていただいたばかりか，煩雑な構成をとてもみやすいレイアウトに仕上げてくださった．中外医学社ならびに五月女さんにはこの場をかりて深く御礼を申し上げます．

平成 26 年 3 月　　　　　　　　　　　　　　　　　　　　　窪 田 忠 夫

目 次

第1章　腹痛疾患へのアプローチ

❶ 病歴聴取 …………………………………………………… 2
  1　発症からの時間「いつからか？」 …………………… 2
  2　部位「どこが痛む？」 ………………………………… 3
  3　発症時の様子「痛みの始まり方」 …………………… 3
  4　持続痛か？　間欠痛か？　発作性か？ ……………… 5
  5　悪心・嘔吐，下痢 ……………………………………… 7
  6　発熱の有無 ……………………………………………… 8
  7　その他の病歴 …………………………………………… 8
  8　High risk patients の抽出 …………………………… 9

❷ 身体所見 …………………………………………………… 12
  1　バイタルサインの確認 ………………………………… 12
  2　視診 ……………………………………………………… 12
  3　聴診 ……………………………………………………… 13
  4　打診 ……………………………………………………… 14
  5　触診 ……………………………………………………… 14
  6　直腸診 …………………………………………………… 17
  7　意識レベルのチェック ………………………………… 18
  8　High risk patients の抽出 …………………………… 18

❸ 初期診断と鑑別疾患 ……………………………………… 20
  1　初期診断について ……………………………………… 20
  2　鑑別疾患について ……………………………………… 24
  3　ROS（Review of systems） ………………………… 26

❹ 確定診断のための検査 …………………………………… 27
  1　血液検査 ………………………………………………… 28
  2　尿検査 …………………………………………………… 29
  3　単純X線 ………………………………………………… 29
  4　超音波検査 ……………………………………………… 31
  5　腹部CT ………………………………………………… 32
  6　MRI ……………………………………………………… 35

5 確定診断がつかないとき ……………………………………………… 36
1　帰宅して経過観察 ……………………………………………… 36
2　入院して経過観察 ……………………………………………… 37
3　緊急手術/診断的腹腔鏡（＝外科コンサルト）………………… 39

6 経過観察と再評価 ………………………………………………… 41
1　確定診断がついている場合 …………………………………… 41
2　疾患の局在性はわかったが診断に至っていない場合 ………… 43
3　全然わからない場合 …………………………………………… 44

7 各種アプローチ法 ………………………………………………… 46
1　緊急性からのアプローチ ……………………………………… 46
2　罹患部位からのアプローチ …………………………………… 50
3　痛みの性状からのアプローチ ………………………………… 53
4　随伴症状からのアプローチ …………………………………… 54
5　女性へのアプローチ …………………………………………… 56

第2章　熟知すべき代表的な外科疾患

1 急性虫垂炎 ………………………………………………………… 66
1　急性虫垂炎の病歴聴取 ………………………………………… 66
2　急性虫垂炎の自然経過 ………………………………………… 67
3　急性虫垂炎の身体所見 ………………………………………… 67
4　急性虫垂炎の初期診断と鑑別疾患 …………………………… 68
5　急性虫垂炎の検査所見 ………………………………………… 69
6　急性虫垂炎の確定診断 ………………………………………… 74
7　急性虫垂炎の病期評価 ………………………………………… 76
8　急性虫垂炎の治療方針 ………………………………………… 77
9　特殊な虫垂炎 …………………………………………………… 83

2 小腸閉塞 …………………………………………………………… 89
1　はじめに ………………………………………………………… 89
2　小腸閉塞の病歴 ………………………………………………… 99
3　小腸閉塞の身体所見 ……………………………………………100
4　小腸閉塞の初期診断と鑑別疾患 ………………………………101
5　小腸閉塞の検査 …………………………………………………103
6　小腸閉塞の確定診断/詳細診断 ………………………………110
7　小腸閉塞の治療方針 ……………………………………………111

3 大腸閉塞 ··· 117
1　大腸閉塞の分類 ··· 117
2　大腸閉塞の病歴 ··· 118
3　大腸閉塞の身体所見 ··· 118
4　大腸閉塞の初期診断と鑑別疾患 ··· 119
5　大腸閉塞の検査 ··· 120
6　大腸閉塞の確定診断と緊急性の評価 ······································· 125
7　大腸閉塞の治療 ··· 126
8　その他の大腸閉塞 ··· 127

4 上部消化管穿孔 ··· 132
1　上部消化管穿孔の分類と病態 ··· 132
2　上部消化管穿孔の病歴 ··· 134
3　上部消化管穿孔の身体所見 ··· 135
4　上部消化管穿孔の初期診断と鑑別疾患 ····································· 135
5　上部消化管穿孔の検査 ··· 136
6　上部消化管穿孔の確定診断 ··· 140
7　上部消化管穿孔の治療方針 ··· 141
8　腹膜刺激症状を伴わない上部消化管穿孔に注意 ····························· 145

5 下部消化管穿孔 ··· 148
1　下部消化管穿孔の分類と程度 ··· 148
2　下部消化管穿孔の病歴 ··· 150
3　下部消化管穿孔の身体所見 ··· 151
4　下部消化管穿孔の初期診断と鑑別疾患 ····································· 151
5　下部消化管穿孔の検査 ··· 152
6　下部消化管穿孔の確定診断 ··· 154
7　下部消化管穿孔の治療 ··· 154

6 胆石症/急性胆嚢炎 ··· 157
1　結石の成因について ··· 157
2　胆石症/急性胆嚢炎の病態と自然経過 ······································ 158
3　胆石症/急性胆嚢炎の病歴 ·· 160
4　胆石症/急性胆嚢炎の身体所見 ·· 160
5　胆石症/急性胆嚢炎の早期診断と鑑別診断 ·································· 161
6　胆石症/急性胆嚢炎の検査 ·· 162
7　胆石症/胆嚢炎の確定診断 ·· 167

8　胆石症/急性胆嚢炎の治療方針 ················ 168
　　　9　特殊な胆嚢炎 ································ 171
7　急性胆管炎/総胆管結石症 ······················ 176
　　　1　急性胆管炎/総胆管結石症の病態 ··············· 176
　　　2　急性胆管炎/総胆管結石症の病歴 ··············· 177
　　　3　急性胆管炎/総胆管結石症の身体所見 ··········· 178
　　　4　急性胆管炎/総胆管結石症の早期診断と鑑別疾患 ·· 179
　　　5　急性胆管炎/総胆管結石症の検査 ··············· 180
　　　6　急性胆管炎/総胆管結石症の確定診断 ··········· 183
　　　7　急性胆管炎/総胆管結石症の治療 ··············· 184
　　　8　特殊な胆管炎 ······························· 187
8　急性腸管虚血 ································· 190
　　　1　急性腸管虚血の分類 ························· 191
　　　2　急性腸管虚血の病歴 ························· 192
　　　3　急性腸管虚血の身体所見 ····················· 194
　　　4　急性腸管虚血の初期診断と鑑別疾患 ············ 194
　　　5　急性腸管虚血の検査 ························· 195
　　　6　急性腸管虚血の確定診断 ····················· 199
　　　7　急性腸管虚血の治療方針 ····················· 200
　　　8　腸管虚血の予後 ····························· 202
　　　9　結腸虚血 ·································· 203
　　　10　上腸間膜静脈血栓症 ························· 206
9　破裂性腹部大動脈瘤 ··························· 213
　　　1　破裂性腹部大動脈瘤の病歴と身体所見 ·········· 213
　　　2　破裂性腹部大動脈瘤の診断と治療方針 ·········· 214
　　　3　腹部大動脈瘤手術後の合併症 ················· 216
　　　4　特殊なタイプの大動脈瘤 ····················· 218
10　嵌頓ヘルニア ································ 222
　　　1　嵌頓ヘルニアの病歴 ························· 223
　　　2　嵌頓ヘルニアの身体所見/早期診断/鑑別疾患 ···· 224
　　　3　嵌頓ヘルニアの検査/確定診断 ················· 224
　　　4　嵌頓ヘルニアの治療方針 ····················· 225
　　　5　各種腹壁ヘルニア ·························· 227
　コラム1　イレウス撲滅運動 ························· 234

第3章　外科的疾患の鑑別となる疾患

❶ 急性憩室炎 ………………………………………………238
1. 急性憩室炎の病歴 …………………………………238
2. 急性憩室炎の身体所見 ……………………………239
3. 急性憩室炎の初期診断と鑑別疾患 ………………239
4. 急性憩室炎の検査 …………………………………240
5. 急性憩室炎の確定診断 ……………………………242
6. 急性憩室炎の重症度評価と治療 …………………243
7. 患者教育 ……………………………………………245
8. 特殊な憩室炎 ………………………………………246

❷ 急性膵炎 …………………………………………………250
1. 急性膵炎の病歴 ……………………………………250
2. 急性膵炎の身体所見 ………………………………251
3. 急性膵炎の初期診断と鑑別疾患 …………………252
4. 急性膵炎の検査 ……………………………………252
5. 急性膵炎の確定診断と評価 ………………………259
6. 急性膵炎の治療 ……………………………………263

❸ 急性腸炎/感染性下痢症 ……………………………275
1. 急性腸炎の病歴 ……………………………………275
2. 急性腸炎の身体所見 ………………………………276
3. 急性腸炎の初期診断と鑑別疾患 …………………276
4. 急性腸炎の検査 ……………………………………277
5. 急性腸炎の確定診断 ………………………………277
6. 急性腸炎の治療方針 ………………………………278

❹ 非感染性腸炎 …………………………………………281
1. 虚血性腸炎 …………………………………………281
2. 薬剤性腸炎 …………………………………………282
3. 炎症性腸疾患 ………………………………………282
4. 血管炎に伴う腸炎 …………………………………283
5. 好中球減少性腸炎 …………………………………284
6. 好酸球性腸炎 ………………………………………284

❺ アニサキス症 …………………………………………285
1. アニサキス症の病歴と身体所見 …………………286
2. アニサキス症の検査と診断 ………………………286

3　アニサキス症の治療 ……………………………………287
　　　4　アニサキス症のピットフォール …………………………288
　6 急性潰瘍/急性胃炎……………………………………………290
　　　1　急性潰瘍 ……………………………………………………290
　　　2　急性胃炎 ……………………………………………………290
　7 強い腹痛を呈する内科的疾患…………………………………293
　　　1　上部消化管穿孔を疑わせる強い心窩部痛 ………………293
　　　2　急性胆嚢炎を疑わせる右季肋部痛 ………………………293
　　　3　虫垂炎を思わせる右下腹部痛 ……………………………294
　　　4　汎発性腹膜炎を呈する広範な腹痛 ………………………295
　8 腹痛をきたす胸部疾患…………………………………………296
　　　1　心筋梗塞/不安定狭心症 ……………………………………296
　　　2　大動脈解離 …………………………………………………296
　　　3　特発性食道破裂 ……………………………………………297
　　　4　肺炎/胸膜炎/膿胸 …………………………………………297
　　コラム2　ちゃんこ　イレウス　インターン ………………299

第4章　頻度は低いが緊急手術（処置）が必要な疾患

　1 破裂性腹腔動脈瘤………………………………………………302
　　　1　破裂性腹腔動脈瘤の病歴と鑑別診断 ……………………303
　　　2　破裂性腹腔動脈瘤の治療 …………………………………303
　2 内ヘルニア………………………………………………………305
　　　1　内ヘルニアの病態 …………………………………………305
　　　2　内ヘルニアの診断と治療方針 ……………………………305
　　　3　内ヘルニアの種類 …………………………………………306
　3 腸重積……………………………………………………………310
　　　1　腸重積の分類 ………………………………………………310
　　　2　腸重積の病歴 ………………………………………………311
　　　3　腸重積の身体所見 …………………………………………311
　　　4　腸重積の初期診断と鑑別疾患 ……………………………312
　　　5　腸重積の検査と確定診断 …………………………………312
　　　6　腸重積の治療 ………………………………………………315
　　　7　胃切除術後腸重積 …………………………………………316

4 輸入脚症候群 ……………………………………… 318
1　輸入脚症候群の解剖と生理 …………………… 318
2　輸入脚症候群の病歴 …………………………… 319
3　輸入脚症候群の身体所見 ……………………… 320
4　輸入脚症候群の初期診断と鑑別疾患 ………… 320
5　輸入脚症候群の検査と確定診断 ……………… 321
6　輸入脚症候群の治療 …………………………… 323
7　輸入脚症候群の予後 …………………………… 323
コラム3　東の横綱と西の横綱 ……………………… 325

第5章　知識として知っておくべき疾患・病態

1 腹痛をきたす婦人科疾患 ………………………… 328
1　破裂性子宮外妊娠 ……………………………… 328
2　骨盤腹膜炎 ……………………………………… 331
3　卵巣捻転 ………………………………………… 335
4　破裂性卵巣嚢胞/卵巣出血 …………………… 338
5　子宮内膜症関連病変 …………………………… 338
6　子宮筋腫関連病変 ……………………………… 338
7　破裂性子宮留膿腫 ……………………………… 339

2 腹痛を呈する泌尿器科疾患 ……………………… 343
1　腎血管疾患 ……………………………………… 343
2　尿管結石症 ……………………………………… 344
3　腎盂腎炎 ………………………………………… 346
4　尿閉 ……………………………………………… 348
5　膀胱破裂 ………………………………………… 349
6　尿膜管洞/嚢胞 ………………………………… 351

3 小児の腹痛 ………………………………………… 353
1　急性虫垂炎 ……………………………………… 353
2　腸重積 …………………………………………… 355
3　上腸間膜動脈症候群 …………………………… 357
4　先天奇形に伴う腹痛 …………………………… 358
5　異物に伴う腹痛 ………………………………… 359
6　各種捻転 ………………………………………… 359
7　全身性疾患に伴うもの ………………………… 359

4 肝疾患に関連した腹痛 …………………………… 361
1　急性アルコール性肝炎 ……………………… 361
2　原発性細菌性腹膜炎 ………………………… 362
3　破裂性肝細胞癌 ……………………………… 363
4　肝膿瘍 ………………………………………… 363
5　肝硬変合併症と腹痛 ………………………… 364

5 脾疾患 …………………………………………… 366
1　脾梗塞 ………………………………………… 366
2　脾破裂 ………………………………………… 366
3　脾膿瘍 ………………………………………… 367
4　迷走脾 ………………………………………… 367

6 大網・腸間膜の疾患 …………………………… 368
1　大網捻転 ……………………………………… 368
2　大網膿瘍 ……………………………………… 369
3　腸間膜リンパ節炎 …………………………… 369
4　腸間膜脂肪織炎 ……………………………… 370

7 分類不能な疾患 ………………………………… 372
1　脂肪垂炎 ……………………………………… 372
2　腸管気腫症 …………………………………… 373
3　門脈ガス ……………………………………… 374
4　胆道気腫 ……………………………………… 375
5　胆道出血 ……………………………………… 376

8 術後および医原性の腹痛 ……………………… 378
1　術後一般の問題 ……………………………… 378
2　胃術後の腹痛 ………………………………… 379
3　大腸手術後の腹痛 …………………………… 381
4　胆道変更後の腹痛 …………………………… 381
5　婦人科術後の問題 …………………………… 382

コラム4　魔法の治療 …………………………… 384

索　引 ………………………………………………… 387

第1章
腹痛疾患へのアプローチ

第1章 腹痛疾患へのアプローチ

病歴聴取

History Taking

腹痛の病歴は以下の6点をまず聴取することから始めると鑑別が絞り易い．
① いつから？
② どの部位が？
③ 痛みの始まり方は？（Sudden or Acute or Gradually）
④ 持続痛か間欠痛か？（Continuous or Intermittent）
⑤ 悪心嘔吐・下痢は伴うか？
⑥ 発熱はあるか？

＜注＞痛みの病歴聴取としては，この他にも「性状：鈍い/鋭いなど」「強さ：1～10のうちどれくらい？ってやつ」「放散痛」「増悪（緩解）因子：どうすると酷く（楽に）なるか？」などもあるのでは？　また⑤も⑥も共に「随伴症状」として一緒ではないか？　という向きもあるだろう．痛みのとき聴取すべき項目として載っている．ここではあくまで「腹痛の鑑別」に焦点をおいて最初聴取すべき項目を提唱した．これらの項目も診察の一連の流れのなかで聞いてゆくとよい．

1 発症からの時間「いつからか？」

発症早期に来院するのは痛みが強いケースで，これらの中には重症化するものや，緊急手術を要するものも含まれる．このため発症早期に来院した患者さんのときに「この人手術かも？」と思うのはあながち悪いセンスではない（例えば同じ腸閉塞でも癒着性のものに比べて絞扼性の場合の方が発症から来院までの時間が短い）．

逆に，数日前から……というときはゆっくり診察しゆっくり考える余裕がある．緊急手術を要する疾患である可能性は低い．例外は「お年寄り」「麻痺のある患者さん」「統合失調症」など．これらでは時間が経って重症化してから来院するケースも少なくない．

2 部位「どこが痛む？」

　部位はまず本人に痛む場所を説明してもらう．多くのケースでは罹患臓器の直上の部位を痛がるが，必ずしも本人が説明する箇所が疾患部位とは限らない．典型的なのが「急性虫垂炎」．本人が「胃が痛い！」と上腹部痛であることを訴えたので，上腹部のみ診察したところ圧痛も反跳痛もないため「急性胃腸炎」と診断されるケースがある．この場合も訴えはないが右下腹部にはしっかり圧痛がある！（若年男性によく見られる．痛みに弱いこの世代は初期の心窩部痛を強く感じるのだろうか？）．体性痛と違って内臓痛は本人の位置把握が曖昧だ，「本人が痛いという部位」＝「罹患部位」でないことは珍しくない[1]．

　したがって「最も痛い場所」はあくまで身体所見で求めるものであることを知っておこう．

　また，主訴が背部痛であった場合も要注意だ．ほとんどが整形外科的問題のため軽視されがちだが，ときに後腹膜臓器や胆道疾患のこともある．患者さんは痛いところすべてをわかりやすくいってくれるわけではないので，腹痛の有無はこちらから聞きにいかなくてはならない．

3 発症時の様子「痛みの始まり方」

　発症様式（onset）を **sudden** か **acute** か **gradually** の3つに分ける．

　この病歴の聴取が初期診断の最大のヤマ．ここを正確に病歴聴取することでその後の鑑別は大きく変わってくる（例えば：強い上腹部痛で運ばれてきた患者さんを診てすぐに"汎発性腹膜炎"だったとする．このとき sudden onset なら文句なしに「上部消化管穿孔」であるが，acute onset ならば急性膵炎を考えねばならない[2]）．

- sudden：ある一瞬を境に痛みが最強になったもの．
- acute：数分から十数分かけて痛みが最強になったもの．
- gradually：数十分から数時間のうちに痛みが増強したもの．

　まず「いつから痛くなったのですか？」と質問する．この問いに即答しなかったならば，sudden onset あるいは acute onset である可能性は低い．すなわち gradually onset である．続いて「半日前から？」「昨日の朝から？」……

表1 疾患による発症様式の違い

(Abdullach M, Firmansyah MA. Diagnostic approach and management of acute abdominal pain. Acta Med Indones. 2012; 44: 344-50[2]) の Table 2 を引用)

Causes	Onset	Location	Characteristics	Description	Radiation	Intensity
Appendicitis	Gradual	Periumbilical early; RLQ late	Diffuse early, localized late	Ache	None	++
Cholecystitis	Acute	RUQ	Localized	Constricting	Scapula	++
Pancreatitis	Acute	Epigastric, back	Localized	Blunt	Back	++ to +++
Diverticulitis	Gradual	LLQ	Localized	Ache	None	++
Perforated peptic ulcer	Sudden	Epigastric	Localized early, diffuse late	Burning sensation	None	+++
Small bowel obstruction	Gradual	Periumbilical	Diffuse	Cramping	None	++
Ruptured abdominal aortic aneurysm	Sudden	Abdominal, back, flank	Diffuse	Tearing	None	+++
Mesenteric ischemia/infraction	Sudden	Periumbilical	Diffuse	Sharp	None	+++
Gastroenteritis	Gradual	Periumbilical	Diffuse	Spasmodic	None	+ to ++
Pelvic inflammation	Gradual	LQ, pelvic	Localized	Blunt	Upper thigh	++
Ruptured ectopic pregnancy	Sudden	LQ, pelvic	Localized	Sharp	None	++

+ = mild; ++ = moderate; +++ = severe;
LLQ = left lower quadrant; RLQ = right lower quadrant; RUQ = right upper quadrant

のように質問してゆけばよい.

　一方「〜何時から」とはっきり答えられる場合はsudden onsetあるいはacute onsetである. そしてさらにsudden onsetとacute onsetの病歴を聞き分けるのが最も重要な作業となる.

　「急に痛くなりましたか？」と聞けばsudden onsetでもacute onsetでもまず間違いなく「はい」と返事するだろう. つまりこの聞き方では2者を区別できない. suddenは「ある瞬間を境に痛みが始まる」, acuteは本人が「おかしい」と感じてから最強の痛みに達するまで短くても数分の時間経過がある.

＜例＞
「それまで痛くなかったのがある瞬間を境にいきなりどーん‼　と痛みがきましたか？」
「まったく痛くなかったのに, ある瞬間にスイッチが入ったみたいに痛くなり

ましたか？」
とか
「あれ？　おかしい？　なんか変だ，お腹が痛い．と思っているうちにだんだん痛みが強くなって10分後くらいには痛くてたまらなくなりましたか？」
のように質問することによってこの2者を区別する（なんとしても区別する!!）．ここを曖昧にして「急に痛くなった」とカルテに記載することだけは避けよう．
　病歴聴取で「sudden onset」であった場合は緊急処置を要する疾患を多く含んでいる．suddenの考え方としては……
　「血管疾患」か「消化管穿孔」と考える．
　血管疾患にはさらに「出血性疾患」と「虚血性疾患」の2つがある．
　出血性疾患としては

- 破裂性腹部大動脈瘤
- 破裂性腹腔動脈瘤
- 破裂性肝細胞癌
- 子宮外妊娠/卵巣出血

などがあり，ショックを伴うときは真っ先に疑わなければならない．
　虚血性疾患としては

- 急性腸管虚血
- 各種捻転（卵巣捻転など）

などがあり，強い痛みの割に腹部所見が乏しいことが特徴（とくに腸管虚血で）となる．
　その他腹腔内臓器以外のものとして

- 心筋梗塞（上腹部痛）
- 大動脈解離（痛みの範囲が広いあるいは移動する）

を念頭におく必要がある．
　消化管穿孔では，上部穿孔はsudden onsetを呈することが多いが，下部穿孔ではsudden, acute, gradually いずれの形態もあり得る．

4 持続痛か？　間欠痛か？　発作性か？（Continuous or Intermittent?）

　この病歴も非常に大事であり，病歴聴取のテクニックに差が出る項目といえ

る．持続痛の病歴をとるのはさほど困難ではない．問題は間欠痛である．今痛がっている患者さんに「ずーっと痛いですか？」と聞けばまあ「はい」と答えるであろう．したがって，

　今凄く痛がっている患者さんには「今よりは少しは楽なときがありましたか？」
と聞き，

　逆に今少し楽な表情をしていたら「今より強い痛みがありましたか？」と聞く．

　さらに間欠痛の場合は
「痛くなってから強い痛みは今まで何回ありましたか？」
「強い痛みは何時間おき（何分おき）にきますか？」
「強い痛みは1回にどれくらい続きますか？　1時間ですか？　10分ですか？」
「全然痛くない時間帯もありましたか？」
などの質問を続ける．これらにしっかり答えられるなら「間欠痛」と判断してよい．単に「痛みは波がある感じですか？」と聞くと持続痛でも「はい」と答えることはいくらもあるので，間欠痛と判断するには痛みがおさまっている瞬間の存在を確認することが大事だ．

　間欠痛は「消化管に病変の首座があり（含む虫垂）虚血や穿孔などの病変は存在しない」との意味に捉える．間欠痛が最も明瞭となるのが「腸閉塞」で「腸炎」の場合にも呈する．典型的な間欠痛がこれ以外である可能性は低い．

　腸閉塞は典型的な"オンオフ"がはっきりした間欠痛として病歴聴取が易しいが，初学者が「持続痛」と判断してしまうのが急性虫垂炎である．これはひとえに間欠の間隔による．一般にトライツ靱帯からの距離（長さ）と痛みの間隔（時間）が相関する．すなわち比較的近位の空腸に病変があれば，数分おきに痛みがやってくるが遠位回腸では数十分おきであろう．虫垂炎では数時間おきの痛みでオンオフもはっきりしない．（虫垂炎の手術を待っていたら「痛くなくなった」という経験がある人も多いのではないか？）

　持続痛であった場合にはこれが発作性か否かを聴取する．すなわち似たような痛み，あるいはここまで痛くはないものの何度か似たようなことがあったか否か？　を聞く．さらに食事との関連を聞く，すなわち痛くなったのは食後何時間くらいあとか？　あるいは夕方や朝の空腹時か……？　など，食後だけ，数日に一度，数カ月に一度など期間は問わないが症状の間に完全な無症状期間をはさむ場合には発作性と判断する．

発作性の典型例は結石疾患（胆石・尿管結石）と消化性潰瘍．やや稀であるが，動脈硬化リスクのある患者さんでは上腸間膜動脈血栓症による abdominal angina がある．

5 悪心・嘔吐，下痢

いわゆる，「消化器症状」の有無．これらがあるかないかで消化器疾患か否かを推定するわけだが，例外が多々あるので慎重な判断が必要だ．有名なところでは大腸憩室炎（含む虫垂憩室炎）は消化器症状は通常伴わないし，繰り返す虫垂炎で慢性化しているような場合も消化器症状は乏しい．一方，消化器疾患でなくとも強い痛みを伴うときは悪心嘔吐は珍しくない（尿管結石などの結石性疾患，卵巣・睾丸などの捻転など）．ただこのような結石性疾患や臓器の捻転などの疾患では下痢はないし嘔吐が持続することも少ないので経過を見れば区別は可能となる．

悪心・嘔吐があった場合にはその性状を聞き以下のように区分する．

- 悪心のみ（吐き気はあるが，嘔吐なし）
- 食物残渣様
- 水様吐物

この病歴聴取では腸閉塞か否かを考えるのがポイントとなる．悪心のみで，嘔吐がない場合には，癒着性腸閉塞は否定的．腹部疾患そのものに付随した症状か，悪い方に考えると絞扼性腸閉塞の早期ならあり得る．食物残渣様嘔吐は痛みに伴ったものか胃出口での閉塞を疑う．

胃出口部閉塞（gastric outlet obstruction）は広義の腸閉塞であり，一定量が溜まったあとに勢いよく嘔吐する（小児では肥厚性幽門狭窄症，成人では幽門部胃癌など）．

水様吐物の場合にいわゆる癒着性腸閉塞が疑われる．通常黄茶褐色の腸液様液体（閉塞が遠位小腸の場合には便汁様）を嘔吐する．閉塞部位が十二指腸に近いほど褐色腸液ではなく緑色が強くなるので，ある程度の閉塞部位の推定になる．注意すべきは典型的な褐色の腸液様でなく緑色調もしくは胃液様といった場合には closed loop obstruction（第2章 2 小腸閉塞参照）の可能性があるので，胃液様嘔吐で手術歴がないときは絞扼性腸閉塞を念頭におく必要がある．

下痢については，下痢の有無と性状（水様性・血性）と回数を確認する．下

痢の存在は，腸管粘膜側に病変がありかつ消化管蠕動が低下していないことを意味する．回数が頻回で大量の水様下痢の場合には腸炎と考えてよいが，水様であっても回数が少ない場合には特異的といえず，量が少ない場合には下痢なのかどうかもあやしい．骨盤内に炎症や膿瘍がある場合には患者さんは「頻回下痢」というがその性状を聞いてみると「あまり茶色みのない白っぽい粘液」だったりする．これは周囲の炎症によって腫れた直腸からの粘液なので，周囲にある炎症が何かを考えなければならない．性状が水様でないならば非特異的であるので，腸炎を想定するのはやめた方がよい．

水様の大量下痢があるということは腸蠕動があるということであり，汎発性腹膜炎がないことを意味する．したがって緊急手術になる可能性は低いのでちょっと「ほっとする」情報でもある．

高齢などで本人が自分の症状を表現できないような場合には下血が下痢と解釈されることもあるので言葉だけでなく実物を観察することは重要だ．大量の下血（hematochezia）の際には特有のにおい（文章で表現できない）があるので慣れると患者さんに近づけばわかる．

6 発熱の有無

発熱は感染症を考える．急性腹症には急性虫垂炎や急性胆嚢炎のような感染を伴う炎症性疾患と，腸閉塞や消化管穿孔（初期）などの非感染性疾患とが混在するので，発熱は簡単な情報であるが判断材料としては大いに活用すべきである．注意すべきは低体温で消化管穿孔や腸壊死から重篤な敗血症が進む際にしばしば低体温を認めるので発熱がなければよいというわけではない．低体温は後述の身体所見でチェックすべき項目であるが，（来院までの病歴で）発熱がないからといって安心はできない．

以上の6つの病歴を最初に正確に聴取できるかどうかで急性腹症の診断はかなり方向性がつく．ここである程度のめどをつけて必要に応じてさらに詳しく病歴聴取を行ってゆく．

7 その他の病歴

あらかじめ得られている基本情報に加え，想定する疾患にそって必要な陽性所見と陰性所見を聴取してゆくとよいだろう．

まず診断に直結する病歴として年齢と性別がある．NOMI（非閉塞性腸管虚

血）などは若年健康者ではまず考えられない．下部消化管穿孔も高齢者に多い．一方で，虫垂炎や胆嚢炎など年齢に影響されない．性別では女性内性器に関する疾患は女性しかかからない．

その他一般的なものとしては食歴，旅行歴と月経歴がある．

食歴は集団でない限りいわゆる感染性腸炎でもあきらかな原因をつかめないことの方が多い．まず「ご自身で何か思い当たる食べ物はありますか？」と聞き，さらに

- 生もの
- 外食（含む弁当類）

が過去１週間以内（多くの患者さんはいわゆる食あたりというと，当日か前日の食事までと思っている）あったかどうかを聞くとよい．原因食物と潜伏期間を考えながら想定する疾患に該当するものがないかどうかを確かめてゆく．（第３章　**3**急性腸炎/感染症下痢症　表１参照）アニサキスを念頭においているのならば，メニューだけ聞くのでなく食材や産地までつっこんでもよいだろう．

その他の聴取項目としては

- 増悪緩解因子（どうしたら余計に痛くなるか？　あるいは楽になるか？）
- 痛みの質（鋭い痛み，鈍い痛み）
- 放散痛の有無と場所
- 時間経過（増悪傾向か緩解傾向か）

などがある．腹膜に刺激が加わる動作（「歩くとひびく」など）は腹膜炎の存在を示唆し，鋭い痛みより鈍痛はより内臓痛を示唆する（体性神経に比べて内臓神経の方が鋭敏でない）

急性腹痛では早期に治療介入しなくてはならない疾患を多く含むので，聴取すべきすべての項目を網羅してから身体所見に移ることは現実的でない．これら鑑別診断のヒントとなり得る詳細病歴は身体所見をとりながら，場合によっては検査をしながら追加項目として聞いてゆくことをお勧めする．

8 High risk patients の抽出

以上の病歴聴取をしてゆきながら鑑別をしてゆくわけなのだが，そのなかでも一見して「この患者さんはやばいな」という意識を持った方がよい患者群が

いる．それはベテランの医師であれば直感（いわゆる gut feeling）がそう指摘するのかもしれないが，臨床として実践してゆくためには客観的に評価できる項目としてあげた方がよい．高リスク群としてピックアップすべきは

- 65 歳以上
- 免疫抑制状態（免疫抑制をきたす疾患あるいはステロイドなどの薬剤）
- アルコール多飲者
- 心疾患罹患者（冠動脈疾患，弁疾患，心房細動）
- 重篤な併存症（糖尿病，癌，炎症性腸疾患など）
- 腎不全
- 妊娠早期

などが文献的にあげられている[3,4]が，このうちとくに

- 心血管疾患（含む下肢 PAD）
- 腎不全（とくに透析患者）

の 2 つはとくにハイリスクとしてあげたい．透析患者の手術例を調べた Tomino らの報告では透析例において著しく予後が不良であったとされている[5]．心疾患合併率も高く，「透析の人がおなかが痛い」はそれだけで恐れおののいた方がよいフレーズといえよう．

また，痛みの性状としてハイリスクに分類されるのは

- Sudden onset
- 発症時が最強痛
- 腹痛発生後の嘔吐
- 2 日以内の持続痛

などがあげられる．Sudden onset が重要なのは「❸発症時の様子『痛みの始まり方』」で記した通り．発症時最強痛は血管疾患を示唆する．腹痛後に発生した嘔吐は感染性腸炎など self limited な疾患ではない可能性を示唆する．腸管虚血や下部消化管穿孔ならば適切な処置をされないままに 24 時間以上を経過すればより重篤な状況に陥っている可能性が高いので数日以上同様の痛みが持続しているならばこれらではない，のように考えるとよいだろう．もちろん例外はいくらでもある．

■ 参考文献

1) Smith JK, Dileep NL. Abdominal surgery investigation of the acute abdomen. Surgery. 2012; 30: 296-305.
2) Abdullach M, Firmansyah MA. Diagnostic approach and management of acute abdominal pain. Acta Med Indones. 2012; 44: 344-50.
3) Bugliosi TF, Meloy TD, Vukov LF. Acute abdominal pain in the elderly. Ann Emerg Med. 1990; 19: 1383-6.
4) Parker LJ, Vukov LF, Wallan PC. Emergency department evaluation of geriatric patients with acute cholecystitis. Acad Emerg Med. 1997; 4: 51-5.
5) Tomino T, Uchiyama H, Higashi T, et al. Outcomes of emergency surgery for acute abdomen in dialysis patients: experience of a single community hospital. Surg Today. 2014; 44: 690-5.

身体所見

Physical Examination

1 バイタルサインの確認

　腹痛にかぎらず身体所見の最初に確認する項目なので個々は多くを述べないことにする．「腹痛＋ショック」はほぼ例外なく緊急の外科処置を要する疾患ばかりで，その原因は出血か敗血症のいずれかとなる．バイタルサインは数値で測るものであるが，数値以外にショックを示唆する身体所見もある．末梢冷感や冷や汗は出血性ショックを示唆し，後述の視診で述べるmottling（網状斑）の存在は敗血症性ショックを示唆する．バイタルサインで忘れてはならないのは体温で，高齢者の敗血症では若年者に比較して低体温になりやすいという特徴がある[1]．

2 視診 (Inspection)

　手術創の有無，腹部膨満の有無，皮膚の色調（黄疸，mottling*など，刺青の有無），腹壁ヘルニアの有無などをチェックする．鼠径ヘルニアや大腿ヘルニア（高齢で痩せ形の女性に多く，嵌頓し易い）を見逃さないためにはしっかりパンツをおろして鼠径部を確認しないと見えない．膨満の有無は初めて診る人のお腹では判断は難しい．一見して膨満とわかる場合のほとんどは大腸の拡張で，小腸病変での膨満（腸閉塞など）は初回の視診で捉えにくい．1つの見方としては，膨満すると皮膚が緊張するのでしわがなくつやがでてくる．腹部コンパートメント症候群（ACS: abdominal compartment syndrome）ではテカリさえ出現してくる．

>　*Mottling（網状斑）：皮膚の色調が紫の網状になる，一見して「色が悪い」と感じる状態であり高度な末梢循環不全でアシドーシスの存在を示唆する．急性腹症関連では腸管壊死に伴う敗血症の際によく見られる．この所見があるときには循環不全の他に呼吸障害など多臓器不全を伴っていることが多い．敗血症性ショックの際の予後不良因子とされている[2]．

3 聴診（Auscultation）

4段階に分けて腸雑音の程度を評価する．
　①亢進：Hyper active
　②正常：Norm active
　③低下：Hypo active
　④消失：Silent

　腸は自分自身（＝腸管自体）が調子悪い（腸炎・腸閉塞）ときは"騒ぎ"（正常～亢進），他人（他臓器）が調子悪い（虫垂炎，膵炎）ときは"黙る"（低下～消失），というふうに考えると概ね外れていない．時々誤解があるのは腸管虚血の際で，発症早期には腸雑音は低下しない．消失していればそれはすでに壊死していることを示唆する．2分以上腸雑音が消失していれば腹膜炎の存在を示唆するとされるがなかなかそこまで気の長い医師は少ないかもしれない．

　腸雑音をはっきり聴取するときは"音の高さ"から病態を考えてみる．腸管を弦楽器に例えてみると……

- 弦の長さ＝病的腸管の長さ→　長い：低音　短い：高音
- 弦の強さ＝腸管内圧　　　→　圧低い：低音　圧高い：高音
- 弦の太さ＝腸管径　　　　→　太い：低音　細い：高音

　絞扼性腸閉塞では closed loop をつくっているのでこれを弦楽器に例えれば，病的腸管は短く，内圧は高く，（発症からの時間が短いので拡張度の度合いは小さく）腸管径は細い．これが特有の高い音をつくり出しいわゆる"金属音"と表現されている．回腸の癒着性腸閉塞では病的腸管（トライツ～閉塞部回腸）は長く，内圧は（胃に減圧されるので絞扼性に比べれば）低く，（ゆっくりした経過をたどるので）腸管径は太い．したがって先より低めの音となる．腸炎では閉塞がない（弦に例えれば端のしめが緩い状態）ので音を出す部の長さは閉塞があるよりもさらに長く，内圧は閉塞と比べればずっと低い．閉塞がある場合に比べれば低い音にしかならない．

4 打診（Percussion）

内容物の推定であり，4つに分ける．腹部全体にわたって丹念に行う．
①Tympanic（鼓音）：よく響く高い音．ガスの充満．正常胃・盲腸・拡張大腸．
②Hyperresonance：鼓音と半濁音の間．拡張した小腸．
③Resonance（半濁音）：響きは悪いが，濁音ではない音．ガスのない正常臓器の音．
④Dull（濁音）：響かない硬い音．腫瘍，膿瘍，腸液が充満した腸管など．

広範に tympanic sound であれば腸管のびまん性の拡張を意味し，通常は大腸ガスが充満した状態と解する．限局した濁音部位に圧痛が一致すれば膿瘍などの炎症性病変を，圧痛を伴わない場合は腫瘍性病変などを推定する．液体が貯留した腸管（絞扼性腸閉塞における closed loop）では半濁音から濁音となる．

5 触診（Palpation）

触診には3段階あってそれぞれ役割が違う．
  そっと触る（light palpation）
  少し押してみる（moderate palpation）
  深く押してみる（deep palpation）

light palpation ではせいぜい腹壁は1cmも沈まない程度の力であり，板状硬はこれだけでもわかるが，圧痛はわからない程度の触り方．これらがわかるくらいの触り方が moderate で，deep は通常の手の力でこれ以上腹壁がへこまないところまで押す．双手法でも行う．deep は明らかな圧痛部位に対して行う方法ではなく，想定する臓器上で moderate でも所見がない場合に試みる手法といえる．

部位の表記は4区分であったり9区分であったりするが，言葉でもスケッチでもあとからカルテを見る人にわかればよいだろう．

評価は以下の5点で行う．
①硬さ
②圧痛

③反跳痛
④腫瘤あるいは膨隆
⑤温度

1 腹部の硬さ

①軟：soft
②硬：hard
③板状硬：board like rigidity

の3つに分ける．

　板状硬は後述の圧痛や反跳痛がわからないほどどこもかしこもカチカチとなった状態で初めての人でも判断に迷わない．出現するのはほとんどが上部消化管穿孔に限られる．同じ消化管穿孔でも上部と下部での硬さはまったく異なり，上部は押す余裕もなく硬いのに比べ下部は「押したら硬い」所見としてとれる．上部は胃酸や胆汁の強い刺激による化学性の反応であるのに比べ下部は腸内細菌による感染性腹膜炎によるところの病態の違いであろうか．
　"硬"を判断するのがなかなか難しい．定量的に硬いかどうかでなく，あくまでその人のノーマルの状態と比べてどうか？　ということなので，数多くの正常（＝軟）を経験した上で「あれ，普通とちょっと違うかも？」と思えるかどうかにかかっている．おなじ汎発性腹膜炎でも上部穿孔と穿孔性虫垂炎と下部穿孔ではそれぞれ違う．トレーニングの最初で上部穿孔を汎発性腹膜炎として認識してしまうと，それ以外の汎発性腹膜炎がわかり難いことがあるので注意しよう．

　似たような言葉にguarding（筋性防御）とrigidityがあるが，概念的には前者が後者を含んでいる．すなわち，rigidityは別な言葉でいえばinvoluntary guardingであり，腹膜炎の存在を示唆する語彙となる．一方，voluntary guardingは触診した際にそれに反応して腹部を硬くする状態を指し，腹膜炎の存在は示唆しない．非穿孔性虫垂炎に見られる所見である．

2 圧痛（Tenderness）

　触診のハイライトであり，最も時間と集中力をかけて行う．判定する項目としては……

- 圧痛の有無
- 部位
- 局在性
- 再現性

　局在する場合は固定臓器を意味し，局在しない場合はおもに小腸の広範囲な病変を意味する．局在する場合は詳細にその広がりを調べる．部位を数 cm ごとにずらしゆっくり深く押して範囲を特定する．非穿孔性虫垂炎であれば範囲は狭く本当に痛い部位はせいぜい指 1 本程度の幅しかないので，虫垂の走行がこれだけでわかる場合もある．腸炎では痛みの範囲は特定し難く再現性も乏しい．痛いか痛くないかは本人に聞くのはもちろんだが，本当に痛いときは聞かずとも体が反応する．こうした反射的な動き（表情の変化，眉間のしわ，ちょっとした体動）の方がより信頼性のある情報といえる．

3 反跳痛（Rebound tenderness）

　反跳痛は壁側腹膜の刺激症状を示唆する．必ずしも腹膜炎の存在は意味しない．虫垂炎や胆嚢炎，重症の腸炎などで炎症が漿膜面にまで達していれば反跳痛は存在する．憩室炎では反跳痛があるのが通常だ．これらの場合には反跳痛の部位が限られるが，どこもかしこも認めれば汎発性腹膜炎ととる．

　所見のとり方はそれぞれの慣れた方法でよいと思うが，筆者は指 2，3 本を使ってゆっくりと圧痛の最強点を押してゆき，反動をつけずに一気に離している．陽性陰性の判断は痛いというかどうかではなく，圧痛と同じく体の反応をより有意にとっている．反跳痛については特異度が低く（0.48〜0.60[3]）有用な所見ではなく，腹膜炎の認知は tapping（指腹で腹壁を弾いたときの痛みの有無）や病院に来る車中で車が揺れたとき痛かったかどうか（pain over speed bump[4]）などの方がよいとする向きもある．

　知識として evidence を求めるのは当然の姿勢である．実際に初学者が反跳痛はありませんといった患者さんを診にいって自分で診察すると，しっかりリバウンドがあったりする．なるほどエビデンスの通り！　反跳痛は意味ないなと思うなかれ，文献によれば反跳痛は感度が高く特異度が低いとされている[3]ので，擬陰性率は低くなるはずだ．つまりさっきの話と逆になっている．

　そもそも単一の身体所見の感度特異度などどれもたかが知れている．だからいろいろな所見をとっているのだ．病歴聴取も身体所見も臨床技術なので一定

の経験を積まねばどうしようもない．所詮大きな差がない手法をどうしようかとやる前に迷うのではなく，いろいろな方法で所見をとり，腹膜刺激症状のある患者さんの診察経験を積むことが大事，というのが筆者の意見である．

ちなみに感度が高いとされている heel test（踵をついたときにお腹に響くかどうか）は，歩いてきた人ならば身体所見の前に病歴聴取の時点でとれる．

4 腫瘤の有無

診察でいう腫瘤とは腫瘍とはかぎらない．急性炎症は組織が硬くなるため，腹壁からは腫瘤性病変として触れる〔蜂窩織性（虫垂炎）/膿瘍など〕．腫れた臓器そのものを腫瘤のように感じることもある（胆嚢炎/痩せた人の腎盂腎炎など）．もちろん腫瘍そのもののこともあるが，この場合は強い圧痛を伴わない．嵌頓ヘルニアは硬い皮下腫瘤として触れる（触ったことのない人は，内容が腸管との認識があるだけにその硬さとのギャップに驚くであろう）．小さなヘルニアは視診でわかりにくくとも触ればはっきりわかることもある（大腿ヘルニアなど）．

5 温度

絞扼性腸閉塞や上腸間膜動脈閉塞では虚血となった小腸の部分の腹壁と周囲とに温度差を感じることがある．従来の教科書に書いてないが筆者が多用する所見の1つである．

触診では稀な所見として，触った部分が皮下出血になる（敗血症→ DIC）．皮下気腫（下部消化管穿孔が後腹膜経由で皮下に達する）などがある．

6 直腸診（Rectal examination）

最近の傾向として施行されないケースが増えている．この理由としては主に2つある．1つは有用性が限られるのでは，とする意見[5]が散見すること．もう1つは基本的診察法であるにもかかわらず，あまりに多くの医師がそもそも怠っている点があげられる．その結果多くの患者さんが直腸診に慣れておらず，ますます施行しにくい状況を作り出している．

施行に際しては少なからず羞恥心を伴わせる検査なのでそれなりの説明と配慮を欠くとトラブルのもととともなりかねない．女性に対して男性医師が施行する際は必ず女性の職員を立ち会わせる必要がある．

実際のやり方は，示指を用いて挿入し腫瘤の有無・硬便の有無をチェックする．つづいて6時方向をゆっくり押してみて「ここは痛くないですね」と確かめる．通常この部位は後ろがすぐ仙骨であり圧痛はない（痛がるようだとその後の圧痛の信用性が低くなる）．ここと比較して他の方向の圧痛を確かめるとよい．虫垂炎の際は小骨盤方向（小児やスリムな体型のパターン）に虫垂があれば9時方向に圧痛を伴うが，それ以外では陰性のことが多い．直腸自体の病変を除けば直腸診が最も有用なのは骨盤腹膜炎（PID）と虫垂炎を鑑別にしているときで，直腸越しに子宮頸部を動かして生じる痛み（= cervical motion pain）はPIDの重要かつ感度の高い所見であるので鑑別に有用となる．
　直腸診を無意味に全例行う必要はないと思うが必要時にも省くような方向には向いて欲しくないとも思う．

7 意識レベルのチェック（Consciousness）

　急性胆管炎におけるシャルコー5徴は有名だが，意識障害で知っておかねばならないのは広範腸管壊死から敗血症へ進んだ場合．例外なく「意識障害・呼吸障害・代謝性アシドーシス」が進行する．敗血症の定義を定めたThe Third International Consensus Definitions for Sepsis and Septic Shock[6]でも意識障害（altered mentation）がSOFA（Sepsis related Organ Failure）スコアの1項目として記載されている．虫垂炎や胆嚢炎といったポピュラーな疾患でも敗血症へ移行することはあり，こうした場合に軽度の意識障害が見られることは珍しくない．単に受け答えができるから意識レベルは大丈夫とするのではなく，GCSで正しく評価するとEもしくはVが1点マイナスになるような場合は，敗血症となっている可能性を考慮しなくてはならない．

8 High risk patients の抽出

　単一でピックアップすべき身体所見の異常としては

- ショックの存在
- mottling
- 腹部の高度膨満（皮膚に光沢がある：図1）
- rigidity（involuntary guarding）

などがあげられる．これらに該当する場合は診察にいたずらに時間を要さぬよう留意が必要といえる．

2. 身体所見

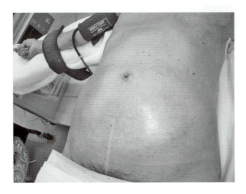

図1 ■
このような光沢を伴うような膨満の腹部は一見しただけで要注意！ このような腹部を触診して膨満部が周囲よりも「冷たい」と感じたならば広範腸管虚血（壊死）を疑うことになる.

■参考文献

1) Cooper GS, Shlaes DM, Salata RA. Intraabdominal infection: differences in presentation and outcome between younger patients and the elderly. Clin Infect Dis. 1994; 19: 146-8.
2) Postelnicu R, Evans L. Monitoring of the physical exam in sepsis. Curr Opin Crit Care. 2017; 23: 232-6.
3) Bemelman WA, Kievit J. Physical examination－rebound tenderness. Ned Tijdschr Geneeskd. 1999; 143: 300-3.
4) Ashdown HF, D'Souza N, Stevens RJ, et al. Pain over speed bumps in diagnosis of acute appendicitis: diagnos accuracy study. BJM. 2012; 345: e8012.
5) Qyaas J, Lanigan M, Newman D, et al. Utility of the digital examination in the evaluation of undifferentiated abdominal pain. Am J Emerg Med. 2009; 27: 1125-9.
6) Singer M, Deutschman CS, Seymour CW, et al. The third international consensus definitions for sepsis and septic shock (Sepsis-3). JAMA. 2016; 23: 801-10.

第1章 腹痛疾患へのアプローチ

3

初期診断と鑑別疾患

Initial & Differential Diagnosis

1 初期診断について

　H&P（history taking, physical examination）を終えた段階で必ず初期診断を行う習慣をつける．トレーニングにおいて最も重要な過程であり，この反復によってのみ診察・診断能力を高めることができる．すなわち，一切の検査をする前に必ず初期診断と鑑別疾患をあげなくてはならない．この作業は必須であり，もし行っていないならばそれは診察とはいえない．病歴と所見のみのプレゼンを聞いた指導医が開口一番「CTは撮ってないの？」といったならばその人は「使える指導医リスト」から外していいかもしれない．

　現実問題として，何の事前情報がなくても今のCTならばかなりの率で疾患を同定することが可能である．しかしながらどれほど精度が上がってもこれは「(臨床) 診断」ではなく「読影」だ．

　この方法の最大の欠点は「臨床症状と画像所見が解離した場合」に人間である本人の症状（痛いといってるのに）よりも物である画像（とくに所見なさそう）を優先してしまうことにある．治すべきは患者さんの症状であって検査（画像）異常ではない．

　画像診断能力を高めることはこれはこれで有意義だと思うが，我々臨床医がもっとも高めるべき能力は臨床診断能力以外にはない．

　　H&Pのみにて診断すべき重要疾患は以下2つ．
　　①急性虫垂炎
　　②消化管穿孔

　いずれも典型例については病歴聴取と身体所見から診断できる（その後確認の画像検査はするとして……）．大事なことは，病歴と身体所見から「急性虫垂炎」あるいは「消化管穿孔」と診断したなら，その後の検査などで他疾患であることが判明しない限り安易に初期診断を覆してはならない．すなわち，

3. 初期診断と鑑別疾患

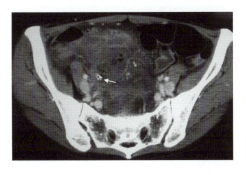

図1 ■ CT で虫垂が指摘できなかった例
糞石（矢印）は見えるが虫垂自体は指摘できない．このことを理由に手術が遅れたが結果的に穿孔性虫垂炎による汎発性腹膜炎であった．

「白血球が上昇していないから」「CRP が上昇していないから」「CT で腫大した虫垂が見えないから」などは虫垂炎を否定する材料にはならないし（図1参照），「CT でフリーエアが見えないから」というのも消化管穿孔を否定する材料にはならない*．

　*用語としてのフリーエア（free air）は「腹腔内遊離ガス」なので，フリーの腹腔スペースにガスがあることを意味する．つまり CT が仰臥位で撮影されたならば肝表面など前腹壁の壁側腹膜直下に存在する．しかしながら消化管穿孔の際に消化管から漏れ出た腸管ガスは必ずしもフリーエアとはならない．病変が周囲臓器でパッキングされていたり腸間膜内に穿孔して腸管膜が保たれている場合には，エアはトラップされて病変部周囲にとどまっている．これらは用語としてはextraluminal air という．微細な extraluminal air は腸管内と見まがうこともしばしばであり，retrograde に読影専門医が見ればそうとわかるようなものが初診の読影で見過ごされることは珍しくない．あとから見ても判断不能のこともある．いずれにせよ初診では「フリーエアはない」と評価されたがゆえに次のステップ（要するに手術）に進めなかったという事態がときに存在する．急性疾患でのよいデータはあまりないが，外傷 CT の腹腔内ガス像は実際に腸管損傷があった 50％程度にしか指摘できず，存在否定のためのよい指標とはされていない[1]．

＜初診時に鑑別すべき疾患＞
大まかに上腹部と下腹部に分けて
上腹部痛：「上部消化管穿孔」「急性膵炎」「胆石疾患」「急性虫垂炎」
下腹部痛：「急性虫垂炎」「下部消化管穿孔」「子宮外妊娠」「卵巣嚢腫茎捻転」
全般痛：「腸閉塞（含む絞扼・軸捻転・ヘルニア嵌頓）」「急性腸管虚血」
を念頭におく習慣をつける．

第1章 腹痛疾患へのアプローチ

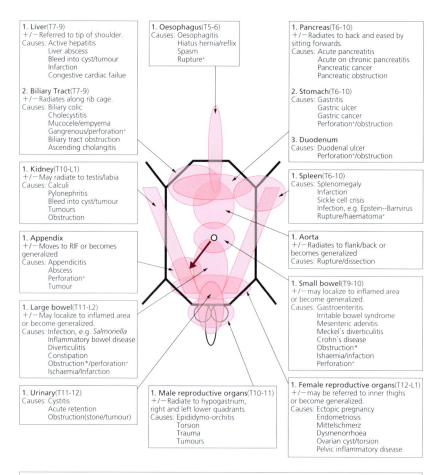

図2 ■ 部位別による疾患の一覧
医学にまだ精通していない人を除き，診断に有用な図ではない。
(Smith JK, Dileep NL. Investigation of the acute abdomen. Surgery. 2012; 30: 296-305[2]). Figure 1 を引用)

無論これ以外にも疾患は多種多様（図 2[2)] 参照）にあるが，まずは緊急手術や処置が必要な代表疾患をしっかり診断をつけることが重要であり，珍しい疾患については自分のレベルが上昇するにつれて鑑別できるようにしてゆけばよい．

　ちなみに，図 2[2)] のような腹痛の部位と疾患の相関を記した図はよく見るがあまり有用でないものの 1 つと思われる．医師ならば臓器の位置くらいはわかるし，典型的な放散痛の部位も知っている．実際に腹痛を診療するときに痛みの場所とこの図を見比べて診断している人などいないのではなかろうか．図の内容を覚える必要もなければ利用する価値もない．それよりも，解剖の図・正常の画像検査（CT など）・手術中の所見などを見て臓器の正確な位置や臓器同士の関係を学ぶ方がはるかに有用と考えている．

　診断名の注意点として，「胃・十二指腸潰瘍」「急性胃炎」「急性腸炎」などの疾患はあくまで除外診断であるべきであり，先にあげた鑑別すべき疾患を除外せずして安易に診断すべきではない．これらの疾患は基本的に保存治療であり，早急な診断は要さない．勘違いしてはいけないのは"除外する"とは何でもかんでも検査せよ！　という意味ではない．臨床診断で疑ってもいない疾患についてまで検査する必要はなく，常に念頭におきながら診察せよ！　という意味である．上腹部痛を診察するときに「急性虫垂炎」が常に念頭にある医師とない医師ではおのずと診断率には差が出るはずだ．

　「急性胃炎」「急性腸炎」という診断名を初期診断で使ってはいけないという制限をかけると必然的にそれ以外の疾患を否定せざるを得ない習慣がつきよいトレーニングができる．ぜひともトライしてみよう．

　ついでにいうと「胃腸炎」という診断名は一切使用しない方がよい．そもそもこんな病気は存在しない．多くの腸炎は感染性（ウイルスもしくは細菌）だが，胃炎は通常感染性ではない．腸炎の主座は小腸か大腸，あるいはその両方であるが，同時に胃も主座となっていることはまずあり得ない．急性胃炎を起こす病原微生物などアニサキスくらいである．つまり「胃腸炎」という診断はつけたと同時にハズレであるので，つければつけるほど虫垂炎など他の疾患の見逃しが増えることになる．

　また「便秘」という診断名もいただけない．これは病名というよりは症状であり，しかも慢性に便がでない（出にくい）状態を指す用語であって多くは腹痛ではない．普段から診ていて状態がわかっている人ならまだしも，初診で初

めて会った腹痛の患者さんを「便秘」で片付けるのはきわめて危険である．なんでこんなことを言うかというと，初診で「便秘」とされた小児が実は穿孔性虫垂炎であった，高齢者では実は下部消化管穿孔であったということを繰り返し経験するからである．便秘という診断がズバリ当たったところで，1日でこれを治すことは無理だ．逆に外したところで本人のデメリットはとくにないだろう．便秘と言いたくなるところを100回我慢して1回の下部消化管穿孔をみつけることができればその人は名医ではないかと私は思う．

確かに，fecal impactionといって硬便が直腸を閉塞し，便性大腸閉塞として痛みを生じる状態はある．これはあくまで急性の大腸閉塞であって慢性便秘そのものの症状ではない．これとて硬便が存在するだけでは痛みの原因とはいえず，硬便の存在とその口側大腸の拡張がなければ閉塞による痛みとはいいにくい．直腸膨大部に便がたまりまくっている高齢者などいくらでも存在する．ちなみに英語ではconstipation（便秘：便が出にくい状態），obstipation（便およびガスが通過しない状態）という使い分けがある．この用語に基づくと痛みが発生するのはconstipationではなくobstipationといえる．

初期診断で難しいのは腹部血管疾患．とくに腸管虚血は初期に正しい診断がされにくい代表例である．高齢者に多く，訴えが十分でないのに加えて初期は痛みの割には腹部に目立った所見がないことを特徴的とする．まさに「胃腸炎」などと初期診断とされhospital delay（早期に医療機関を受診したのに診断が遅れる）となりやすい．心房細動あるいは透析患者さんの"高齢者のよくわからない腹痛"では常に念頭におかねばならない．

2 鑑別疾患について

鑑別疾患というときに私の頭に浮かぶのはGoogleだ．昔と違って今のGoogleは検索ボタンをまだクリックしていないのに検索用語を入力しただけでつぎつぎとサイトが引っかかってくる．しかも，用語を足してゆくとそれにつれてページの内容や順番もリアルタイムに変化してゆき，検索ボタンをクリックすると最終検索順位が確定する．診察とは結局あんなことを頭のなかで行っている作業である．つまり事前情報で「下腹部痛」と聞いた段階で頭のなかに様々な疾患が浮かび，実際に本人に会ってみるとそのうちのいくつかのものが消去されて別なものが浮上し，さらに診察を進めると片手で数えられるくらいに絞られる．

3. 初期診断と鑑別疾患

　初学者と話をしていて，H&P が終了した段階で「診断と鑑別は何？」と聞くと，その時点から「え〜とー」と考え始める．きっとまっさらな心でただ患者さんのいう通り話を聞き，まっさらな気持ちで手順通りに身体所見を取ったのだろう．それらの情報をあとで整理して鑑別を考えるつもりだったのかもしれない．でもこんなの診察とはいわない．診察はもっと"よこしま"な心で行う．こういう主訴ならアレじゃないか？　こんなこといってた人が前はあの疾患だったぞとか，ここにこんな所見があるとはさてはアレか？　とか，無理に客観的に！　考える必要はない．自分の思いつき（実はコレが臨床能力*）に素直に従うのだ．そして，あの疾患だったらこういう病歴があるはずだ！　この疾患ならここにこんな所見があるはずだ，ということを次々と行ってゆく．そして思いついたその疾患を示唆する所見と示唆しない所見をあげてゆく．示唆する所見が多いとき，ここで初めて客観性が生じる．診断スコアなどはこの作業を定式化したにすぎない．

　つまり鑑別という作業は H&P を終えた後に行うのではなく，H&P と同時並行で出ては消えとしながら続けてゆくものなのだ，Google の検索のように．こうすることによって陰性所見（negative findings）も拾い易くなる．重要疾患を否定するにはこれはとくに大事だ．

　こうした作業（H&P と同時並行しながら浮かんでは消える鑑別をまとめる）によって残った鑑別はいくつでもよい．よく鑑別疾患は最低〜個あげよ！　などと，まことしやかにいわれることがあるが，ちゃんと鑑別したなら別に 1 個でもよいと思う．疑ってもいない疾患を並べたり，すでに診察段階で否定されている疾患を鑑別にあげても診断の精度にはつながらないだろう．診察所見に矛盾する鑑別疾患が延々と羅列してあるカルテを見て「この人すごい！」とは誰も思わない．

*これを英語では gut feeling とでもいうのだろうか？　最近のエビデンスの風潮には反するが，私の好きな本"A Little Book of Doctor's Rules[3]"には「An acute surgical abdomen is when a good surgeon says it is an acute surgical abdomen. There is no other test for it.」と書いてある．この言葉から何かヒントを得るとすれば，これは何も authority に限ったことではく，日頃から真摯な姿勢で診療に従事しているならば，その経験は知らずとその人の感覚として蓄積されるはずで，その感覚に従うことは決して悪いことではないということと，そしてその感覚はあくまで患者さんから直接得られた情報（= H&P）に基づくものであって検査結果ではないということであろう．

3 ROS（Review of systems）

　前項はいわば focuced examination，主訴や症状から疑われる部位や臓器に集中した診察と鑑別である．前記の通り，"よこしま"な気持ち？　でやればよい．これに対して ROS はまっさらな気持ちで行う．それこそ手順通りに順番にシステムごとに淡々とチェックしてゆけばよい．そうしたなかで「あっ！」という発見がときにあり，それが今回の疾患に直結していたりすることもある．臨床って面白いと感じる瞬間かもしれない．

■参考文献

1) Hefny AF, Kunhivalappil FT, Matev N, et al. Usefulness of free intraperitoneal air detected by CT scan in diagnosing bowel perforation in blunt trauma: experience from a community-based hospital. Injury. 2015; 46: 100-4.
2) Smith JK, Dileep NL. Investigation of the acute abdomen. Surgery. 2012; 30: 296-305.
3) Meador CK. A little book of doctor's rules. Philadelphia: HANLEY & BELFUS; 1992.

第1章 腹痛疾患へのアプローチ

確定診断のための検査

Examination

　多くの腹部疾患にとって，血液検査・尿検査は補足的な意味にとどまり，画像検査で確定診断となることが多い．
　常に留意するのは初期診断にてあげた疾患と鑑別疾患を確認するのに必要な最低限の検査を行うということ．検査をする前に必ず自分なりの答えを用意すること．逆にいえば，行う前に自分なりの答えがない検査は行うべきではない．

　なぜ血液検査をしたのか？
　なぜ胸部立位 X 線を撮ったのか？
　なぜ腹部 CT を撮ったのか？

と聞かれたときに，

　虫垂炎を疑い，白血球の上昇を見るため
　上部消化管穿孔を疑いフリーエアを確かめるため
　急性膵炎を疑い膵臓の状態を確認するため

などの答えが即答できなければ検査をすることに意味がない上，何のトレーニングにもならない．検査をしたことに対して「何でこの検査をしたか？」という問いかけのない現場であるならば，残念ながらよいトレーニングは望むべくもない．たとえ指導医が質問してくれなくても，必ず検査は行う前にその意味づけをする習慣をつけよう．とくに CT は大量の放射線を浴びるわけであり，妊婦でなくとも若い女性や小児では安易に撮るべきではない．医師は自らが CT 室や透視室に入るときは必ずプロテクターを着けるはずだ．すなわちこれらの行為が有害であることを認識している＊．ならば患者さんの被曝についても配慮し，不要な検査は極力減らしたいものである．

＊放射線科以外の医師が放射線被曝について正しい知識をもっているかといえばそれはそもそも疑問で，ポータブルで胸部や腹部のX線を撮影する際は垂直方向に2m以上離れれば線量は$1\mu Sv$以下となり，自然放射線による被曝の1/1,000以下となる．つまり1日に太陽から浴びる放射線より少ない．このため2m以上離れれば十分であろうということになっている（平成10年厚生省医薬安全局安全対策課長通知）．ところが手術場でX線を撮るとき，2mどころかみんな遥かかなたの部屋の外まで逃げてしまって麻酔中の患者さんのそばには技師さんしかいない……なんて光景をみかける．「正しく恐れる」ことは大事であろう．

- 検査にルーチンはないが，あえていうならば
- 血液検査：血算・生化学（含む AST / ALT, ALP / γ-GT, T / D-Bil, s-Amy）
- 尿検査：定性・沈渣
- 腹部単純X線：立位・臥位
- 腹部超音波

といったところだろうか？　その他忘れてならないものとして……

・40歳以上の心窩部痛，および高齢者は心電図をとること．これは急性心筋梗塞を見落とさないために必要で大事な習慣である．
・妊娠可能女性では尿検査にて妊娠反応を確認する．これには2つ意味があり，妊娠関連疾患であるかどうかと妊娠していないことを確認してからX線検査を行うことである．もし本人の責任で検査は必要ないというなら，その旨をカルテに記載してX線検査に臨む．妊娠関連疾患を疑っていたらこの時点で婦人科にコンサルトする．

繰り返すが以上の検査は必ず行うというものではなく，疾患によって項目を省いたりあるいは追加したりする．

1 血液検査

多くの腹部疾患では血液検査上特異的所見がない．炎症性疾患では，白血球増多やCRP値の上昇を認めることがあるが，ばらつきが多く両者とも重症化で下がることもあるため診断的価値は低い．比較的特異性のある検査として

- 胆管疾患に対する胆道系酵素
- 膵炎に対するアミラーゼ/リパーゼ値

などがある．誤解されていることが多いが，胆嚢疾患（胆石症・急性胆嚢炎など）では通常トランスアミナーゼ/ビリルビンは変動しない．

2 尿検査

最も頻用されるのは妊娠反応検査．尿管結石に対する血尿（含む潜血）や，膵炎に対するアミラーゼなど疾患特異的なものもあるが意義としては補足的に利用されることが多い．

3 単純X線

こういう基本的検査こそ医師の技量によってその価値が変わる．腸閉塞の診断には一定の意義があるし（感度69％，特異度57％）[1]，見る人がみれば穿孔性虫垂炎をX線所見から疑うこともできる（2章 1 急性虫垂炎 3 画像検査参照）．

しかしながら，近年の傾向として救急室での腹部X線撮影は省略される傾向にある．一切撮影されないという施設もあるかもしれない．後述のCTがより簡便に短時間で撮影が可能となり，解像度も飛躍的に向上した結果といえる．現状を鑑みると，

- 繰り返す腸閉塞
- 若年健康者の上部消化管穿孔

の2つについては，少なくとも存在診断は単純X線で事足りる可能が高いので，初診時に検査する意義はあるだろう．繰り返す腸閉塞の場合には，X線像も過去と同様の所見を呈することが多いため，比較することで程度の評価もできる．初回の腸閉塞であっても前述のとおり一定の感度特異度は有する．フリーエアについては，5mLあればX線での指摘可能であり条件付き（5～10分間立位を維持した後の立位胸部単純撮影）ならば1～2mLのエアで指摘可能とされている[2]．

現時点ではこれ以外の疾患を鑑別するために単純X線を撮る意義は低いとされている[3]．上部消化管穿孔で撮影するのは胸部X線であるので，腹部X線対象疾患としては結果的に腸閉塞を疑ったときのみとなる．

第1章 腹痛疾患へのアプローチ

 以上はエビデンスと最近のトレンドの話で，ここからは個人の経験による話．結果的には他のモダリティー（つまりCT）が併用されるのだが，1枚の腹部X線（と簡単な病歴聴取）で1発診断という疾患（病態）がある．そのうちの1つを紹介しよう．
 腸管ガスがほとんど見えない，いわゆる"gasless film"というのをときに目にすることがある（胃泡と少量のガスは容赦いただくとして……）．
 比較的頻度の高いものとしては2つ．

- 右側大腸閉塞（回盲弁機能正常の場合：図1）
- Gastric outlet obstruction（図2）

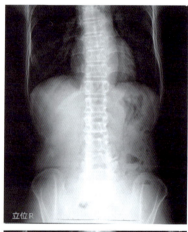

図1 ■ 回盲弁機能正常の横行結腸癌による右側大腸閉塞の腹部単純X線像
　胃内に若干ガス像があるが胃は拡張していない（つまりgastric outlet obstructionではない）．上行結腸から横行結腸にかけての大腸癌の閉塞でバルブ機能正常の場合はこのようなX線像を呈する．

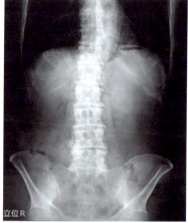

図2 ■ 幽門部胃癌によるgastric outlet obstructionの腹部単純X線像
　少量の胃泡とその尾側はX線透過性低下しており胃内が液貯留により充満していることを示唆する．小腸・大腸ガスともにほとんど認めない．胃が拡張してその先にガスがないため胃出口部が閉塞していると推測できる．

4. 確定診断のための検査

　右側大腸閉塞では閉塞した大腸腔内は泥状便が充満していて，その先の大腸の大腸ガスは排出されてしまっている．回盲弁機能正常ならば小腸は拡張しないので小腸大腸ともガスレスとなる．Gastric outlet obstruction では胃から先にガスが通過していない．

　癌年齢に達した患者さんが腹部 X 線でガスレスを呈したときの考え方として，右下腹部痛ならば上行結腸癌，食べたら吐いてしまう・体重減少もあるというときには幽門部胃癌*と診断できる．

> *可能性としては慢性十二指腸潰瘍，局所浸潤性膵頭部癌などもあるが確率的には胃癌が高い．

　その他に"gasless film"を呈するものとしては

- 全大腸型大腸炎（潰瘍性大腸炎など）

がある．全大腸に壁肥厚があって大腸ガスが消失するとほぼガスレスとなる．

　これらは何も初診の診断だけの話だけでなく，もともと胃癌・大腸癌・潰瘍性大腸炎，などがあるとわかっている人で上記の X 線を認めた場合に，胃癌・大腸癌ならば閉塞してしまったと解せるし，潰瘍性大腸炎ならば増悪した，と病状変化を捉える一助にもなり得る．

4 超音波検査

　検査と診察の中間のような位置づけにある．つまり，"誰がやるか"によって結果が変わり，リアルタイムにしか評価できないので後から画像を見ても何ともいえない（仮に動画を残していても，術者が異なれば別な位置や角度から走査するかもしれない）．

　特性として，局所解像能力に優れているのでミリ単位の細かい病変の画出に適している．一方で，エアや骨が介在するとほとんど何も見えなくなってしまうし，深部も苦手領域となる．腹部では他部位と違って様々な臓器を様々な深度で観察するので，複数のプローベの扱いに慣れておく必要がある．一般に固形臓器や深部の走査はコンベックスタイプ（3.5〜5MHz）で，腸管や浅い部位などはリニアタイプ（7〜10MHz）が使い易い．

　ビームが十分に届く部位での解像度は CT に比べてアドバンテージがあるので，穿孔性虫垂炎が疑わしいが CT では虫垂（の構造）は見えないという場合にも超音波で確認できることがある．小児や痩せ身の女性なども CT より超音波の方がよく見えることがある[4]．結腸憩室炎も超音波の方がよく見える．CT

には写らない胆石（コレステロール結石）も超音波ではよく見える．繰り返し行い易いことも利点であろう．

欠点としては，肥満者や腸管ガスが多い場合は検査精度が極端に下がってしまう．また，一部分の一断面しか画出できないので立体的構造は頭のなかで組み立てねばならない（最近は3Dもあるが……）．ビームが適切に届く部位しか見えないので，臓器によっては死角ができてしまう．

よくコントロールされたとはいえないものの，非特異的な腹痛の精査でCTをいきなり撮影する前に超音波検査を行うことによって診断率の向上とX線被曝低減が可能であったとする前向き研究がある[5,6]．疾患の重要度を考慮した上で超音波を上手く利用し，CTを減らすというのは理にかなっている考え方であろう．

5 腹部CT

禁忌がない限り造影CTが原則となる．腹部内臓は造影しないと評価が難しく，出血や梗塞などの病変も単純ではわかり難い．とはいえ，腎毒性による影響はときに不可逆的であるので留意が必要だ．検査で得られるメリットとデメリットを秤にかけて勘案する必要がある．あくまで腎機能の問題であるので致死的な疾患を見つけるのに必要であればやむを得ないケースはもちろん存在する．

腸閉塞や虫垂炎など，多くの疾患は造影CTだけで評価可能であるので，被曝低減のために単純CTをカットすることは小児・若年者では考慮してもよいと思われる．逆に造影するとかえってわかり難いのは結石性疾患や急性期の血栓など．対象疾患が総胆管結石や血管系の疾患のときは単純・造影ともあった方がよい．疑っている疾患が尿管結石に限られているならば単純CTだけで十分と思われる．

CTが腹部疾患の画像診断の中心的かつ最重要の位置を占める存在であることは間違いない[7]が，昨今の利用のされ方を見ると腹痛＝即CTとして過剰な検査が行われているのでは？と思いたくなる場面に遭遇する．無害ではない（放射線被曝・アレルギー・腎毒性）し，弱点だってある．何よりも危惧されるのは臨床診断（H&P: history and physical examination）でまったく鑑別がついてないままに，全然わからないからからCTで調べてみようというケースを散見することにある．いくら感度特異度が高いといっても100％ではない．あくまで検査であるので，その目的を明確にすることが大事だ．検査の目的は，

4. 確定診断のための検査

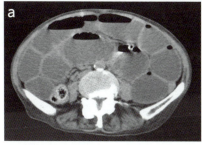 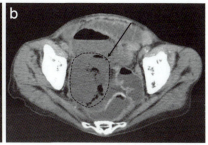

図3 ■ 腹部CT（単純）
　一見してびまん性に拡張した小腸が目立つ．フリーエアはなく，腹水の存在もはっきりしない．入院後の症状は全然よくならず5日目に手術が行われたところ小腸穿孔であった．あとから見てみれば，CTで拡張した腸管と思っていた部分は，穿孔した腸液が周囲の小腸にパッキングされてあたかも拡張した腸管の様相を呈していた．（b 点線部分）．

　疑っている疾患が存在することを確かめるためか，否定したい疾患が存在しないことを確かめるためであって，なんだかよくわからないから「とりあえずつぎCTいってみよー」というようなノリで行うのはいただけない．
　CTを撮影するなといっているのではない，どのように使うのかを考えようといっているのだ．図3abは子宮筋腫の手術歴のある高齢女性が腹痛で来院したときのCTだが，どうだろうか？　初診時にはびまん性の小腸拡張があることから腸閉塞と診断されて保存的治療が開始されている．
　CT読影にちょっと自信ある人の「これは腸管じゃないでしょう」という声が聞こえてきそうだが，私がいいたいのはそういうことではない．この患者さんの情報を整理すると

- 来院1週間くらい前から体調悪く食欲低下していた
- 嘔吐はなかった
- 自発痛としての強い腹痛はなく下腹部に限局した圧痛があった

となる．
　つまり典型的な癒着性腸閉塞の症状・所見（第2章 **2** 小腸閉塞参照）にはまったく合致しない．にもかかわらず診断が腸閉塞となってしまったことが問題なのだ．推察するに，初診を担当した医師らは鑑別が何も頭に浮かばなかったのであろう．そこで診断そのものをほぼゼロベースでCTに託した．その結果びまん性の小腸拡張を見つけたので腹部手術の既往と合わせて腸閉塞と診断

したと思われる．つまり消化管穿孔はまったく頭になかった．「ウォーリーを探せ」でウォーリーが見つけられるのはウォーリーの顔をあらかじめ知っているからであって，もし漫然と絵を眺めた後に本を閉じて「この顔の人どこにいた？」と聞かれても誰も答えられないであろう．あの絵のなかの全員の顔と場所を記憶することなどコンピュータにはできても人間には不可能だ．そして人は頭のなかにないことはアウトプットできない．"物理的にできる"（＝読影力を極限まで高めれば診断できる）を正当化しても意味はないと思う，我々は能力に限界のある人間だ．

症例に戻る．First touch で鑑別が浮かばなかった．ならばどうするかといえば「第 1 章 **3** 初期診断と鑑別疾患 **1** 初期診断について」で下腹部痛の鑑別に述べたとおり

- 急性虫垂炎
- 下部消化管穿孔
- 子宮外妊娠/卵巣捻転

を念頭におかねばならない．高齢者で下腹部に圧痛があるならば下部消化管穿孔は外せないところであろう．この概念が頭にある状態で CT を見てみれば，必死になって腸管外ガス（extraluminal air）を探そうとするだろう．そうした検索のなかでは，図 3b の点線部分は「これ腸管？？」「腸管外の液体貯留とすれば膿瘍？」「内部にエアあるけど膿瘍でいいのかな？」というように見えてくる可能性がある．消化管穿孔にだいぶ近づいてきた．流れがこのように変われば，びまん性に拡張した小腸は「麻痺性イレウスになっているのかな？」とか「炎症があって狭窄しているのかな？」のように見方も変わってくる．診断についても「高齢だし下部穿孔あり得るかな？」「反跳痛はないけど腸間膜内の穿孔や周囲臓器に囲まれていて所見が出にくいのかも？」などのように考えが及ぶだろう．そこまでゆけば手術を決断するに 5 日という時間は要さなかったのではないだろうか．

本項 14 行目に記した「腹痛診断に CT が最も重要」との論文[7]と，前項の「超音波も役に立つ」との論文[5]は同一の研究グループによって発表されている．つまり彼らは検査を用途によって使い分けている．ぜひ我々もそうありたいと思う．

6 MRI

　一昔前まで急性の腹痛に対する検査としてはほとんど注目されていなかった．現在もメジャーな検査ではない．ただし妊婦の腹部検査，とくに虫垂炎を疑った際の超音波とCTの間の検査として推奨されつつある[8]．

　腹部疾患で多用されるのは胆道系の評価（MRCP）としてだが，目的は胆嚢摘出術に際して胆嚢管の位置や変異のチェック，あるいは総胆管結石の有無などである．診断というよりは治療方針についての意義がメインとなる．急性胆嚢炎に対する超音波とMRCPの比較では，胆嚢壁肥厚の同定では超音波が勝り，総胆管結石の同定ではMRCPが勝るという当然の結果となっている[9]．

■参考文献

1) Maglinte DD, Reyes BL, Harmon BH, et al. Reliability and role of plain film radiography and CT in the diagnosis of small-bowel obstruction. AJR Am J Roentgenol. 1996; 167: 1451-5.
2) Billittier AJ, Abrams BJ, Brunetto A. Radiographic imaging for the patient in emergency department with abdominal complaints. Emerg Med Clin North Am. 1996; 14: 789-850.
3) Kellow ZS, MacInnes M, Kurzencwyg D, et al. The role of abdominal radiography in the evaluation of the nontrauma emergency patient. Radiology. 2008; 248: 887-93.
4) Marthe MM, Jeanne GH. Ultrasound of the acute abdomen in children. Ultrasound Clin. 2010; 5: 113-35.
5) Laméris W, van Randen A, van Es HW, et al. Imaging strategies for detection of urgent conditions in patients with acute abdominal pain: diagnostic accuracy study. BMJ. 2009; 338: b2431.
6) Jang T, Chauhan V, Cundiff C, et al. Assessment of emergency physician-performed ultrasound in evaluating nonspecific abdominal pain. Am J Emerg Med. 2014; 32: 457-60.
7) Stoker J, van Randen A, Laméris W, et al. Imaging patients with acute abdominal pain. Radiology. 2009; 253: 31-46.
8) Long SS, Long C, Lai H, et al. Imaging strategies for right lower quardrant pain in pregnancy. AJR Am J Roentgenol. 2011; 196: 4-12.
9) Park MS, Yu JS, Kim YH, et al. Acute cholecystitis: comparison of MR cholangiography and US. Radiology. 1998; 209: 781-5.

第1章 腹痛疾患へのアプローチ

確定診断がつかないとき

Undiagnostic Case

　確定診断は虫垂炎/癒着性腸閉塞/細菌性腸炎などのように単一の疾患名をつけることを原則とする．

　曖昧な表現，内容のはっきりしない用語は用いない方がよい．特に，**イレウス/胃腸炎/便秘の3つを診断名に使うのはやめよう**．これらは病態や症状をいっているかあるいは複数の疾患の総称的意味しかなく，診察して検査した結果たどりつく病名にはなり得ない．

　しかし，実際の臨床の現場では検査を終えても診断がつかない場合も多々あると思われる．こういった場合にどうするかをまとめてみよう．

　まず先にあげた鑑別すべき疾患でないかどうかをもう一度確認する．

上腹部痛：「上部消化管穿孔」「急性膵炎」「胆石疾患」「急性虫垂炎」
下腹部痛：「急性虫垂炎」「下部消化管穿孔」「子宮外妊娠」「卵巣嚢腫茎捻転」
腹部全般痛：「腸閉塞」「急性腸管虚血」

　病歴・身体所見・検査所見のうち1つでも上記の疾患に該当するものがあるか，病歴か身体所見のいずれかで high risk patient として抽出された場合には再検討しよう．当該疾患に対するH&Pを取り直し，行われていない検査があればオーダーして再評価する．それでもわからない場合は「原因不明の腹痛」として今後の方針を決定することになるが，方針は以下の3つしかない．

1 帰宅して経過観察

　この方針が採用できるのは，上記疾患のうち下部消化管穿孔と腸壊死以外のすべてが否定的であってかつ以下の条件を満たすときに限られる．

- 重篤な基礎疾患がない

- 強い自発痛がない
- 筋性防御/反跳痛がない
- 圧痛はないかあっても軽度
- 経口摂取が可能（嘔吐がない）

下部消化管穿孔もしくは腸壊死は否定されるまで帰宅はあり得ない．
　可能性は低いが上記疾患のいずれかが念頭にはあるものの，患者さんは基礎疾患のない若年健康者で症状も強くないという場合には，増悪時の状況を患者さんに説明した上で帰宅して経過観察することは可能であろう．本人がこちらの説明を理解していることが条件となる．実際に右下腹部を押さえて，「正直なところ今の時点では診断がはっきりしていません．症状が強くないのでいったん帰って様子を見ることにしますが，痛みが強くなったり，吐き気が強くなったり，あるいはここを押したときに強い痛みを感じるようであれば虫垂炎の可能性がありますのでもう一度来てください」のように説明する．「虫垂炎」と疑っている疾患名をはっきりいうこと，この一言で「見逃された」とはいわれなくなる．診断がついておらず帰宅する場合には外来で経過フォローする．患者さんの安否はもちろんだが，これをしないと自身のスキルアップにつながらない（どういう場合に帰して大丈夫だったのかを結果から学ぶ）．

2 入院して経過観察

　身体所見にて筋性防御および反跳痛ともに認めないが，痛みが強い場合や経口摂取が不能（嘔吐）の場合には，随時再評価してゆく．ここでやってはいけないことは中途半端な治療行為である．
　これには2つあるので整理しておこう．1つは疾患に対する治療．診断がついていないから経過観察しようと決めたわけであるので，疾患に対する治療は行いようがない．にもかかわらず何らかの治療が行われていることがある．例えば抗菌薬とか……．こういうケースで「なぜ抗菌薬治療が開始されたか？」を問うと，「熱があるから，CRPが上昇しているから，感染症の可能性があるから」という返事か「……（沈黙）」のいずれかの答えしか返ってこない．
　診断がついていない疾患に対する経過観察の予想される結果は次に示す3つである．すなわち，
① （結果的に診断がつかなかったが）症状軽快してself-limitedな疾患であったと解釈する．

②時間経過によって所見がわかりやすくなり診断がつく．
③症状が増悪して（診断はつかないものの）治療介入（開腹手術など）せざるを得ない状況となる．

この間に必要な事項は NPO（経口摂取を禁ずる）として補液を行いつつ観察することのみ．感染症治療は必要な培養検体を提出した上で，対象疾患と想定する起因菌を明らかにしてはじめて開始するものであって，熱や CRP，ましてや腹痛という症状や所見に対して使用するのは厳禁といえよう*．

2つ目は症状に対する治療．これはいわゆる対症療法であるので，一時的に奏効したとて根本的には何も解決していない……という認識でなくてはならない．つまりおなかの痛い患者さんに痛み止めを使って（一時的に）「よくなった」といわしめても，それで解決したと考えてはいけない．よく考えてみよう，治療はまだ行っていないのだ．

痛み止めを使用したらよくなった（と少なくとも一度は患者さんがいった）からといってその後の観察が等閑になってしまった．その後は入院時自動指示に入れておいた"痛み時○○（痛み止め）使用"が看護師さんの判断で延々と繰り返されて……次に回診したときには全然よくなってない!!……なんてことになりかねない．腹痛診察のバイブルである"Cope's Early Diagnosis of the Acute Abdomen"の古い版には「診断のついていない腹痛には痛み止めを使うなかれ！」と確かに書いてあった[1]．のちの研究によって痛み止めを使用すること自体が診断を遅らせたり予後を悪くしたりはしない，と結論づけられている[2,3]ので，現代の医療でこの言葉をそのまま使用するわけにはゆかない．ただ，Cope がそういったその意図の一端はくみ取った方がよい．彼は痛み止めを使ってしまうと所見が十分に取れないのではないかと恐れた．それは杞憂であったのだが，診断が遅れることを恐れていたのは本当であろう．腹痛に対して痛み止めを使うこと自体は問題ないが，それは痛み止めによって一時的によくなったからといって安心していいという意味ではない．原因を追求せずして漫然と痛み止めを繰り返していると重大な hospital delay につながる可能性がある．何度も痛み止めを使用しなくてはならないようなときには「治療介入すべき重篤な状態が存在する（＝要するに手術が必要）」との認識に改めるべきであろう．こんなとき本邦でよく使用されているブチルスコポラミンには直接作用としての鎮痛効果はない（鎮痙作用のみ）．したがって腸管攣縮が痛みの原因とわかっているケースにはよいかもしれないが，原因のわかっていない腹痛には痛みを軽減する成分を有している薬剤を優先すべきである．ちな

みに，胆石発作や尿管結石などの痛みに対するブチルスコポラミンの優位性は示されていない[4,5)].

入院しての経過観察については次項でさらに詳細に述べる.

*例外として敗血症の場合には死亡率が上昇するため1時間以内に抗菌薬治療を開始することが強く推奨されている[6)]．この場合には診断（感染のフォーカス）はついていないが，敗血症と判断したならばそもそも経過観察の対象にはならない．

3 緊急手術/診断的腹腔鏡（＝外科コンサルト）

ここに分類される候補は，身体所見から high risk patient と認識されている場合となる．すなわち，ショック/（皮膚の）mottling/腹部高度膨満/筋性防御（involuntary guarding）が該当する．

身体所見で筋性防御（すなわち汎発性腹膜炎）があると判断したならば診断がついていなくてもこの時点で外科コンサルトする十分な理由となり得る[7)]．ショックもしくは敗血症を併発しているならばその後の検査結果を待っている余裕はない．もしコンサルトを受けた外科医が「診断は何？」とか，「CT 撮ってないの？」とか「ワイセ*は上がってるの？」とかを必要以上に聞いてくるようならばその外科医は"使えないかもしれない指導医リスト"に載せてよい．もしも「CT できたら呼んで」と診にもこないで電話で返事した外科医がいたとしたら，その人は"やばいかもしれない指導医リスト"にノミネートすることにしょう．"汎発性腹膜炎＋敗血症性ショック"はただでさえ mortality が高く，治療タイミングを逸すれば救命はままならない．外科医にどやされるようなことがあってもコンサルトしたあなたが絶対的に正しい！　ちなみに私も外科医であるのでこんなことを書くのはなんだか寂しい気がするのだが，過去にそのようなケースを見てきてしまった．時代が変わってゆくことを期待している．

このような状態は手術自体が診断的意義をもつので，しっかり診断して方針をたててから手術するという通常の流れではなくなってしまうことを理解しよう．したがって画像診断は必須ではない．こんなときの CT は異常であることは明らかなのだが，どこが異常なのかはわからない，なんてことも珍しくない．ときにミスリードの原因（CT では上部消化管穿孔と思ったんだけど手術してみたら下部穿孔だった！）ともなり得るので注意しよう．重症度が高いと判断されたケースでは結果的には消化管穿孔か腸管壊死（絞扼性腸閉塞を含む）のいずれかであることが多い．画像診断できないケースは決して稀ではないので，

診断がつかない腹痛に対する診断的腹腔鏡は常にオプションの1つとなる．CTでは診断できず肉眼所見で診断できる可能性がある対象としては高齢者のNOMI（non-occlusive mesenteric ischemia：非閉塞性腸管虚血）や若年女性の骨盤腹膜炎[8]と虫垂炎の鑑別の際などが代表的だ．

> *ワイセ：白血球/WBC（white blood cell）の意味で使用されている．本邦でどの程度メジャーなのかはわからないが，日常診療ではよく耳にする．年配者もよく使っているのでドイツ語（白＝Weiß）時代のなごりであろうか？　そうだとすると意味としては"白"ってことだけだし，発音も違う気がする．気になるのは私だけであろうか？

■参考文献

1) Cope Z. Early diagnosis of the acute abdomen, 2nd. London: Oxford; 1921.
2) Brewster GS, Herbert ME, Hoffman JR. Medical myth: Analgesia should not be given to patients with acute abdomen because it obscures the diagnosis. West J Med. 2000; 172: 209-10.
3) Thomas SH, Silen W, Cheema F, et al. Effects of morphine analgesia on diagnostic accuracy in emergency department patients with abdominal pain: a prospective, randomized trial. J Am Coll Surg. 2003; 196: 18-31.
4) Kumar A, Deed JS, Bhasin B, et al. Comparison of the effect of diclofenac with hyoscine-N-butylbromide in the symptomatic treatment of acure biliary colic. ANZ J Surg. 2004; 74: 573-6.
5) Holdgate A, Oh CM. Is there a role for antimuscarinics in renal colic? A randomized controlled trial. J Urol. 2005; 174: 572-5.
6) Gaieski DF, Mikkelsen ME, Band RA, et al. Impact of time to antibiotics on survival in patients with severe sepsis or septic shock in whom early goal-directed therapy was initiated in the emergency department. Crit Care Med. 2010; 38: 1045-53.
7) de Dombal FT. Acute abdominal pain in the elderly. J Clin Gastroenterol. 1994; 19: 331-5.
8) Spain J, Rheinboldt M. MDCT of pelvic inflammatory disease: a review of the pathophysiology, gamut of imaging findings, and treatment. Emerg Radiol. 2017; 24: 87-93.

経過観察と再評価

Observation & Reevaluation

　入院後の経過観察にはいくつかのカテゴリーがあるので，自分が入院させた患者さんがどのカテゴリーに属しているのかを把握しておくことが大事．経過観察とは「入院させて放っておく」ことではない．状況に応じたフォローアップ計画をつくっておかねばならない．

　またひとたび診断がついたからといって，その診断は当たっているとは限らない．自分より上級医が診ているからって安心してはいけない．腹痛の初診を指導医が担当したところで研修医（日本でいえば専攻医？）が行うより診断精度は上がらないという報告もある[1]．まっさらな気持ちでもう一度レヴューをしてみる周到さが必要だ．病棟に上がったら別な疾患だったなんてことはざらにある．

1 確定診断がついている場合

① 保存治療が奏功することが予想される疾患（→退院計画）

　ここに分類されるのは本来外来治療の対象だが，なんらかの理由により入院治療を選択したというケース．急性腸炎/合併症のない大腸憩室炎，など．このような場合は入院後すぐに退院計画をたてる．退院計画とは退院可能であるための基準（criteria）づくりのことで，具体的な指標を設定する．
　＜例＞大腸憩室炎：自発痛がなくなり食事を再開しても痛みの増悪がなければ退院……など．

② 保存治療適応疾患だが，増悪の可能性もある疾患（フォローアップ計画）

　急性膵炎/虚血性大腸炎，などがこれにあたる．重症化する可能性があるので重症化した場合を想定したフォローアップ計画をたてる．重症化した後に「前に同じような症例を診たときはすぐによくなったので重症化するとは思わなかった……」などと言い訳しないようにしないといけない．急性膵炎は重症

化すれば30％程度の死亡率で，虚血性腸炎から腸管壊死となってしまえば救命自体が困難となる．Hospital delay だけは避けたい．個々の重症度に応じて診察の頻度を設定する（1日1回の診察でよいのか？ 1日4回とか……）とともに増悪時の指標（indicator）とその測定法をリストアップしておくとよい．

<例＞虚血性大腸炎のフォローアップ計画

現在の状態：痛みは自制内で腹膜刺激症状はない

増悪の指標：痛みの増悪もしくは腹膜刺激症状の出現有無を反跳痛やタッピング痛*で確かめる（虚血が全層に及べば腹膜刺激症状が出現すると考える）

診察の頻度：1日2回（腸管は約12時間の虚血で不可逆性の壊死となり得るので最低でも12時間に1回の診察は必要であろうと判断）

チェック項目：病歴（自発痛の増悪）と反跳痛やタッピング痛*の有無
　　　　　　　筋性防御の有無は問わない
　　　　　　　（腸管に全層性の変化が及んだ時点で腹膜刺激症状が出ると解釈する．この時点では腹膜炎ではないので筋性防御の有無は必須でない．存在した場合にはすでに腸管壊死が進んで二次性腹膜炎となっていることを意味する）

*タッピング痛：この表記が適切かどうかわからない．腹壁を指先でタップ（軽く叩く）して痛みの有無をチェックすることを言っている．臨床の現場ではしばしば「たっぴんぐぺいん」といってプレゼンテーションされる．ただし英語で"tapping pain"とするとシーチキンみたいな和製英語になるようで，文献では"pain with percussion"あるいは"pain on percussion"[2]と表記されている．

③ 手術適応（侵襲的処置を含む）もあるが保存治療を選択した場合（→手術計画）

穿孔性十二指腸潰瘍や急性胆嚢炎など，手術適応疾患に対して保存治療を行っているケースがこれにあたる．増悪した場合に手術に踏み切る条件を細かくあらかじめ設定していないと hospital delay になり易い．この所見が出現したら手術，この検査が～だったら手術！ とチーム内で確認しておくとよい．急性胆嚢炎のようにガイドラインがある疾患ならばこれに従えばよいが，上部消化管穿孔のように明確な手術の基準がない疾患に対しては症例ごとに設定しなくてはならない．

<例＞穿孔性十二指腸潰瘍に対する手術計画

現在の状態:

- バイタルサインは安定している
- 尿量減少はない
- 上腹部に限局した反跳痛と voluntary guarding を認める
- 自発痛は痛み止めでコントロールされている

手術基準: 以下の項目に 1 つでも抵触した場合

- バイタルサインに変化がある
- 尿量減少（＜ 5mL／kg／hr）
- 下腹部に痛みもしくは反跳痛が広がる／involuntary guarding を認める
- 痛み止めが経時的に増量されている

（実際にその条件にあてはまったら必ず手術するという訳でなく，条件を決めておくことによりスタッフ全員に注意が喚起されて変化が早めに見つかる効果が期待できる．）

この方針での最大のピットフォールはそもそもの診断が間違っている可能性があること[3]．とくに「上部穿孔だから保存治療しているよ」などと申し送りされて鵜呑みにしていると危険だ，下部穿孔かもしれない……．

2 疾患の局在性はわかったが診断に至っていない場合

虫垂炎疑いあるいは上部消化管穿孔疑いだが，診断に至らないような場合．局在部位から予想される疾患をリストアップし，そのうちで自然緩解するもの（self limited disease）は消去して surgical な疾患のみを対象疾患とする．経時的に診てゆくと判断できることが多いので．中途半端な治療（抗菌薬の処方）はせずに，絶飲食と必要成分の補液につとめ必ず再評価を行う．治療が適切に行われなければ増悪するものしか対象にしてないのだから，翌日になって症状が増悪してかつ確定診断がつかないならば，想定した対象疾患を念頭に手術を検討する．

ここに分類されるのは，病歴が比較的典型的ではあるものの症状や所見が弱い・十分でない……といったパターンであろう．このようなケースこそ極力客観的に評価することに留意しよう．一通り診察が終わって，今日は手術をせずに様子みよう！　と決めたあとに，もう一度だけ診療録を眺めてみる．もし，

その患者さんを診ていない第三者がこのカルテを読んだらどう思うであろうか？　と想起してみる．自分では「虫垂炎ではないな」と判断したとしても，診察した人のなかに1人でも"右下腹部に反跳痛あり"と記載した人はいないだろうか？　手術しないと決めた理由は本当に症状で決めたのであろうか？　もしかしたら画像ではっきりしない（要するにCTを見てもよくわからなかった）ことが理由になってやしまいか？　と問うてみる．結果的に時間がたってから手術となったhospital delayのケースにおいて，初診の診療録に典型的な病歴や身体所見が書いてあったのに，その後に画像診断できなかったがために手術に踏み切れなかった……ということをときどき経験する．

3 全然わからない場合

1 びまん性の腸管拡張を認める場合

　腹部異常膨満がある場合やX線でびまん性の腸管拡張がある場合には，全然わからなくとも，必ず疾患が隠れていると考えた方がよい．いわゆる麻痺性イレウスとして小腸がびまん性に拡張しているのに，画像診断で小腸イレウス（閉塞の意？）と書かれたからといって減圧だけで様子を見るなどとしてはならない．ある程度の方向性がつくまでは決して思考を停止してはならないし，診断するための努力を継続しないといけない．その時間経過のなかで増悪するならば診断のための手術（審査腹腔鏡など）が必要となることもある．
　麻痺性イレウス自体は様々な原因で起こり得るが，ここでも想定すべき病態は，腸管虚血（壊死）と消化管穿孔（とくに下部）の2つ．病歴と身体所見で"high risk patient"に分類された場合にはそうでないと否定されるまではこの2つは念頭から外さない方がよい．

2 痛みはあるが，有意な所見を認めない場合

　自発痛だけが強く，身体所見が乏しい．高齢者でもなく，問題となる基礎疾患もない．画像的にも異常がはっきりしないという場合．当日は積極的に痛み止めを用いて再評価とする．ただし，腸管虚血の早期はこの群に入ってしまうため要注意！

■参考文献

1) Acute Abdominal pain (AAP) study group. Diagnostic accuracy of surgeons and trainee in assessment of patients with acute abdominal pain. Br J Surg. 2016; 103: 1343-9.
2) John H, Neff U, Kelemen M. Appendicitis diagnosis today: clinical and ultrasonic deductions. World J Surg. 1993; 17: 243-9.
3) Crofts TJ, Park KG, Steele RJ, et al. A randomized trial of nonoperative treatment for perforated peptic ulcer. N Engl J Med. 1989; 320: 970-3.

第1章　腹痛疾患へのアプローチ

7

各種アプローチ法

How to Approach

1 緊急性からのアプローチ

　どういう場合に急がねばならないか？　ということも共通理解として確認しておく必要がある．外傷の場合で意識障害よりもショックが優先されるように，腹痛でも優先順位がある．おおまかにいうと

ショック＞敗血症＊＞汎発性腹膜炎（のみ）＞強い自発痛（のみ）

の順番になる．本人が「痛いよー」と叫ぶのは優先順位がかなり低いことになってしまうのだが，救命の観点からは致し方ない．当然上記の4者とも強い痛みがあると思われるのだが，重症度が高まるにつれ意識障害が進行するため元気に「痛いよー」といえなくなってしまうことがあることを認識する必要がある．

　＊ここでいう敗血症は septic abdomen（腹膜炎性敗血症）のこと

　各状況に応じてどのように考えるかというと．

1 ショックの場合

　腹痛でショックを伴う場合は以下の3つに分ける．緊急度もこの順だ．
①出血に起因するもの
　発症早期にショックとなるのは出血が原因となっていることが多い．外傷を除けば

　　腹部血管疾患／肝脾疾患／女性内性器疾患　が3大原因で具体的には
　腹部血管疾患：破裂性腹部大動脈瘤・破裂性腹腔動脈瘤
　肝脾疾患　：肝細胞癌破裂・脾破裂（spontaneous rupture）
　婦人科疾患　：子宮外妊娠・卵巣出血
などの疾患が想定される．腹痛＋ショックではエコーを行って腹水の有無を

チェックする．腹水が血性かどうか悩むときは穿刺すれば容易に確認できる．
　迅速な止血がすべてである．止血方法は，手術もしくは IVR（interventional radiation TAE/ステント挿入術）のいずれかとなる．施設の設備や術者の技量に合わせて，いざ来たとき慌てないように日頃からこのような疾患が来たときどうするかシミュレーションしておくとよい．

②敗血症に起因するもの

　発症からの時間経過が長い場合は，敗血症に起因することが多い．2つパターンがあって，

a) 原疾患→汎発性腹膜炎→敗血症　パターン

　広範腸壊死や下部消化管穿孔などがこれにあたる．消化管内容（腸内細菌）が直接腹腔に交通する場合*．死亡率が高く原疾患に対する治療に加え，全身管理の集中治療を要することが多い．

> *広範腸壊死の場合にはマクロの穿孔がなくても腸管壁はすでにバリアとしての機能を失っている．

b) 原疾患→敗血症　パターン（汎発性腹膜炎を経由しない）

　急性胆管炎，重症急性胆嚢炎，一部の穿孔性虫垂炎*などがこれにあたる．消化管内容と腹腔が交通していない場合．原疾患に対する適切な治療が奏効することが多い．

> *一般的な穿孔性虫垂炎は汎発性腹膜炎となった時点で強い症状を呈するため，この時点でそう認識される．この場合，汎発性腹膜炎からすぐには敗血症へと進展しない．a) のパターンが腹膜炎からすぐに敗血症へと進行するのとは経過が異なる．虫垂と大腸内腔は普段は交通しているが，虫垂炎のときには交通していないので，穿孔しても消化管内容が腹腔に漏れないからだろうか？　一部の穿孔性虫垂炎では，はじめは軽度腹痛であったものが，汎発性腹膜炎の時間帯を挟まずに敗血症として初期認知されることがある．当然この時点では汎発性腹膜炎のはずなのだが，意識障害や呼吸障害が全面に出ていて認識されなかったりする．肥満・糖尿病・免疫低下状態などがベースにある場合に多い印象だが，健康成人での報告もある[1]．

③脱水に起因するもの

　急性膵炎，腸閉塞，重症腸炎，上部消化管穿孔*などがこれにあたる．下痢や嘔吐で体外に喪失するよりも膵炎のように internal fluid sift 型（いわゆるサードスペースへの液体貯留による）の脱水の方が重度になり易い．外から見えないだけに注意が必要だ．

第1章 腹痛疾患へのアプローチ

＊発症から少し時間を経た（数日）上部消化管穿孔ではショックで来院（搬送）することがある．このような場合，消化管穿孔→腹膜炎→敗血症というステレオタイプの思考になりがちだが実際はちょっと異なる．下部穿孔ではその思考でよいのだが，上部穿孔の場合には高浸透圧の消化液が腹腔内に大量に漏出することによって，その水分量を喪失するのみならず浸透圧で腹膜からさらに水分を引き出す二重の効果で著しい脱水となる．ショックで来院した際に敗血症と決めつけず，脱水を適切に補正することが重要だ．

2 敗血症（Septic abdomen）

②-a）がこれに当たる．腸壊死や下部消化管穿孔などが原因疾患となり易い．敗血症を示唆する所見としては

ショック／呼吸不全／軽度黄疸（胆管炎以外で）／低体温／mottling／意識障害などが参考となる．

とくに広範腸壊死や腹部全体に便汁が広がるような下部消化管穿孔ではcatastrophic abdomen と表現されることもあり septic abdomen の典型例といえる．代謝性アシドーシスを伴うことが多い．敗血症の患者さんで他に説明のつかない代謝性アシドーシスを診たら septic abdomen を疑ってよい．

Septic abdomen では腹部全体に炎症が及んでいて術前に正確な画像診断がつけられないこともある．こうしたときは腹水の性状をチェックすると疾患の手がかりとなることがある．穿刺可能な腹水があった場合は US ガイド下に穿刺吸引してみよう．チェックすべきは色調と臭い，培養も忘れずに．必要に応じて生化学検査も追加する．

＜腹水の色調＞

黄色混濁（turbid ascitis）：虫垂炎の可能性．穿孔も壊死もしていない虫垂炎でも混濁腹水は珍しくない．これを膿性と表現される場合があるが，腹水の濁りの成分の多くは析出したフィブリンであるので，膿瘍のなかの膿（＝ creamy pus）とは区別したい．

淡血性（serosangenous ascitis）：腸管虚血を意味する．絞扼性腸閉塞の初期など……

血性（bloody ascitis）：鮮血（fresh blood）は出血の際で，時間の経った腸壊死のときは黒褐色の色調をした古い血となる．壊死であれば悪臭を伴う．

胆汁性（bile ascitis）：純粋な胆汁なら，胆汁瘻だが，緑色あるいは黄色混濁

の腸液ならば上部消化管あるいは近位空腸の穿孔を示唆する．
便性（feces ascitis）：どこから見ても下痢便そのものならば，大腸か回腸の穿
　　　孔を示唆する．

　腸液か否かを数値的に確定したいならば腹水の生化学でアミラーゼおよびビリルビンを提出する．同時期の血清値を上回っていれば腸液の可能性大といえる*．またグラム染色で多彩な細菌所見（poly microbial）があればそれは腸内細菌由来であり，消化管穿孔を高率に示唆する．

　多くの汎発性腹膜炎では腹水を有するが，大腸壊死ではほとんど腹水が出ないことがあるので注意を要する．

　　*腹水生化学所見では，ビリルビンや膵酵素は正常ならば血性値を上回ることはないので術後縫合不全のような亜急性期の場合には血性値からの微増でも消化液の混在を疑う．急性発症の小腸穿孔では，腹水アミラーゼは＞ 1,000 以上の高値となることも珍しくない．

<腹水の臭い>
嫌気性臭（anaerobic smell）：一度嗅げば覚えると思う．多くは B. fragilis
酸性臭（acidity smell）：消化液・腸液は酸えた臭いがする．上部消化管穿孔
　　　を示唆．
便臭（feces smell）：わからないひとはいないでしょう．下部消化管穿孔を示唆．
無臭（not smelly）：あれ？　臭くないぞ，という場合．多くは大腸菌（E. coli.）
　　　クレブシエラなど．not smelly は単一の菌が増殖していることを示唆す
　　　るので，消化管穿孔が否定的な所見といえる．穿孔性虫垂炎や（高齢女
　　　性なら）破裂性子宮留膿腫（ruptured pyometra）を想起する．

3 汎発性腹膜炎（Panperitonitis）

　いわゆるパンペリ．一部の例外を除き，パンペリ＝開腹手術と認識してよい．汎発性腹膜炎にも若干ヴァリエーションがあり次の 3 つに分けられる．

①いわゆる板状硬（Board like rigidity）

　上部消化管穿孔の際に著明である．ほんとにカチンコチンで，もはや反跳痛を確かめようにも腹壁が揺れる余裕すらない．強い自発痛を特徴とする．濃度の高い消化液の存在で化学的な反応（chemical peritonitis）がメインのためと思われる．

②反跳痛がすごくわかり易い場合

下部消化管穿孔が典型例．腹部全体が膨満しゴム風船をふくらませたような弾力のある硬さとなっている．どこもかしこも，これぞ！　というほど典型的な反跳痛が存在する．反跳痛の強さに比して自発痛はやや弱い印象を受ける．細菌量の多い腸液の腹膜への曝露により細菌性腹膜炎となっていると解する．

③Focus が明らかにある場合

明らかにここ!! といえるほどはっきりした局在性がある場合（実際は上2者もほとんどの場合で focus があるのだが……"はっきり"という点で違う）．圧痛・反跳痛ともこの部位で明らかに最強で，離れるほどに弱まる．穿孔性虫垂炎や穿孔性胆嚢炎などで見られる．

身体所見上，汎発性腹膜炎を呈するが手術が治療とならない例外としては

- 急性膵炎
- 原発性細菌性腹膜炎
- 急性腸炎（重症例で炎症が漿膜に達すると腹膜刺激症状を呈する）

などがある．

2 罹患部位からのアプローチ

最も汎用されかつ実際的なアプローチ法である．どこに何があるか解剖学知識が必要なのはあたり前だが，用語としての知識でなく，実際に患者さんのお腹に手を当てているときにその手の何センチ下にどの臓器がどのように重なっているかが目をつむってイメージできるようでないと診察にはならない．トレーニング法としては，何も見ずに腹部臓器の位置関係をスケッチしてみるのもいいし，外科を回っているときに開腹した状況をよく観察するのもよい．お互いエコーをし合うのもいいし，人の患者さんでもなんでも腹部 CT があったらとりあえず見る，なんてのもいいかもしれない．

部位別の疾患分類やアルゴリズムはよく見かけるが，その通り診断している人はあまり見かけない．結局人の考えたアプローチ法は役に立たないようなので，自分なりのアルゴリズムをつくってみるのをお勧めする．

重要疾患を考えるという意味では，初期診断で示した

> **上腹部痛**：「上部消化管穿孔」「急性膵炎」「胆石疾患」「急性虫垂炎」
> **下腹部痛**：「急性虫垂炎」「下部消化管穿孔」「子宮外妊娠」「卵巣嚢腫茎捻転」
> **全般痛** ：「腸閉塞」「急性腸管虚血」

を参考にするとよい．

　知ってなくてはならないのは痛い場所と罹患臓器の位置が解離することがある……ということ．内臓痛は局在性に乏しく（自分でここが痛いとわからない），放散痛もしばしば生じる．また解剖的に本来（あるべき）位置に（その臓器が）ないということもある．

1 自発痛の位置との解離（含む放散痛など）

　急性虫垂炎で代表される上腹部痛のように，罹患臓器の位置と異なる自発痛部位を有する場合がある．胆嚢炎や膵炎での背部痛が放散痛として有名だが，尿管結石では尿管の方向に沿って疼痛部が放散したり，小児の精巣捻転では下腹部痛として表現されたりする．このような場合には放散部位には圧痛はないので本人が痛いという部位だけを診察すると所見が過小評価されて本来の疾患が見逃される可能性がある．自覚していなくても本来の罹患部位には圧痛があるので，どこが痛くても全体を診察するのが基本であり必須でもある．

2 罹患部位が想像より広がっている

　左下腹部痛だったのにアッペだった．とか，右下腹部痛なのに急性膵炎だった……ということもある．これは痩せ身の患者さんでしかも虫垂が長いため，先端が左下腹部に届いていた．あるいは，膵炎の炎症性浸出液が腸間膜根部をつたって右骨盤腔にまで達していた．というように罹患部が広がっていてその先端付近の痛みがクローズアップされた場合である．この場合には圧痛部位が広がっていて，本人もどこが痛いのかもはやわからなくなっていることも多い．丹念な触診で圧痛の最強部，中心部を見つける努力が必要である．

③ 臓器が本来の（あるいは想定した）位置にない

あるべきものがあるべき場所にないこともある．先天的なもので有名なのは，

- 内臓逆位
- 腸回転異常（虫垂が上腹部にあったりする*）
- 左側胆嚢（胆嚢が肝門部の左側にある[2]）

*幼少期に中腸軸捻転を発症して腸回転異常症の手術が行われている場合にはその際に虫垂切除されていることが多い．

などがある．腎は腹部臓器では最も奇形が多く，馬蹄腎や片腎も本人がそれと知らないことも珍しくない（左片腎なのに右尿管結石を鑑別にあげても意味がない）．

後天的なものとして多いのは摘出されてすでにない臓器の場合で，ないことを前提に鑑別する必要がある．

例として……

- 胃／十二指腸／胆嚢／総胆管／膵臓の一部などは摘出後の場合がある
- 胃全摘では消化性潰瘍にはならない
- 胃切除後でも極めてなりにくい（稀に吻合部潰瘍がある）
- 胆嚢がなければ胆嚢炎はない
- 総胆管を切除して胆管空腸吻合されている場合，逆行性胆管炎があり得る
- 膵切除されている場合も膵炎にはなりにくい（術直後を除けば）

また高齢者で高度の食道裂孔ヘルニアがあると胃のほとんどが胸腔内だったりする．

さらに，あるべき場所にあるのだが体型や病態ゆえに，体表から想像した部位とかなり違うこともある．例えば，

高齢者（とくに肥満型）／右肺手術既往／右横隔神経麻痺　などでは肝臓が持ち上がっているためこれにつられて胆嚢もかなり高い位置となる．胆嚢は右季肋部からはるか遠くて直接圧迫することができず，典型的な Murphy 徴候を呈さない．逆に，高齢女性で腰椎がのきなみ圧迫骨折して大分背が縮んでしまっている方など，肋骨弓が骨盤腔に入り込むほどに尾側に下がっていることもある．このような場合は胆嚢炎を右下腹部痛，虫垂炎を右上腹部痛として表

現されることもあり得る．

3 痛みの性状からのアプローチ

　尋常でない痛みがある疾患を重篤と考えるのは自然な発想であり悪いことではない．しかしながら，痛みの程度と重症度が比例しないことは「緊急性」にて述べた通り．強い痛みを生じる疾患は種々あるのだが，本人から「痛みをなんとかしてくれ～」と訴えられるような疾患は大別して2通りある．

①七転八倒型（＝痛みの原因は局所に限定しているタイプ）

　文字通り，もんどりうって「痛い，痛い」の大騒ぎ．ひとときもじっとせずに悶絶して動いているような場合で結石性疾患（尿管結石発作／胆石発作）によく見られる．（おそらく）強い痛みがあるときはどれも「じっとしてられない」ことに変わりないと思われるが，これらの疾患は腹膜刺激症状がないため動くことによる痛みの助長がないことがこうさせるのだと解せる．
　そう考えると，七転八倒する痛みは臨床家にとってちょっと安心できる？情報なのかもしれない……しかしながら安心するのはあくまで痛みが治まってからにしないと落とし穴はいくつも開いている．このタイプは要するに内臓痛なので臓器虚血（含む捻転）でも同様となる．心房細動や卵巣腫瘍などのリスクファクターを念頭におく必要がある．

②苦悶型（＝痛みの原因が周囲に広がっているタイプ）

　強い痛みはあるのだが，動くとよけいに痛いためにじっとしているしかない．冷や汗をかいて耐えているが，じっとしているのもつらいのでときどき体位を変更する，という場合．上部消化管穿孔や急性膵炎でよく見られる．腹膜刺激症状があるためにのたうちまわりたくてもまわれないためこのようになると解せる．このタイプの痛みは重篤であることが多い．典型的な上部消化管穿孔はベッド上座位を，急性膵炎は側臥位で胸膝位（chest-knee position）をとっていることが有名なので，これらが逆の体位をとっていた場合に診断がひきずられないように注意しなくてはならない（腰を前屈しているのはどちらも一緒だ）．

　痛みに関して注意を要する状況があと2つある．

　1つは強い痛みを生じるはずの疾患なのに痛みがマスクされている場合．

基礎に以下の状態があるとき
- 麻痺のある場合（脊髄損傷後，脳血管疾患後など）
- 高齢者
- 統合失調症
- 肥満
- 糖尿病
- 妊娠

は，自身からは痛みを訴えないことがあるので要注意である．

　もう1つは，疾患が進行する過程で痛みが和らぐ場合．本人が「大分よくなった」といっても必ずしもそれは治っていないこともある．典型例としては

- 穿孔性虫垂炎：穿孔の直前が最も痛い，穿孔直後自発痛は少し和らぐ．
- 梗塞（上腸間膜動脈閉塞など）：臓器は虚血の時期が痛く，壊死してしまえば臓器自体の痛みはなくなってしまう．

などがある．七転八倒型が治まったと思ったらしばらくして苦悶型になる最悪パターンといえる（腸管虚血など）．

　絞扼性腸閉塞で手術に向かうとき，患者さんには申し訳ないが苦悶の表情で痛がっているならば外科医の心情的には「まだ間に合うぞ（痛いということは腸は生きている，腸切除しないでいけそう！）」と考えている．逆に手術場に向かうエレベーターで患者さんが「だいぶ楽になってきました」などといっていたら，こちらは逆に「あっ，もう間に合わないかな（腸切除必要かな）？」と考えてしまう．痛みは重要サインだがときに逆を意味することもある．

4 随伴症状からのアプローチ

随伴症状は種々あるのだが，診断を大きく区分する上では

- 消化器症状（悪心／嘔吐／下痢）
- 発熱

の有無に着目するとよい．

1 消化器症状

消化器症状があれば，大まかには病変の首座を消化管と考える．下痢があれば腸管粘膜の問題だが，悪心嘔吐に関しては尿管結石や捻転（卵巣，精巣）などでも起こる．

①悪心/嘔吐/食欲低下

吐き気の程度や吐瀉物の性状については「**1** 病歴聴取」で触れたので，ここでは別のアプローチについて．

消化管をメインの管（＝本管：胃/小腸/大腸など）とメインの管から枝分かれした管（＝側管：胆管/胆嚢/膵臓/憩室）に分ける．そうすると一定の傾向があり，

- 本管は悪心が強く出る．口側であればさらに強くなる
- 本管とも側管ともいえないような虫垂は吐き気はあるが長続きしない
- 側管は悪心が弱い（強い痛みに伴う吐き気はある）
- 後天的にできた側管では悪心はほぼない（憩室など）

②下痢

- 大量の水様下痢→急性腸炎を想起
- 頻回だが量が少ない下痢→骨盤内炎症の存在（膿瘍など）
- 下痢どころか軟便もない→初期診断から急性腸炎を一旦除外する（無論可能性はあるが，初期の段階で鑑別にあげるのは得策ではない）

2 発熱

発熱がある場合は炎症性疾患（感染性/非感染性）の可能性を念頭におく．ただし発熱は非常に非特異的で感染性疾患でも平熱のことも十分あり得るし，重症で低体温となることもある．以下筆者のアプローチ法を紹介する．

- Common disease（虫垂炎/胆嚢炎など）は発熱の有無は重視しない
- 明らかな発熱を有するとき→感染性疾患から鑑別してゆく
- 平熱であるとき→非感染性疾患から鑑別してゆく（腫瘍など）
- 低体温＝敗血症（septic abdomen）

のように用いている．発熱時には悪寒戦慄（shaking chill）の有無をチェック

する．Shaking chill を生じるのはいわゆる「外科的感染症」が敗血症となった状態であり，緊急にドレナージ処置を要する可能性がある．典型例は急性胆管炎と閉塞性腎盂腎炎の2つ．

③黄疸

黄疸も注目すべき随伴症状の1つ．診断的には胆管炎を考えるのだが，いかなる疾患でも敗血症*に至ると軽度黄疸を伴うことがあるので重症度評価の1つとして用いる．

> * 2016年のSCCM/ESICM（Society of Critical Care Medicine and European Society of Intensive Care Medicine）による肺血症の定義する臓器障害のスコアに黄疸値が含まれている．

④腹部以外の痛みを伴う例

これも疾患を考える大きな手がかりになり得る．例えば，

- 背部痛/腰痛→後腹膜病変の存在（含む大動脈）
- 右肩甲骨部の痛み→胆石/胆嚢炎
- 左肩痛→脾臓/膵臓/左横隔膜
- 右肩痛→肝臓/右横隔膜
- 下肢の痛み→血管疾患（大動脈解離など）/閉鎖孔ヘルニア

など．

5 女性へのアプローチ

タイトルだけ見ると意味を取り違えられそうだが……．すべからく男女平等の世の中になりつつあるが，腹痛については女性はあくまで別視しなくてはいけない．

産婦人科疾患については第5章 1 で記すので細かくはそちらを参照してもらうとして，大まかな捉え方として以下のように考えることはできる．

①どのようなとき，産婦人科疾患を考えるか？

消化器症状（悪心，嘔吐，下痢）の乏しいとき，発熱を伴わない強い腹痛，持続痛など．例外として卵巣捻転は嘔吐を伴うことも多いし，PID（骨盤内炎症性疾患）は発熱を伴う．

② 年齢によるアプローチ

　初潮以降 20 歳代前半までは，卵巣茎捻転，子宮外妊娠・PID・卵巣出血，20 歳代後半からはこれに子宮内膜症が加わる．子宮筋腫は中年の病気であり，20 歳代の女性には考えにくい．子宮留膿腫は高齢者の病気である．卵巣茎捻転はすべての年代を通じて起こるが，奇形腫によるものは若年者に多い．

③ 症状からのアプローチ

　発熱を生じる疾患が意外に少ない．高熱を生じるのは若い女性なら PID，高齢者なら子宮留膿腫となる．発症形式では，徐々に始まるものより急性発症が多い（卵巣出血・チョコレート嚢胞破裂・卵巣茎捻転など）．

1 視診

（偏見ではなく）化粧が濃く派手な服装の方は STD/PID を念頭に！

2 問診

以下の項目について問診する．

- 妊娠歴：回数・流産（人工も含む）歴・人工授精の有無
- 月経歴：初潮・閉経，周期・期間・量・性状，LMP（last menstrual period），PMP（previous menstrual period：本人申告の最終月経はしばしば不正確，もう 1 つ前まで聞く！）
- 性行為：最終性交日・性交時痛・出血の有無，パートナーが誰か？（人数）

　若い女性の下腹部痛を診て上記の内容に対する問診がなされていなかったら，それは診察したことにならない．ただし注意しなくてはならないのは問診するタイミングと状況である．通常の感覚ならば人に話したくない内容ばかりであるので聞き方によってはまったく不正確（特に性交に関して……）になってしまうし，患者さんとの関係を悪くすることにもなりかねない．したがって，いくら大事な問診といっても決して話の初めに聞くべきでない．また他人や家族（とくに母親）の前で聞くこともしてはいけない（そもそもそんな状況で正確な情報が得られる訳がない）．原則は，ある程度問診が進んだ後に，それなりの状況をつくって聞く（壁やカーテン越しに話が聞こえるようではダメ！）．若い女性の腹痛で同伴者がいる場合，必要な問診（6 つ！）を行ってから診察に移る際に同伴者に席を外させて，診察の最中かあるいは診察後に比較的聞き

やすい妊娠歴・月経歴などを聞き，その後に「女性の腹痛では女性器が原因のこともあるので……」との意を前置きした上で性交歴を聞く．ポイントは婦人科歴を聞く前の問診や診察で「この医者はしっかり診てくれている」という印象を与えられたかどうかにかかっている．「お前にそんなこといってもどうせわからないだろう！」と思われてしまうと不正確な情報しか得られない．その証拠に一般医が聞いた病歴と婦人科医が聞いた病歴が全然違うこともよくある．

③ 診察

　婦人科がある病院では一般医による内診は行うべきでない．したがって一般的な腹痛の診察のみとなる．直腸診で cervical motion tenderness を確認する（PID を疑っているとき）．ただし必ず同意を得て（男性が行うのであれば）女性職員同伴で行わないとトラブルの元となるので注意を要する．

④ 検査：尿検査（妊娠反応）

　妊娠を疑ったら提出するのはあたり前だが，疑ってなくとも妊孕性のある患者さんでは妊娠反応陰性を確認してから X 線検査を施行するのを原則とする．よく「本人が絶対に妊娠してないといった」と妊反検査をしなかったいい訳にする場合があるが，それではプロの仕事ととはいえない．初診で patient-doctor relationship が確立していない段階での「あなた妊娠の可能性はありますか？」の問いに対する答えは信用するに値しない．よってはじめからこの質問はしないほうがいい．こういえばいいのだ．

　「妊娠可能年齢の女性が腹痛のために X 線検査をするときは事前に尿検査で妊娠反応を確かめることが医学的に定められています．これはあなた自身の妊娠の可能性とは関係がありません．各個人に可能性があるかどうかを聞くよりも尿検査で確かめた方が全体として正確であることがわかっているからです．」

　それでも断られたら強要はできないので，協力が得られなかった旨をカルテに記載しておく．

⑤ 妊娠可能性者への対応

a）妊婦診察の原則

　患者さんが妊婦とわかり，疾患が妊娠関連疾患でない場合に問題となるのは

- 放射線被曝を伴う検査
- 薬剤の使用
- 手術の決定

の3点であろう．

対応については3大原則（筆者が決めました）があるので肝に命じておく必要がある．

①対応は必ず産科医と協議して行う（一般医単独で行わない）．
②妊娠・胎児には常に一定の自然リスクがある．薬剤/検査/治療が問題となるのはリスクがこれらのリスクを上回る場合にのみである（危険性のない薬剤/検査/治療は存在しない，また100％危険な薬剤/検査/治療も存在しない）．
③母体の健康＝胎児の健康である（母の疾患を治療せず胎児だけ健康はあり得ない）．

b）放射線被曝について

検査の大原則に立って，「施行して得られるメリット」が「被曝によって受けるデメリット」を大きく上回ると判断する際に検査する正当性が生じる．

医療従事者が盲目的に被曝を恐れるのは適切とはいえない．放射線が胎児に与える影響は次の4段階で評価する必要がある．

- 流産（死産）の可能性
- 形態異常を生じる可能性
- 成長障害もしくは発達障害を生じる可能性
- 突然変異誘発率もしくは発癌性

X線被曝の妊娠週数による胎児への影響は表1のように知られている．

表1 放射線被曝量と胎児週数の関係[3]

〔ACR-SPR practice parameter for imaging pregnant or potentially pregnant adlescents and women with ionizing radiation, revised 2013（resolution 48）[3] の table 1 を引用〕

Menstrual or Gestational age	Conception age	<50 mGy (<5 rad)	50-100 mGy (5-10 rad)	>100 mGy (>10 rad)
0-2 weeks (0-14 days)	Prior to conception	None	None	None
3rd and 4th weeks (15-28 days)	1st-2nd weeks (1-14 days)	None	Probably none	Possible spontaneous abortion.
5th-10th weeks (29-70 days)	3rd-8th weeks (15-56 days)	None	Potential effects are scientifically uncertain and probably too subtle to be clinically detectable.	Possible malformations increasing in likelihood as dose increases.
11th-17th weeks (71-119 days)	9th-15th weeks (57-105 days)	None	Potential effects are scientifically uncertain and probably too subtle to be clinically detectable.	Risk of diminished IQ or of mental retardation, increasing in frequency and severity with increasing dose.
18th-27th weeks (120-189 days)	16th-25th weeks (106-175 days)	None	None	IQ deficits not detectable at diagnostic doses.
>27 weeks (>189 days)	>25 weeks (>175 days)	None	None	None applicable to diagnostic medicine.

*Stochastic risks are suspected, but data are not consistent. For exposure to a newborn child, the lifetime attributable risk of developing cancer is estimated to be 0.4% per 10 mGy (1 rad) dose to the baby. The potential risks in-utero for the second and third trimesters and part of the first trimester may be comparable, but the uncertainties in this estimate are considerable.

またX線検査による胎児被曝は表2のようである（各検査の放射線量ではなく，胎児が曝る量であることに注意）．

表2 各種放射線検査と胎児被曝の関係

(Williams PM, Fletcher S. Health effect of prenatal radiation exposure. Am Fam Physican. 2010; 82: 488-93[4])のTable 4を引用)

Test	Fetal dose (Gy [rad])
Computed tomography*	
Abdomen (10 slices)	0.00240 to 0.0260 (0.240 to 2.60)
Chest	0.0010 to 0.0045 (0.10 to 0.45)
Head	< 0.0005 (< 0.05)
Lumbar spine	0.035 (3.5)
Pelvis	0.00730 to 0.0460 (0.730 to 4.60)
Radiography	
Abdomen (ie., kidney, ureter, bladder)	0.001 to 0.003 (0.1 to 0.3)
Barium enema	0.007 to 0.03986 (0.7 to 3.986)
Chest (two views)	< 0.0001 (< 0.01)
Hip and femur	0.00051 to 0.00370 (0.051 to 0.370)
Intravenous pyelography	0.00358 to 0.01398 (0.358 to 1.398)
Lumbar spine	0.00346 to 0.0062 (0.346 to 0.62)
Mammography	0.00007 to 0.00020 (0.007 to 0.020)
Pelvis	0.00040 to 0.00238 (0.040 to 0.238)
Upper gastrointestinal series (barium)	0.00048 to 0.00360 (0.048 to 0.360)
Upper or lower extremity	< 0.00001 (< 0.001)
Other	
Ventilation-perfusion scan	0.0006 to 0.01 (0.06 to 1)

* Estimated dose depends on the gestational age and scanning parameters.

　一般に0.05 Gy（＝5 rad）以下では，形態異常・発達障害・成長障害・流産（死産）の発生率に影響を与えないとされている[3]（発生しないという意味ではなく，自然発生率を上回らないという意味）．

　これによると，救急室レベルで行われる腹痛の検査で問題となるのはやはり腹部CTで，骨盤部を含むCTの場合には2回撮影すると0.05Gyを超えてしまう．最近はCTの高速化によって撮影時間も少ないので単純CTと造影CT

の両方を行っても"1回のCT"と捉えられがちだが，むろんこれは2回撮影している．したがってもし撮影しなくてはならない事態が生じた場合には1回のみにする努力が必要であろう．

　小児癌発生率については影響がある可能性を否定していないが，同じく0.05 Gy以下での影響は限定的であり，自然発生率1/3,000が1/1,500〜2,000に上がるとされている[5]．この上昇度は一般成人が同様の検査被曝を受けた際の発癌率の上昇度と比べて特段に高いとはいえない（1,000人がCT検査を受けた場合，将来そのうちの1人がCTによる発癌を生じるとの試算あり[6]）．

　最近はどれくらいの検査をしたらどのくらいの線量と発癌リスクがあるのか？　を計算できるサイトもいくつかある（PCサイト：X-RAR RISK comやRADAR Medical Procedure Radiation Dose Calculator X-ray risk comなど）．

　ちなみに，これら放射線被曝と発癌リスクについての研究の多くは広島・長崎の原子爆弾の被害のデータに基づいている[7, 8]．OECDの発表した2016年の単位人口あたりの国別CT保有数では，日本はアメリカを上回って1位となっている．70年以上前に原爆で酷い思いをし，6年前には原発事故でまたもや放射線の問題と直面した国の市民が最も医療用被曝を受けているとはなんと皮肉なことか……．

　こうしてみてみると，救急室レベルでの診断のための行われる単一の検査（とくにCT）が妊娠経過や胎児に及ぼす影響は極めて限定的といえる．逆に，小児や若年者への低線量被曝（おもにCTによる）も母数が多くなれば発癌数は無視できず，国レベルでは確実に癌患者を増やすことになる．日頃から検査の特性，とくにリスクを正しく理解しておいて，必要ならば行う，必要なければ行わないという姿勢で診療に臨んでいれば，妊娠中だからといって異様にアタフタすることはないだろう．「腹痛？　とりあえずCT撮っといて，後で診に行くから！」などという対応をしている人が困るだけだ．

c）薬剤について

　Lippincott Williams & Wilkinsから「Drugs in Pregnancy and Lactation: A Reference Guide to Fetal and Neonatal Risk」という本が出ており[9]，主要薬剤の危険度について解説している．

　FDAでは妊娠中に使用する薬剤の危険性（英語では安全性？）について2015年まではカテゴリーA，B，C，D，X（下記）のように分類していた．

　おおまかにいうと

Category A：人における controlled study が行われ，胎児リスクは証明されていない
Category B：動物実験が行われ，胎児リスクは証明されていない
Category C：動物実験で胎児に adverse effect を認めたが，人での実験結果はない
Category D：人で胎児へのリスクがある
Category X：動物か人で胎児異常が認められている

　現在ではこのカテゴリーは撤廃されている[10]．FDAによれば，妊娠年齢が高齢化して，基礎疾患とそれに必要な常用薬が増えてきた．妊娠中にそれらの薬剤を継続しないことは母体にも胎児にも悪影響を及ぼす．過剰に単純化されたかつての分類が医師や患者にとって正しくない選択（つまり危険度が高いから使用しない）につながることを危惧したからとしている．

　放射線の問題と同じで，使用することのメリット・デメリットと使用しないことのメリット・デメリットを天秤にかけて決定するほかない．そう考えると，基礎疾患に対する常用薬（抗けいれん薬など）は必要であるから常用しているのであって，仮に妊娠だからといって中断できるのであればそもそも最初っから必要ないのでは？　ということになる．

　つまり，これも放射線の問題と同じで，普段の診療がしっかりしていれば"妊娠中だから"いう特殊性はほとんどない．本当に必要な常用薬は継続するしかないし，急な感染症に対する治療薬も必要ならば使用するしかない．普段の診療で「腹痛があって熱があるからとりあえず抗生剤いっとくか」という思考過程をしている人だけが"妊娠"という言葉にとたんにナーバスになることになるのだ．特殊性があるとすれば，使用できる薬剤にいくつかのオプションがある場合にはより低リスクのものを選択するという点がある．

■参考文献

1) Żyluk A, Jagielski W. An uncommon course of acute appendicitis with sepsis—a case report. Pol Przegl Chir. 2015; 87: 272-6.
2) Zoulamoglou M, Flessas I, Zarokosta M, et al. Left-side gallbladder (Sinistroposition) encountered during laparoscopic cholecystectomy: a rare case report and review of literature. Int J Surg Case Rep. 2017; 31: 65-7.
3) ACR-SPR practic parameter for imaging pregnant or potentially pregnant adlescents and women with ionizing radiation, revised 2013 (resolution 48).

4) Williams PM, Fletcher S. Health effect of prenatal radiation exposure. Am Fam Physican. 2010; 82: 488-93.
5) Committee on Obstetric Practice. Committee opinion No. 723: guidelines for diagnostic imaging during pregnancy and lactation. Obstet Gynecol. 2017; 130: e210-6.
6) The National Academies. Health risks from exposure to low levels of ionizing radiation: BEIR VII phase 2. 2006.
7) Pierce DA, Preston DL. Radiation-related risks at low doses among atomic bomb survivors. Radiat Res. 2000; 154: 178-86.
8) Preston DL, Ron E, Tokuoka S, et al. Solid cancer incidence in atomic bomb survivors: 1958-1998. Radiat Res. 2007; 168: 1-64.
9) Gerald G. Drugs in pregnancy and lactation: a reference guide to fetal and neonatal risk, 9th edition. Philadelphia: Lippincott Williams & Wilkins; 2011.
10) FDA/CDER SBIA Chronicles. Drugs in pregnancy and lactation: improved benefit-risk information. January 22, 2015.

第 2 章
熟知すべき代表的な外科疾患

急性虫垂炎

Acute Appendicitis

腹部の緊急手術の30〜50％が虫垂炎（アッペ）だ．虫垂炎を学ぶことが腹痛を学ぶことといっても過言ではない．

発症機序は虫垂の内腔が閉塞することによる．典型的な原因はリンパ組織の肥厚と糞石だが，ときに腫瘍や異物（種子など）でも発症し得る．15人に1人がかかる疾患なので，救急診療に携わるかぎり縁は切れない．だれもが見逃しや失敗で苦い思い出があると思うが，こうしたcommon diseaseは早く典型例に慣れていかにして非典型例に対応できるかが上達の鍵となる．

1 急性虫垂炎の病歴聴取（History taking）

年齢と性別について

幼児を除いて，すべての年齢で起こり得る．より強く疑う年齢はないがあえてピークをいえば10歳代が最も多い[1]．性差では若干男性に多いようだ[1]（生涯発生率　男性：8.6％　女性：6.7％）．

> アッペの典型的な病歴とは？
> ①食欲低下
> ②Gradually onset intermittentの心窩部/臍周囲部痛（4〜6時間で終わる）
> ③悪心・嘔吐
> ④痛みが右下腹部に移動
> ⑤発熱

これらの症状が半日〜2日くらいの期間でこの順番で出現する[2]．

右下腹部痛になったころ来院し，病院にきてから体温を測ったら微熱があった．というパターンがほとんどであろう．

問診のコツとしては，痛みが主訴である場合であることがほとんどであるので，吐き気・嘔吐を伴うかどうか？　また痛みが先か嘔吐が先かを聞く．典型

例では痛みの出現が先．また嘔吐はあっても1〜2回程度であり，ある程度時間が経つと悪心はあるものの嘔吐は止まる．嘔吐が先，あるいはいつまでも吐き続けているのはアッペらしくない．いついつから食欲不振がある……と自分から訴える人はいないので，痛みが昼ごろから始まったならば「朝食はいつもどおりだったか？　あまり食べていないか？」のように聞くとよい．

2 急性虫垂炎の自然経過（Natural course）

強い痛みを我慢していた/痛みに鈍い要素がある（認知症，麻痺，統合失調症など）/医療機関を受診したが診断がつかない，などで2〜3日以上を経過すると穿孔している可能性が出てくる．この場合来院時は高熱であることが多いが，病歴を聴取すると凄く強い痛みがふっと少し楽になったときがある……はずだ（穿孔直前はパンパンに虫垂が緊満して痛みはピークに達するが破れてしまうと少し楽になる．ただしその後腹膜炎の痛みが徐々に増強してくる）．

穿孔性虫垂炎は大きく分けて2パターンある．

- 汎発型（generalized peritonitis）：腹腔内に広がる汎発性腹膜炎となる
- 限局型（localized peritonitis）：盲腸後虫垂炎（retrocecal appendicitis）や腸間膜などでシールされている場合には限局性膿瘍形成や蜂窩織性（walled off abscess or phlegmon）に進展する

来院までに5〜7日以上経ている場合には後者に至っている可能性が高い．前者であればそれ以前に症状が増悪して受診していると思われる．治療法がなかった近代以前では前者は敗血症から死に至り，後者は膿瘍形成をした後自然治癒するか腹壁を貫いて自壊すれば排膿ドレナージとなり自然治癒したと推定される．

一方，時間を経て悪くなることもあれば自然とよくなることもある．虫垂内腔を塞いでいたリンパ組織や糞石が解除されれば治療せずともそのままでよくなる（spontaneously resolving appendicitis）[3, 4]．抗菌薬治療で軽快する例にもこのようなケースが含まれているのではないか？

3 急性虫垂炎の身体所見（Physical examination）

まず聴診をする．穿孔して汎発性腹膜炎となっていなければ，腸雑音をまったく聴取しないということはないと思われるが一般には正常かやや低下してい

る．あまりに亢進していたら"らしくない"．
　次に触診をしてゆくが，痛くないところから触っていくのは当然として心窩部に圧痛はないものの押すと違和感を訴えることが多い．さて右下腹部の触診だが，マクバーネー点などという過去の言葉にとらわれてはいけない．虫垂炎ならばあくまで虫垂を押したら痛がるのである（すなわちそこにアッペがあるのかどうか？　ということ）．丹念な触診をすれば本当に痛い部位はせいぜい指 1 本分の幅しかなく，場合によっては触診でアッペの走行すらわかることもある（後にエコーで確認しそのとおりだと嬉しい）．圧痛点がどうしても限局しない場合にはアッペでない可能性が高くなる．反跳痛は通常ある．ただし反跳痛は「炎症が壁側腹膜まで及んでいる」という意味であり，アッペが壁側腹膜と隔離されていれば（盲腸後型：retrocecal type もしくは周囲組織に覆われている！ walled off type）なくて当然である．アッペに関しては「何チャラサイン」といものがいっぱいあるが，これらは単に炎症の波及を診るものであるからアッペ特異的というわけではない．型通りの何チャラサインを調べるよりは丹念な触診をした方が情報量は多いと思われる．忘れてならないのが直腸診であるが，これも基本的には腹部の触診と同じであり，アッペが骨盤方向になければ圧痛はない．典型的には 9 時方向に圧痛がある．虫垂炎の診断というよりは女性で鑑別となる PID の診断としての意義の方が大きい．
　強い上腹部痛を訴える患者さんに対し上部消化管や胆石症，膵炎などを鑑別疾患とし虫垂炎があがらないことがあるが，若年者では上腹部痛しか訴えないこともしばしば経験する．
　すでに穿孔している場合の圧痛点は広がるので，圧痛の有無でなくどの部位で最強となるかをチェックする必要がある．反跳痛，筋性防御は腹部全般に見られるようになる．また経過が長く膿瘍形成や蜂窩織性の場合は腫瘤状の硬結部として触れる．圧痛点はこの部にとどまり腹部全体の筋性防御・反跳痛は出現しない．

4 急性虫垂炎の初期診断と鑑別疾患 (Early & Differential diagnosis)

典型例の虫垂炎を初期診断にて判断するのは困難ではないであろう．
頻度の高い鑑別疾患には

- 大腸憩室炎（Diverticuritis of the cecum）
- 終末回腸炎（Terminal ileitis）

- 腸間膜リンパ節炎（Mesenteric lymphadenitis）
- 骨盤腹膜炎（Pelvic inflammatoly disease）

　これらの鑑別疾患の多くは保存治療可能疾患であるので，虫垂炎の鑑別ではどの疾患であるかを確認するというよりも，「虫垂炎か否かを確かめる」ことに尽きる．虫垂炎でなければ診断は急ぐ必要がない．ケースが多いだけにその症状は多彩である．典型例以外のケースを誤診することは臨床家なら誰でも一度は経験するはずで誤診を恐れる必要はまったくない．あえてポイントをいうなら身体所見であり，右下腹部に圧痛を認めたならばそうでないと自信がもてるまで虫垂炎を鑑別から外すのはやめよう．過去の報告を見れば上腹部痛の虫垂炎，左下腹部痛の虫垂炎など atypical な報告はいくらでも存在する[5]．虫垂炎の鑑別を考えるというよりは，腹痛のときにいつも虫垂炎を鑑別におく……という方が実際的であろう．

　頻度はぐっと下がるが長く急性疾患に携わっていればときに遭遇する，という意味での鑑別として

- クローン病
- メッケル憩室炎

などがある．

5 急性虫垂炎の検査所見（Examinations）

1 血液検査

　基本的に非特異的であり診断に直結しない．白血球増多は典型例では認めるがないからといってアッペを否定する要素にはならない．高値（> 18,000/mm^3）の場合には穿孔の可能性も考える．

2 尿検査

　アッペの際に提出すべき検査の1つとされているが血液検査同様診断的価値は低い．尿路感染症（膿尿）/尿管結石（血尿）の否定のためと解するのが一般的であろう．盲腸後型（retrocecal appendicitis）の際には炎症の波及から尿中白血球が上昇する場合がある．

3 画像検査

①腹部単純X線

虫垂炎に特異的な所見はない．麻痺性イレウスの状態が進んでいれば拡張した小腸を認めるが，通常はあっても一部の小腸ガスを認めるのみである．石灰化した糞石は10％以下にしか認めないが，あれば高率に虫垂炎を疑う所見となる．とくに若年者で憩室炎発症年齢以下の場合は，典型的な症状に加えて糞石があれば確定診断できるので不要なCTを撮らずに済む（図1）．消化管造影のバリウムが虫垂に残っておりこれが原因になっていることもある．

穿孔性虫垂炎では虫垂周囲の炎症の広がりから，同部がガスレスエリアとなりやや特異的所見を呈する（図2）．拡張した小腸と大腸をびまん性に認めるのも穿孔性虫垂炎（汎発型）の典型例だ（図3）．

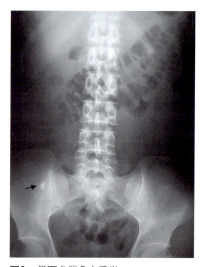

図1 ■ 糞石を伴う虫垂炎
矢印部に糞石を認める．憩室の糞石が球状であるのに比べて，虫垂の場合は楕円球型が多い．

②腹部超音波

超音波にて虫垂炎と診断するにはまず虫垂を同定する必要がある．
虫垂は

- 盲腸に連続し
- 盲端で終わる管腔構造で
- 蠕動しない

構造として認識し，
虫垂炎と診断するには

- 短軸断が正円形で圧迫してもつぶれない
- 虫垂に一致して圧痛がある
- 壁肥厚がある（壊疽性になると菲薄化する）

1. 急性虫垂炎

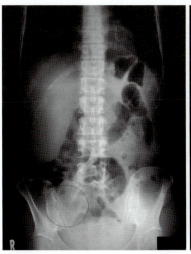
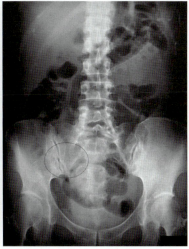

図2 ■ 穿孔性虫垂炎を疑うべきX線像
点線で囲まれた部位（右腸骨窩）は通常ならば回腸が位置することが多い．この部位以外には小腸ガスが目立つのに，ここは体位を変えてもX線透過性が低下している．すなわち炎症性に肥厚した組織があると推測できる．周囲にまで炎症性肥厚があるならば穿孔が疑わしい．

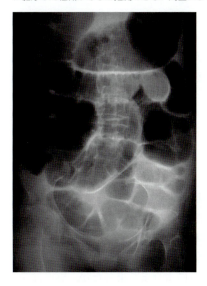

図3 ■ 汎発性腹膜炎の例
このような麻痺性イレウスもある意味典型的な虫垂炎のX線像である．高齢者，小児，統合失調症らの発熱腹痛でこんなレントゲンをみたらまっさきに"アッペかも？"と叫ぼう！，あたればあなたの株が上がることまちがいなしだ．

- 短軸径 ＞ 6mm
- 周囲に限局性の液貯留がある（穿孔を示唆）

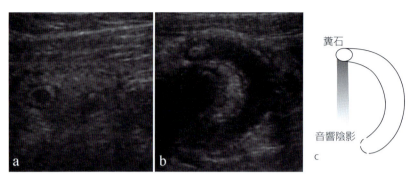

図4 ■ 急性虫垂炎の超音波像
a: 短軸像，正円に見えるのが特徴．どう走査しても楕円にしかならないのは回腸を誤認している可能性が高い．肥厚した壁は高エコー（白）の粘膜と低エコー（黒）の筋層の二重に見える．1画面で2つの断面がうつっているのが虫垂炎の特徴の1つで，虫垂が腫大しても虫垂間膜はさして伸展しないので虫垂尖端が間膜にひっぱられて"くの字型"となる．このため，1画面で2断面を捉えることが可能となる．正常虫垂では見られない所見である．b: 別症例の長軸像．根部に糞石を認める．糞石は音響陰影を伴うことで認知する．同じような高エコー（白）にみえても音響陰影を伴わない場合はエアの可能性がある．また，このケースでは粘膜を示す高エコー（白）がとぎれとぎれであるので，すでに粘膜壊死を起こしている可能性がある．c: bのスケッチ．

などが条件となる．このうち「短軸径＞6mm」が感度・特異度ともに98％と高く，診断のよい（図4）指標といえる[6]．ただし，"サイズが大きいだけ"を理由に診断しようとするとミスリードの原因ともなるのであくまで他の所見も含めて考えねばならない[7]．感度が高い検査は診断よりは除外により適している．
　虫垂が同定できなかったとしても

- 盲腸壁の肥厚
- 終末回腸に限局した壁肥厚
- 右腸骨窩に少量の腹水

などを認めたならば虫垂炎の可能性はあるとして診療を進めるべきであろう．

　虫垂炎の検査は通常7〜8MHzのリニアプローベで行っているが，小児などでやせており，虫垂が浅い位置にあって観察しにくい場合にはさらに高周波数がよい場合もある．超音波の検査精度は報告によりまちまちだが，感度は70％程度とする報告が多い[8, 9]．

③腹部CT
　超音波にて虫垂炎と診断し得なかった際には腹部CTが有用だ．一般に造影

1. 急性虫垂炎

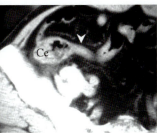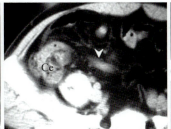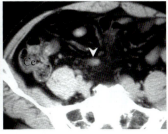

図5 ■ 急性虫垂炎のCT像
Ce：盲腸．矢頭部に盲腸にはじまり盲端で終わる構造（＝虫垂）があり，腫大/造影効果/内腔閉塞（＝内腔エアなし）の所見を認める．糞石の存在ははっきりしない．

剤を使用した方が診断精度が高いとされている．欧米では経口あるいは注腸の消化管造影剤を併用した double（or triple）contrast CT での報告が多いが，それがよいというエビデンスに支えられているわけではない．単純 CT でも精度は変わらないという意見もある[10]．虫垂炎か否かを確かめる（図5）意味では必ずしも全腹部の撮影は必要ではなく，被曝低減のため小児では focused CT を推奨する意見もある[11]．

CT での虫垂炎の診断基準としては必ずしも統一されていないようであるが概ね以下のとおり．

- 虫垂短軸径 > 6mm
- 虫垂内腔が閉塞している（内腔にエアがあれば閉塞していない*）
- 壁厚 > 2mm
- 壁に造影効果あり
- 糞石の存在
- 周囲脂肪織の CT 値上昇

    *虫垂内容が膿汁となりガス産生をした場合には虫垂炎でも内腔にエアがある場合がある．

近年 CT は一般的となり汎用されている．感度特異度ともに 95％以上とよい報告が多い[9]．その有用性については周知のとおりであろう．一方では被曝の問題が指摘されている[12]．1 人については大きな問題ではないかもしれないが疾患数が多いだけに大勢（とくに小児）に CT を行うとそのうちの一定数は発癌という被害がある．見逃しを増やさずして検査をいかに減らせるかは臨床

医の腕の見せどころであろう．

　本邦で実践するかどうかはさておいて，外科の教科書であるSabistonのアルゴリズムでは，男性で，発症48時間以内で病歴・身体所見が典型的である場合にはCTは不要となっている（図6）．

6 急性虫垂炎の確定診断（Definitive diagnosis）

　右下腹部に圧痛と反跳痛があり，虫垂炎以外の疾患が否定的である場合には，仮に画像的に虫垂がはっきりしなくても虫垂炎を念頭から外してはならない．超音波やCTで一見正常虫垂と思われる場合でも"全長にわたって正常かどうか？"が問題となるため「手術をしない」絶対的理由にはなり得ない．

　かつての教科書的には20％程度の誤診（＝ negative appendectomy）がある．とのことだが，これは裏を返せば診断がはっきりするまで待ちすぎるな！との警鐘であろう（画像診断の能力が飛躍的に上昇した最近の報告では negative appendectomy の確率は5％以下での報告が多い）．

　Negative appendectomy は少ないに越したことはないが，低すぎる negative rate は診断遅延（delay）が多い裏返しの場合があるので「私は虫垂炎の誤診をしたことがない」という外科医の発言はそのまま能力の高さと受け取ることはできない．あくまで delay の率との兼ね合いでしか評価できない．

　虫垂炎はその初期診断の難しさゆえか様々な診断のための scoring system が存在する．

　最も汎用されているのは「Alvarado score（MANTRELS score）」（表1）で6点以上で虫垂炎を強く疑う所見となり，有用であるという文献が多数ある（小児での研究が多い）．

表1 Alvarado score

Clinical findings	Score
Migration of pain	1
Anorexia	1
Nausea／Vomiting	1
Tenderness in right iliac fossa	2
Rebound pain	1
Elevated temperature（＞37.3℃）	1
Leucocyte count ＞ 10×10^9/L	2
Differential white cell count with neutrophils ＞ 75%（Sift the left）	1

1. 急性虫垂炎

しかしこのスコアリングシステム，見てのとおりすべて項目はアッペの典型的な所見である（あたりまえといえば当たり前だが……）．点数が高い例はすでに虫垂炎を強く疑っている症例であろう．典型的所見が十分そろってない症例でどこまで早期診断できるか？ delayを防ぐことができるかが現場の願いであるので，そういう意味では「痒いところに手が届かない」かも知れない？

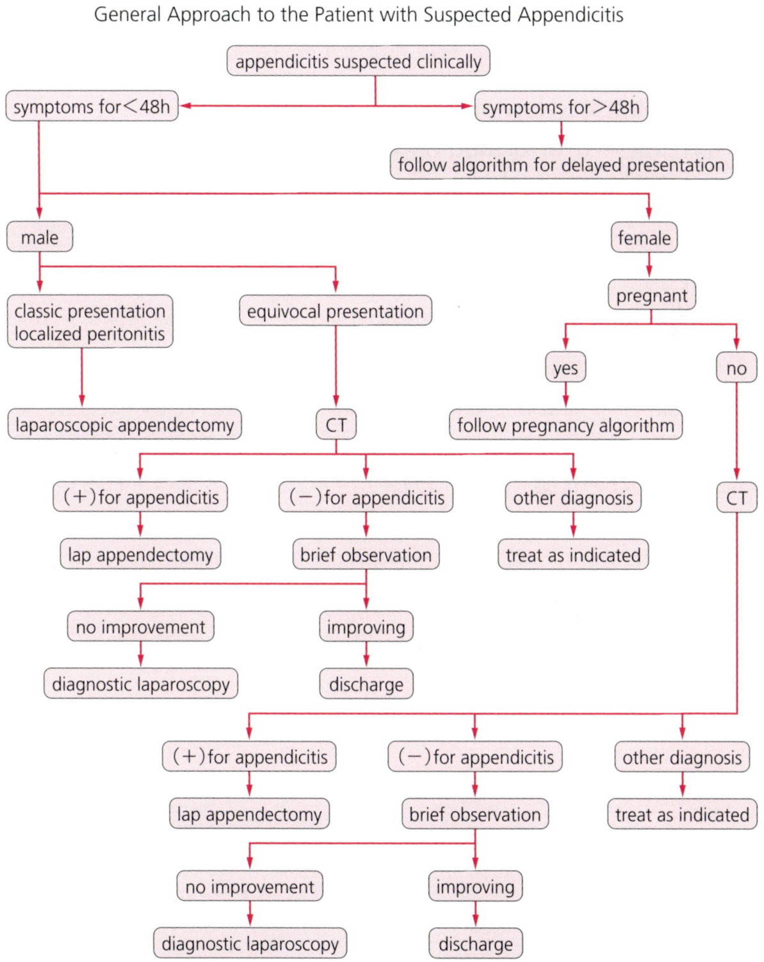

General Approach to the Patient with Suspected Appendicitis

```
                    appendicitis suspected clinically
                           /              \
              symptoms for<48h   ←→   symptoms for>48h
                    |                         |
                    |              follow algorithm for delayed presentation
                    |                         |
               ┌────┴────┐              ┌─────┴─────┐
              male              female
                                           |
                                        pregnant
                                        /       \
                                      yes        no
```

- male → classic presentation / localized peritonitis → laparoscopic appendectomy
- male → equivocal presentation → CT
  - (+) for appendicitis → lap appendectomy → no improvement → diagnostic laparoscopy
  - (−) for appendicitis → brief observation → improving → discharge
- female → pregnant:
  - yes → follow pregnancy algorithm
  - no → CT
    - (+) for appendicitis → lap appendectomy → no improvement → diagnostic laparoscopy
    - (−) for appendicitis → brief observation → improving → discharge
    - other diagnosis → treat as indicated

図6 ■ 急性虫垂炎を疑った際のアルゴリズム（発症48時間以内の場合）
(Richmond B. The Appendix. In: Townsend C, et al, editors. Sabiston textbook of surgery 20th edition. Elsevier; 2016. p.1296-311. Fig.50-1 より引用)

MANTRELS score が有用でなかったとする前向き研究での意見もある[13]．
　虫垂炎を疑った際の治療方針として，Sabiston に載っているアルゴリズムがわかりやすいので紹介する（図 6）．ポイントとしては，これに該当する症例は発症から 48 時間以内の症例（つまり非穿孔性虫垂炎を念頭においている）で，それ以降のものは別に考えることになる．

7 急性虫垂炎の病期評価（Staging）

　虫垂炎の診断がついたなら次に，程度評価をする（治療方針が異なるため）．

　　①非穿孔性虫垂炎（Non-perforated appendicitis）
　　②穿孔性虫垂炎（Perforated appendicitis）
　　③限局性膿瘍 or 蜂窩織性（Localized abscess / Phlegmonous）

　の 3 つに分ける．
　非穿孔性は症状が右下腹部に限局し，全身状態も落ち着いているもの．穿孔すると間欠痛が持続痛へ変化し，腹部所見が広がってくる．高熱を伴うことも多い．このままの状態で何日も経過すれば腹痛よりも敗血症の症状が前面に出てくる．限局性膿瘍は，穿孔はしたが周囲が臓器などで覆われている場合．蜂窩織性は虫垂周囲が炎症性の塊となっているもので，穿孔で周囲に隔壁があるが膿瘍形成をしていない状態（俗に「腫瘍のような……」と形容される）．
　前項 6 で示した図 6 は発症 48 時間以内での話だが，同じく Sabiston ではそれ以降の場合のアルゴリズムを示している（図 7）．この際に重要なのが本項でいう病期評価（病状評価）となっている．時間経過した虫垂炎は穿孔していることが前提となっているが，この際に"汎発性腹膜炎"であるかどうかがキーとなる．

1. 急性虫垂炎

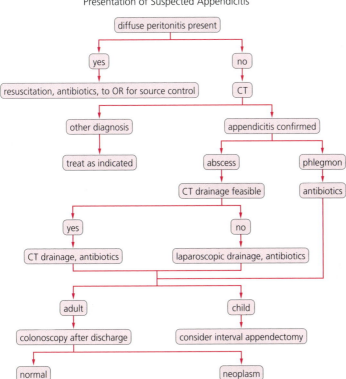

図7 ■ 急性虫垂炎を疑った際のアルゴリズム（発症から48時間を超えて経過している場合）

(Richmond B. The Appendix. In: Townsend C, et al, editors. Sabiston textbook of surgery 20th edition. Elsevier; 2016. p.1296-311. Fig.50-6 より引用)

8 急性虫垂炎の治療方針（Strategy）

1 非穿孔性/穿孔性虫垂炎（汎発型）

虫垂炎の治療は基本的に診断がつけば手術となっている．

症状が軽い場合，あるいは画像的に「カタル性」と診断した場合に医師側の判断で保存的治療（すなわち抗菌薬）を選択することもある．このせいか患者

さんやそのご家族から「薬で散らすことはできませんか？」との問いがしばしばある．このような時には，軽症では自然に治る場合や薬のみでも軽快する可能性が十分あること，一方でその約40％が再燃等で1〜2年以内に結果的に手術を受けざるを得なくなっていること，手術を選択しなかった場合重症化する可能性が20％程度あること，を説明した上で選択していただく．保存治療の短期奏効率は必ずしも低くはない（〜80％）ので，健康成人で手術を希望せず標準外治療であることを理解してもらえるならば選択可能なオプションといえる．

外科の代表的なSabistonには「アッペは診断がつけば手術」と書いてある．理由として保存治療の1年以内の再発率が35％と高かったことをあげているが，その根拠となったErikssonらの論文[14]は，そもそも保存治療の有効性を主張した文献であった，という変な？ 結果となっている．外科医によってかなり意見が分かれる事案であるということであろう．

手術は

- （開腹）虫垂切除術
- 腹腔鏡下虫垂切除術

の2通りがある．肥満体で開腹手術困難が予想される場合や，穿孔性虫垂炎と思われる場合，女性でPIDの可能性もある場合，虫垂炎の確定診断に至っていないが手術に踏み切るときに，腹腔鏡下虫垂切除術は悪くない選択である．腹腔鏡下虫垂切除術の欠点は全身麻酔下にしか施行できないこと，虫垂断端が残るため断端の再発が少ないながらあること，などがある．

2 限局性膿瘍/蜂窩織性

経過が長く（＞5日以上），限局性膿瘍形成（localized abscess）あるいは蜂窩織性（phlegmonous）に対しては早期の虫垂切除術は行わず，経皮的膿瘍ドレナージと抗菌薬治療により一度症状を軽快させてから6〜8週間後にあらためて虫垂切除を施行することが推奨されている[15]（＝interval appendectomy）．これは早期に虫垂切除を施行すると，強い炎症のために周辺臓器を損傷する可能性が高く，虫垂切除にとどまらず回盲部切除など不要に侵襲が大きくなってしまうことへの危惧である．限局性膿瘍がなく周囲に波及した炎症性変化で一塊になっているようなケース（＝phlegmonus

appendicitis）も同様に扱う．ただしこの場合は経皮ドレナージは行えない．
　Interval appendectomy には異論があり，長期再発率が 10％程度と必ずしも高くないことから小児や若年者では推奨されるが，高齢者には必ずしも必要ないとする意見もある．

③術中の培養提出について

　手術中に虫垂周囲の腹水あるいは穿孔部周囲の膿性液を培養検体として提出するか？　については非穿孔性の場合には意味がなく，穿孔している場合は大腸の normal flora が検出されることがわかっており，初めからこれらを対象に治療を開始しているため培養結果によって治療が変更されることがないとされている[16]．

④ドレン留置について

　穿孔性虫垂炎にドレン留置した場合に膿瘍形成や創感染が減少することはないとされており不要といえる[17]．

⑤創閉鎖について

　虫垂炎の重症度に応じて，創閉鎖の有無を決定する．非穿孔性〔Class II（表2）〕では閉鎖し，穿孔性（Class III or IV）では筋膜まで縫合して皮膚は開放とするのが一般的である（表2）．穿孔性虫垂炎の場合に創を閉鎖するか否かには諸説あり，小児の穿孔性虫垂炎で比較的よく研究され閉創して問題ないとする意見もある．高齢者や皮下脂肪が厚い場合，あるいは術中に創保護が不十分であれば開放創を考慮し，小児もしくは若年者かつ皮下脂肪が薄い場合は穿孔例でも状況により閉鎖する……といったところが折衷案でなかろうか？

第2章 熟知すべき代表的な外科疾患

表2 CDCによるSSI予防ガイドライン[17]より一部意訳

Class	旧称	
Class I	Clean	感染のない手術．消化管/気道/尿路/性器などが開放されない．ドレンはないか，閉鎖式ドレン．乳腺や鼠径ヘルニアの手術などが含まれる．鈍的外傷も前記を満たせば含まれる．
Class II	Clean-contaminated	準備された消化管/気道/尿路/性器などの手術．想定外の汚染はない．胆道や虫垂の手術などが含まれる．
Class III	Contaminated	新鮮な外傷．（緊急などで）無菌操作が行われなかった手術．術中に消化管からの明らかな汚染があった．膿を伴わない炎症部位の手術．すぐに来院した穿痛創．時間の経っていない穿孔性虫垂炎．
Class IV	Dirty-infected	時間の経った外傷．明らかに感染がある部位の手術．消化管穿孔．このカテゴリでは術後の感染の原因菌が術前にすでに（予定）術野に存在することを意味する．

6 抗菌薬の選択について

　原則としては腸内細菌であるグラム陰性桿菌と嫌気性菌をカバーするものということになると思われるが，推奨する薬剤は記載によりまちまちである．以下は参考までに．

　非穿孔性に対しては術後に使用を推奨する根拠がなく，通常のSSIに対する考え方で行っている．CDC（center of disease control and prevention）で推奨されているのはcefoxitin 1～2g IV or ampicillin-sulbactam 3g IVを術前1時間以内に使用するとなっているが，cefoxitinは本邦での発売が終了しており，同系統で代用するならcefmetazoleとなる．

　穿孔性に対しては腹膜炎に対する治療を開始する意味で，手術時間を待たずに診断がつきしだい抗菌薬治療を開始する．この際，SSIに対する予防は通常どおり行うので，あらかじめ抗菌薬が開始されていても，執刀前1時間以内にはもう一度使用する．推奨薬剤は統一した記載に乏しいため一般的な"ガイドライン"に推奨されているものに準じて行うことになる．虫垂切除された場合や，有効な膿瘍ドレナージが行われた場合には抗菌薬の選択が治療のメインではないのでいたずらにブロードなものをチョイスする必要はないと思われる．

7 標本の評価

　はじめての（？）虫垂切除を終えてホッとしてはいけない．必ず摘出標本を開いて評価をしよう．切開は消化管の常で間膜対側を開く．炎症の程度から以下4区分をしている．

- カタル性（Catarrhal）：粘膜の浮腫性肥厚を認めるもの
- 化膿性＊（Suppurative）：内腔に膿汁を認めるもの
- 壊疽性（Gangrenous）：壁に全層壊死の部分があるもの
- 穿孔性（Perforated）：穿孔を認めるもの

　評価項目は3つ．まずは本当にアッペだったか？　虫垂炎は内腔粘膜面の炎症から始まるので，漿膜側に充血などの炎症所見があっても粘膜面が正常ならば虫垂炎ではない．次に程度．治療的には細分化する意義は必ずしもなく，壊疽性は原則的に穿孔性に準ずることにして，非穿孔性か穿孔性かで区分すればよい．最後に内腔を塞ぐ理由は多くがリンパ組織か糞石であるなか，100～200に1例虫垂癌（腺癌）が原因のことがある．マクロではわからないことも多く，病理結果もこの点を忘れずにフォローしなくてはならない．

＊本邦でカタル性以上壊疽性未満を「phlegmonous（蜂窩織性）」と称することが多いが，本来 phlegmonous というと「虫垂の周囲全体が蜂窩織性」という意味になり，多くは穿孔性虫垂炎で時間が経ったものを指す．

8 周術期管理

　健康で非穿孔性の場合には特別な周術期管理を要さないことがほとんどである．麻酔から覚めて吐き気などの症状がなければ早期の経口摂食が可能であり，多くのケースで翌日退院可能となる．
　穿孔性の場合の管理はその程度によって異なる．腹膜炎に対する治療として5～7日程度の抗菌薬治療を行うことが多い．

9 合併症とその対策

　代表的な合併症は2つ．
　創感染：発生率は1～5％程度である．穿孔例では～30％との報告もある．腹腔鏡手術が主流となってきた昨今では創感染は少なくなっている[18]．開腹手術で行った場合には手術後数日経過してから発赤・腫脹・排液などを認める．

創感染の治療は，抜糸して創を解放創として処置すれば二次治癒する．治療のメインはドレナージであるので，抗菌薬は周囲の炎症が強い場合/筋膜もしくは筋層に波及しているような場合を除けば通常必要としない．

腹腔内膿瘍：穿孔例では〜10％程度に認める．典型例では術後も微熱がだらだらとつづいており，7〜10日後くらいに高熱のため精査すると見つかるというパターンとなる．できる場所は主に2カ所であり，1つはアッペがあった場所（多くは右腸骨窩）で2つ目は骨盤腔である（図8）．症状は発熱以外にあまり強い症状を呈さない．骨盤膿瘍の場合は下痢（量は多くないが頻度が多い）が続く，粘液便（ご本人が「透明なのが出てくる」という）があることが多い．直腸診をすると，12時方向に強い圧痛を伴う壁外性の硬結を触れる．

治療は経皮的あるいは経直腸的ドレナージが第1選択で，通常手術を必要としない．この場合の抗菌薬使用期間については定まりがなく，穿孔性に準じて使用している．

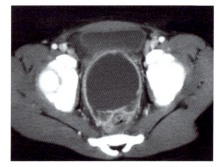

図8 ■ 穿孔性虫垂炎後の骨盤膿瘍
周囲に造影効果を認める液貯留（＝膿瘍腔）を認める．位置は直腸に接しているのでこのようなケースならば経直腸的ドレナージが可能．

10 治療後の問題

これは主に2つ，1つ目は膿瘍形成性もしくは蜂窩織性に対して，手術をしないで（すなわち虫垂切除をせずに）いったん治癒した場合．かつては，炎症が消退する6週間以降（実際はもう少し間を置いた方がやりやすいように感じる……）にあらためて虫垂切除術（＝ interval appendectomy）を行うとされていたが，最近はこれに否定的な意見が多い．先に提示したSabistonのアルゴリズム（図7）でも"考慮"にとどまっていて"必須"ではない．その理由としては先にもあげたとおり，膿瘍形成性や蜂窩織性が非手術的に治癒した場合のその後の長期再発率が10％かそれ以下にとどまるため，そもそもの虫垂炎の生涯発症率（7％程度）とあまり変わらなくなってしまっていることにある．つまり interval appendectomy を行う意義は，虫垂炎を発症していない人に予防的に虫垂を切除することと同じようなもの（？）となってしまっている．

本邦では非穿孔性虫垂炎を非手術的に（つまり抗菌薬治療で）治癒した場合に，その後予定して虫垂切除を行うことをもって interval appendectomy と称していることがあるが，これはあくまで予防的虫垂切除というべきで本来の用語からは異なる使い方といえる．実現可能な方法ではあるものの，そうした方がよいという強い推奨があるわけではない．

　手術をしないもう1つの問題は虫垂炎の発症が虫垂根部にできた腫瘍である場合．虫垂切除の1％程度に腫瘍が見つかることがあるとされている[19]．筆者の印象としても100～200回アッペ手術すると腫瘍が混じっているのでだいたい同じだ．切除後の病理標本ではじめてそうと認識されることがほとんどなので，腫瘍の種類とステージに応じてあらためて治療方針を立てるしかないであろう．虫垂切除を多く手掛けている施設ならば必ず遭遇する問題なので，とくに成人の場合に病理を毎回自分で確認する作業は怠ってはならない．

9 特殊な虫垂炎（Atypical or Complicated types）

1 穿孔性虫垂炎（Perforated appendicitis ＝ Complicated appendicitis）

　穿孔性虫垂炎は様々な症状と経過をたどるのでときに診断が難しい．腹痛の鑑別に必ず虫垂炎を入れること．発熱の鑑別に必ず虫垂炎を入れること．イレウス？　などという前に必ず虫垂炎を考えること，である．

　穿孔性にも様々な様相と程度があり，おおまかに分けると4通りのパターンが考えられる．

①汎発性腹膜炎（Generalized panperitonitis）

　数日の経過後穿孔した場合，穿孔する直前に最大の痛みがくる．穿孔直後はむしろ痛みが軽減し，代わりに高熱が出てくる．自発痛より腹部所見が著しくなる．緊急手術の適応．

②限局性膿瘍（Localized abscess ＝ Localized peritonitis）

　発症して5日から1～2週間を経ている．穿孔しているが，周囲臓器に囲まれている（walled off）ため，あるいは虫垂がそもそも後腹膜腔に存在しているときは穿孔しても周囲に波及せず膿瘍形成することがある．病変部が深部にある，もしくはシールされているため圧痛がわかりにくく，高熱が主訴であることも多い．基本的に虫垂切除術の適応外．可能なら経皮的膿瘍ドレナージ，手術を行う場合も膿瘍ドレナージのみにとどめておいた方が不要な臓器損傷を回避できる．

③**蜂窩織性（Phlegmonous appendicitis）**

限局性膿瘍に似たパターンであるが膿瘍形成はせず虫垂周囲が炎症性肥厚し一塊となっている．多くの場合すでに穿孔しており画像的には虫垂がはっきりしないが，といって他の疾患も考えにくい……といったケースが典型的．
　ドレナージが不要なだけで病態としては限局性膿瘍と同じ．

④**致死性敗血症性（Catastrophic septic appendicitis）**

正式にはこんな用語はない，筆者の造語である．しかし，ここに分類せねばならない病状の虫垂炎が確かに存在する．穿孔性虫垂炎がさらに重症化したパターンで発症から1～2週間の経過を経ている．高熱や意識障害，呼吸障害，代謝性アシドーシスといった敗血症の病態がメインとなり，術前診断されることは稀である．腹膜炎として開腹したらお腹中膿だらけで，なんだろう？　と探ってゆくと穿孔した虫垂があった!!　というのがお決まりのパターン．

2 盲腸後虫垂炎（Retrocecal appendicitis）

これもこういう正式名称がある訳でなく，慣習的に外科医が使用している用語の1つ．基本的にはただの虫垂炎．虫垂の位置が盲腸の後を回り込んで後腹膜にあると典型例とはやや異なった病状を呈する．全体的に症状は軽めにしか出現せず経過が長くなる傾向にある．虫垂の前に盲腸が存在するので圧痛が軽く，腹腔内に存在しないので反跳痛も出にくい特徴がある．手術も難しくなることが多い．穿孔した場合後腹膜膿瘍となる[20]．

　画像的に（CTなどで）虫垂が盲腸の背側にあるからといって必ずしもretrocecalとは限らない．可動性のある盲腸が単に虫垂の上にのっかっていて画像上そう見えるだけのこともあり，こうした場合は身体所見でしっかり反跳痛もあるし（腹腔内なので），手術でもツルンとアッペが出てくる．

3 慢性虫垂炎（Chronic appendicitis）

手術されないままに何度か虫垂炎を罹患したと思われる病歴があり，今までは自然治癒か抗菌薬にて治癒したと考えられるケースがある（Sabistonでは「Chronic or Recurrent Appendicitis」という項目となっている）．急性のケースに比べて重症感が乏しく身体所見も比較的軽度の割に（画像的では）華々しく腫大した虫垂炎となる．

　基本的な治療方針は変わらないが，周囲や虫垂間膜がすでに線維化していて手術は難渋することが多い．

4 統合失調症の虫垂炎

痛みを訴えられないのか？ 痛みに対する閾値が異なるのか，病歴が長く，穿孔してから来院するケースが多い．身体所見はあるのだが，本人が自発痛として訴えないので主訴は「発熱」となることも多い．統合失調症（とくに病歴が長い患者さん）を合併している方の発熱精査では必ず「急性虫垂炎」を鑑別にあげよう．穿孔例が多いとされている[21]．

5 妊婦の虫垂炎

妊娠 1,500 に 1 例ほどの割合で発症するといわれている．妊娠期以外より実は発生率が低い．妊娠合併の虫垂炎はときに診断が難しい．重症化した際には胎児のみならず母親の命まで脅かされることがあり慎重な判断が必要である．とはいえ，一般的な急性虫垂炎と判断の基準も治療方針も何も変わらない．ただし，必ず産科医とともに診療にあたることと，虫垂炎であると疑っているならば（画像的確定が得られなくても……）積極的に手術をする方針を考慮すべきである．その理由は，穿孔すると胎児死亡の確率が格段に上昇する（非穿孔/穿孔＝ 1.5/36％）からとされている．24 時間以内に手術が決定できなかった場合に穿孔率が高いといわれている．一方，手術そのものも流産の危険であることも間違いない．画像検査は超音波で診断がつかなければ MRI，CT を考慮する．

妊婦のアッペで緊張するのはわかるが，いたずらなまでに怖がるのもどうか？ もともと妊婦だからといって特殊な診断法は何もないのだ．病歴と身体所見で診断できないのも，超音波での描画がおぼつかないのも，普段から不必要に CT に頼っているからではないか？ 不要な検査を極力控える，臨床症状を優先して手術を決定するなど，診療の基本が問われるのが妊婦のアッペと心しよう．

6 虫垂憩室炎 (Appendiceal diverticulitis)

虫垂にも憩室ができることがあり，憩室炎を起こし得る．治療的には虫垂炎として扱う．症状の特徴としては，病歴が大腸憩室炎に似て食思不振を呈さず，消化器症状が乏しい．穿孔することが多く，切除標本では虫垂が腫れているわりに粘膜面の変化が乏しく炎症の首座が虫垂間膜内にある．Rare case として報告されている[22] のを見かけるが，まったくもって稀ではないと思う．年に

7 断端虫垂炎 (Stump appendicitis)

　以前虫垂炎の手術をしているからといって2度と虫垂炎にならないとは限らない．虫垂の根部を残して切除*してしまった場合には断端虫垂炎 (stump appendicitis) が起こり得る[23]．腹腔鏡下虫垂切除の初期のころは断端の不適切な処理（長く残してしまった）ことに起因する断端虫垂炎の報告が散見された．

　*意図して行うことはない．穿孔などで炎症が強くて虫垂のオリエンテーションがつかずに，根部と思って結紮したら実は違った……といったケースであろう．

8 虫垂粘液腫 (Appendiceal mucocele)

　拡張した虫垂内腔に粘液が充満した状態を意味する．単一の疾患ではなく，病理的には4つに区分される．

- 単純嚢胞（Retention cyst）
- 粘膜過形成（Mucosal hyperplasia）
- 粘液腺腫（Mucinous cystadenoma）
- 粘液腺癌（Mucinous cystadenocarcinoma）

　Mucinous cystadenocarcinoma は pseudomyxoma peritonei（腹膜偽粘液腫＝腹膜播種）を引き起こし易いことで有名である．4者は画像的には区別できないため appendiceal mucocele は発見されれば手術を行う．痛みを伴う場合があり急性虫垂炎として術前診断されることがある．

　虫垂切除されるうちの0.25％の頻度といわれている．

■参考文献

1) Addiss DG, Shaffer N, Fowler BS, et al. The epidemiology of appendicitis and appendectomy in the United States. Am J Epidemiol. 1990; 132: 910-25.
2) Silen W. Cope's early diagnosis of the acute abdomen, 22nd edition. Oxford: University Press; 2010.
3) Migraine S, Atri M, Bret PM, et al. Spontaneously resolving acute appendicitis: clinical and sonographic documentation. Radiology. 1997; 205: 55-8.

4) Cobben LP, de Van Otterloo AM, Puylaert JB. Spontaneously resolving appendicitis: frequency and natural history in 60 patients. Radiology. 2000; 215: 349-52.
5) Yang CY, Liu HY, Lin HL, et al. Left-side acute appendicitis: a pitfall in emergency department. J Emerg Med. 2012; 43: 980-2.
6) Kessler N, Cyteval C, Gallix B, et al. Appendicitis: evaluation of sensitivity, specificity, and predictive values of US, Doppler US, and laboratory findings. Radiology. 2004; 230: 472-8.
7) Kim SH, Choi YH, Kim WS, et al. Acute appendicitis in children: ultrasound and CT findings in negative appendectomy cases. Pediatri Radiol. 2014; 44: 1243-51.
8) Flum DR, McClure TD, Morris A, et al. Misdiagnosis of appendicitis and the use of diagnostic imaging. J Am Coll Surg. 2005; 201: 933-9.
9) Gaitini D, Beck-Razi N, Mor-Yosef D, et al. Diagnosing acute appendicitis in adults: accuracy of color Doppler sonography and MDCT compared with surgery and clinical follow-up. AJR Am J Roentgenol. 2008; 190: 1300-6.
10) Lowe LH, Penney MW, Stein SM, et al. Unenhanced limited CT of the abdomen in the diagnosis of appendicitis in children: comparison with sonography. AJR Am J Roentgenol. 2001; 176: 31-5.
11) Fefferman NR, Roche KJ, Pinkney LP, et al. Suspected appendicitis in children: focused CT technique for evaluation. Radiology. 2001; 220: 691-5.
12) Brenner DJ, Hall EJ. Computed tomography—an increasing source of radiation exposure. N Engl J Med. 2007; 357: 2277-84.
13) Bond GR, Tully SR, Chan LS, et al. Use of the MANTRELS score in childhood appendicitis: a prospective study of 187 children with abdominal pain. Ann Emerg Med. 1990; 19: 1014-8.
14) Eriksson S, Granström L. Randomized controlled trial of appendicectomy versus antibiotic therapy for acute appendicitis. Br J Surg. 1995; 82: 166-9.
15) Andersson RE, Petzold MG. Nonsurgical treatment of appendiceal abscess or phlegmon: a systematic review and meta-analysis. Ann Surg. 2007; 246: 741-8.
16) Bilik R, Burnweit C, Shandling B. Is abdominal cavity culture of any value in appendicitis? Am J Surg. 1998; 175: 267-70.
17) Alicia JM, Teresa CH, Michele LP, et al. Guideline for prevention of surgical site infection, 1999. Infect Control Hosp Epidemiol. 1999; 20: 247-78.
18) Fleming FJ, Kim MJ, Messing S, et al. Balancing the risk of postoperative surgical infections: a multivariate analysis of factors associated with laparoscopic appendectomy form the NSQIP database. Ann Surg. 2010;

252: 895-900.
19) Teixeira FJR Jr, Couto N SOD, Akaishi EH, et al. Acute appendicitis, inflammatory appendiceal mass and the risk of a hidden malignant tumor: a systematic review of the literature. World J Emerg Surg. 2017; 12: 12.
20) Ofrim OI, Legrand MJ. Retroperitoneal abscess resulting from perforated retrocecal appendicitis: a case report. Acta Chir Belg. 2013; 113: 149-51.
21) Nishihira Y, McGill RL, Kinjo M. Perforated appendicitis in patients with schizophrenia: a retrospective cohort study. BMJ Open. 2017; 7: e017150.
22) Altieri ML, Piozzi GN, Salvatori P, et al. Appendiceal diverticulitis, a rare relevant pathology: presentation of a case report and review of the literature. Int J Surg Case Rep. 2017; 33: 31-4.
23) Liang MK, lo HG, Marks JL. Sump appendicitis: a comprehensive review of literature. Am Surg. 2006; 72: 162-6.

― 第2章 熟知すべき代表的な外科疾患 ―

2 小腸閉塞

Small Bowel Obstruction: SBO

1 はじめに (Introduction)

1 小腸閉塞の定義

　本書では「イレウス」という語を「腸閉塞」の意味では使用していない．機械的閉塞のあるものもないものも包括して「イレウス」と定義している本邦の分類法（？）は国際標準と異なる．「イレウス」については，
　Washington Manual 32th を引用すると
　「Acute intestinal pseudo-obstruction（ileus）」と題されておりその定義は
　Acute intestinal pseudo-obstruction or ileus consists of obstructive symptoms*
and intestinal dilatation on imaging studies without mechanical explanation.
　*nausea, vomiting, lack of bowel movements など
とあるので「腸に閉塞がない（腸閉塞ではない）」ことがイレウスの条件となっている．本書ではこれに習い「ここが詰まっています」と閉塞している箇所を指摘できる病態を
　腸閉塞＝ intestinal obstruction ＝ obstruction
とよび，明らかな閉塞部位がなく小腸がびまん性に拡張している状態は
　イレウス＝麻痺性イレウス： paralytic ileus ＝ a dynamic ileus ＝ ileus
とよぶことにする．イレウスはあくまで状態を表す用語（＝ condition：発熱とか腹水貯留とか……と同じ）であって診断名（＝ diagnosis）ではない．
　大腸閉塞は小腸閉塞とはまったく別の病態であり，アプローチ法も治療法も異なるので別項で扱うことにする．

2 小腸閉塞の分類 (Classification of SBO)

　腸閉塞にはいろいろな形態や病態がからむためか？　捻転，絞扼などの個別の名称はあるが，ここではそれらを個別に扱うのではなく．「成因（etiology）」

と「形態 (morphology)」という 2 つのキーワードで分類してゆくことにする.

①成因 (Etiology)

a) 内因性 (Intrinsic lesion)
腸管壁そのものに病態があって閉塞しているタイプ

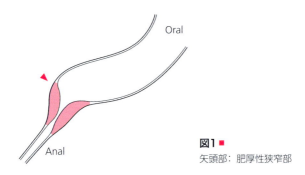

図1
矢頭部: 肥厚性狭窄部

その原因としては, 腫瘍・炎症性肥厚・(小児の) 先天閉鎖　など

b) 外因性 (Extrinsic lesion)
腸管自体は病的でないが, 腸管壁外の状況によって閉塞するタイプ

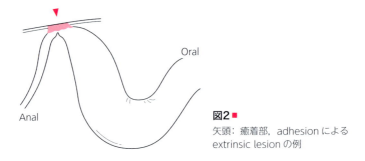

図2
矢頭: 癒着部, adhesion による extrinsic lesion の例

　代表例は　癒着 (adhesion) で, SBO の原因として最も多い. その他はバンドによる絞扼*(strangulation)・内ヘルニア・腸重積 (intussusception)・捻転 (volvulus) などがある.

c）管腔内異物（Intraluminal bodies）
閉塞の原因は腸管内腔の"物質"である

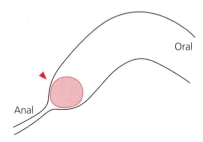

図3
矢頭：閉塞部と内腔の異物

詰まる"物"としては
未消化の食餌（food impaction）・胆石・胃石・誤嚥した異物　など
成因はこの3つに分類されるが複合的な要素もある．多くの癒着性腸閉塞は，内腔に未消化の食物残渣が詰まっていることが多いので分類としては外因性（intrinsic）だが，管腔内（intraluminal body）の要素もある．成人の腸重積は先進部としての腫瘍を有することがある．

*バンド閉塞について（図4）
　バンドは大網やその他紐状となった組織の尖端がどこかに癒着して小孔を形成し，これに小腸ループが入り込むことにより閉塞する（band obstruction）．小孔のサイズは大きすぎても小さすぎても起こらず，指2本入るくらいの穴が危険な大きさとなる．バンドによる閉塞は必ず closed loop obstruction となり，バンドによって1カ所だけが閉塞することはない．小孔の構成物がヘルニア（腹壁など）などと違って軟部組織であるため締め付けが緩い場合も多い．このため腸管は締め付けられても腸間膜（すなわち血管）は締め付けられていないという中途半端な状態「closed loop obstruction without strangulation」も存在する．

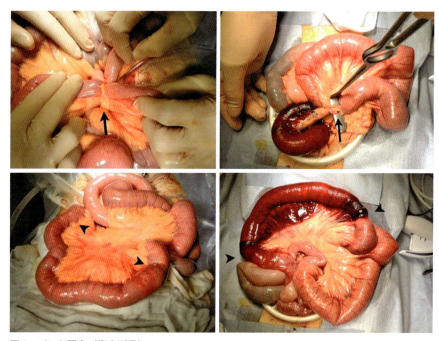

図4 ■ バンド閉塞（術中所見）
左上下はバンドによって closed loop にはなったが虚血に至っていない例．右上下はバンドによって絞扼された（虚血となった）例．上段の矢印にバンド（どちらも大網がバンドを形成している）と，下段に closed loop となった範囲（矢頭）を示す．右下では壁内と腸間膜内に出血を伴っているため範囲が demarcation されておりはっきりする．よく「壁が黒色調」であるとして腸切除されていることがあるが，絞扼の際はうっ血から壁内出血をきたすので通常黒色調に見える．見極めの点としては壁を触診して菲薄化していない（壊死すると粘膜が脱落して薄くなる）かどうか？ と蠕動がしっかりあるかどうか？（生きていれば刺激をあたえると蠕動する）で決めている．ただし，小腸は少々切ってもハンディキャップにならないのでギリギリを狙う必要はない．ちなみにこの例は温存可能であった．

②形態（Morphology）

成因の次は形態．何が原因で閉塞しているかはさておき，（全体的な形として）どのように閉塞しているか？ を表現したもの．

これは以下の2つに分ける．

a) Single obstruction*

閉塞箇所が1カ所である場合．口側内容はドレナージ可能．

2. 小腸閉塞

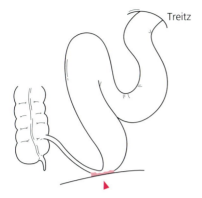

図5 ■
Extrinsic lesion（adhesion）による single obstruction の例．閉塞は矢頭の 1 カ所

b）Closed loop obstruction**

（内腔から見れば）閉塞箇所が 2 カ所以上ある場合．ドレナージ不能の部分（= closed loop）が存在する．

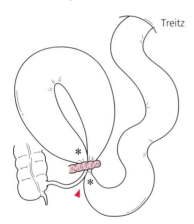

図6 ■
矢頭部：バンドによる閉塞
閉塞部位は 1 カ所にも思えるが，内腔から見れば 2 カ所（＊部）あることに注意！
Extrinsic lesion（band）による closed loop obstruction の例

この 2 つの概念（成因と形態）で，あらゆる腸閉塞のパターンを説明することができる．

*, ** Single obstruction という言い方は一般的でない．
　よく使われるのは simple obstruction という表記である．しかしこれでは「何をもって」"simple" であるのかがすっきりしないのでよりわかりよい single とした．
　ならば single に対して "multiple" とせずに closed loop としているのは single obstruction が新規の語彙であるのに対し closed loop は既存概念であり，実際に現場では画像を舐め回して closed loop を探すのであるから，この impression の

02: Small Bowel Obstruction: SBO

ある語はそのままとした．意味としては closed loop = multiple obstruction である．

<例1> 小腸捻転

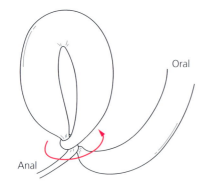

図7
分類としては extrinsic lesion（volvulus）
による closed loop obstruction

<例2> 小腸重積

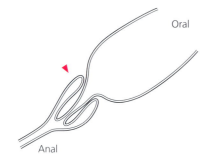

図8
Extrinsic lesion（intussusception）
による single obstruction

<例3> 2カ所の癒着

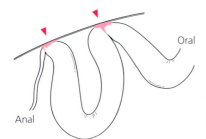

図9
矢頭：癒着部
2カ所の extrinsic lesion（adhesion）
による closed loop obstruction

＜例4＞ Afferent loop syndrome

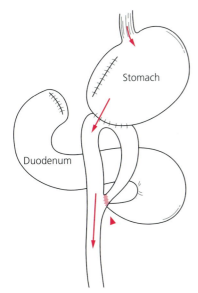

図10 ■
矢頭：afferent loop のブラウン吻合部が癒着により閉塞している。
1カ所の盲端（end loop）と1カ所の extrinsic lesion（adhesion）による closed loop obstruction.
この例では矢印が示すごとく「食物が通過する」の意味での alimentary tract に閉塞はないのだが，盲端を1カ所目の閉塞とする癒着部が2カ所目の閉鎖であるのでこの間はドレナージ不能となる．

③ 小腸閉塞へのアプローチ (Approach to SBO)

以上が理解できたならば，次は小腸閉塞へのアプローチの原則についての話，キーワードは「closed loop」．

「形態」morphology → 「成因」etiology
の順に考えてゆく．

①Closed loop obstruction の場合

Closed loop は内因性では起こらず，外因性（extrinsic lesion）の際にのみ発生する．形態が closed loop ならば，ドレナージ不能部位があるので成因（etiology）にかかわらず原則手術適応と考えてよい．さらに，絞扼（strangulation）ならば緊急手術なので絞扼か否かを判断しなくてはならない．緊急手術かどうかの最終判断は症状と所見から決めるべきで，画像はあくまで参考という位置づけとなる．腸閉塞を診る心構えとして有名な "Never let the sunset or sunrise!"（日暮れまで待つな！ 朝まで待つな！）はまさに strangulation のことをいっている．疑ったならばタイミングを逸することなく手術せねば助かる腸管（助かる命）も助からない．

ここでは形態の話をしているので，形態からの推測について説明する．Strangulation が成立するためにはバンドや内ヘルニアの門が必要となるが，バンドや内ヘルニア自体を画像で確認するのはなかなか難しい．そこで，それらを疑う副所見*を探すことになる．どうするかというと，closed loop と思った腸管についてその連続性を追ってゆく．どこかで口径差がある部位にたどりつくので，今度は反対側に連続性を追ってゆく．すると，closed loop のもう一方の口径差にたどり着く．こうして見つけた 2 つの口径差のある部位が互いに近い場所にあれば，バンドや内ヘルニアを疑い，明らかに離れた位置にあれば癒着など他の原因を考える．

> *腸閉塞の形態ではなく，実際の CT 読影で注意する副所見としては，絞扼（を疑った）腸管の浮腫と造影効果低下・腸間膜浮腫（脂肪織濃度上昇）・腹水の存在などがあげられる．造影効果については，消失していれば絞扼は明らかだが，造影されていることをもって絞扼でない（＝虚血でない）とはいえない．

②Single obstruction の場合

- 閉塞部位の腸管壁が肥厚している　→　内因性（intrinsic lesion）
- 閉塞部位の腸管壁が肥厚していない　→　外因性（extrinsic lesion）
- 閉塞部位のすぐ口側内腔に"物*"がある　→　異物（intraluminal bodies）

のように考えればよい．

> *"物"はかならずしも異常な"物"とは限らず，海藻やキノコなどの消化の悪いものが詰まる（food impaction）こともある．

a）内因性（Intrinsic lesion）

炎症のように待てば消退する病変ならば待てばよいが，腫瘍性，あるいは（繰り返す炎症などで）不可逆的な狭窄をきたしているときには手術が必要となる．

b）外因性（Extrinsic lesion）

腸重積（intussuseption）ならば緊急手術．癒着（adhesion）ならば保存治療可能，他臓器による圧迫ならばその原因検索，といったところ．

c）異物（Intraluminal bodies）

食餌性ならば，待てば通過する可能性もあるが，待っても消化しないもの（大きなキノコ？）や胆石，あるいはそれこそ異物（麻薬の入ったビニール？など）では手術が必要となるだろう．

③不完全閉塞について（Partial obstruction）

　一定範囲に通過障害をきたす病変が存在すると，物理的に完全に閉塞していなくても流入量（in flow）に対して流出量（out flow）の方が少ない状況が発生することがある．これを（complete に対して）partial obstruction とよんでいる．Partial obstruction が発生するためには「ある程度の長さを有する狭い部分（＝通過に時間がかかる）」の存在が必要で，代表的な病態としては

- 放射線性腸炎（一定範囲の腸管が慢性炎症で固くなっている）
- 腹膜播種（複数の狭窄部位）＝ malignant obstruction

で，保存治療によく反応することが知られている．

　同様のことが「closed loop obstruction」の場合にも起こり，1つ1つの閉塞部位は完全に閉じてなくとも，それぞれの通過に時間を要する場合に「流入量＞流出量」となり閉塞症状が出現する．

- 緩いバンド閉塞
- 複数の癒着

などで partial obstruction を呈する．

　SBO の代表である癒着による sigle obstruction では partial obstruction にはならないので，上記4パターン以外で「partial obstruction」という語を使うのはやめた方がいいだろう．

- 成因（intrinsic / extrinsic / intraluminal bodies）
- 形態（single / closed loop）

という2つのキーワードに加えて

- 完全，不完全（complete / partial）

という3つの概念を正しく理解すれば，あらゆる腸閉塞にアプローチ可能となるので，これを基礎知識として各論に臨もう．

　以上の分類をもとに，腸閉塞の概念を図にしてみると図11のとおりとなる．

第2章 熟知すべき代表的な外科疾患

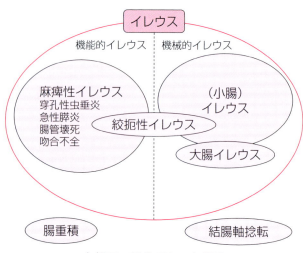

本邦で一般的であった概念

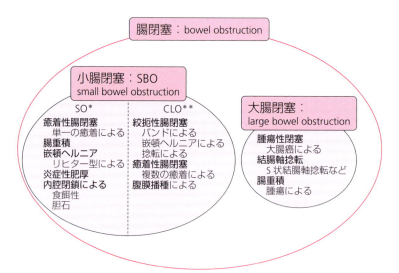

国際的な概念に基づく腸閉塞の体系

* SO: Single obstruction 閉塞が1カ所のもの
**CLO: Closed loop obstruction 閉塞（狭窄）が複数カ所のもの

図11 ■腸閉塞の概念図

従来の本邦のいうところのイレウスでは，腸閉塞を含む様々な病態が含まれている．小腸か大腸かは区別されていなかったり，絞扼性イレウスは機械・機能を超えた独立概念となっていたりする．逆にイレウスという語彙を含まない腸重積や結腸軸捻転は別概念と認識されている（図 11 上）．一方で，国際標準的な考えに基づくと機械的な閉塞のあるものはすべて腸閉塞として分類される（図 11 下）．

腸閉塞を初診でみて診察している間，常に頭のなかにおいておかなくてはならないことが 2 つある．
① それは本当に腸閉塞なのか？（画像で）腸管拡張しているだけで他の疾患が隠れているのではないか（イレウスという状態に"腸閉塞"という言葉をあてはめているだけではないか）？
② 腸閉塞だとしたら，減圧治療だけでよいのかそれともいま手術しなくてはならないのか（要するに絞扼：strangulation なのか）？

この 2 つが解消されないままに，入院手続きだけが先行したり他者に引き継ぎが行われたりするケースにあとから絞扼とわかった hospital delay 症例が多い気がする．注意しよう．

2 小腸閉塞の病歴（History）

全腸閉塞の 2/3 が癒着性腸閉塞である[1]ので，典型的な術後の癒着性腸閉塞の病歴と身体所見および画像所見について理解しよう．腸閉塞らしい症例で典型例に合わないときは常に「何かおかしい，絞扼（strangulation）ではないか？」と思う姿勢が，hospital delay の減少につながる．

ということで術後の癒着性腸閉塞（single adhesion）を中心に記載する．

典型的な腸閉塞の病歴とは

- 開腹手術の既往
- Fiber rich diet（コンブをいっぱい食べたとか？）
- Gradually onset intermittent pain（数分～数十分間隔）
- 嘔吐（吐物は食物残渣ではなく胆汁を含む腸液）
- 排便排ガスの消失

腸閉塞を繰り返している患者さんの場合は以前の症状との差異を聞くとよいだろう．

この病歴に合わないものは別なタイプの腸閉塞かあるいは他の疾患である可

能性を考える．
　開腹の既往はありさえすればよいというものではない．胆嚢摘出術の右肋骨弓下切開では切開部に癒着するのは主に大腸なので小腸腸閉塞になり難い．また腹腔鏡下の手術のように切開が小さい場合も癒着による腸閉塞を起こしにくい．虫垂切除術の傷は大きくないが SBO の原因としては最多である（下腹部にある・手術数が多い・炎症の影響などが考えられる）．
　前日〜2, 3 日前に食物繊維が多い食事をしたかどうかを聴取する（昆布，ワカメ，コンニャクなど）．
　間欠痛は通常明らかであり，腸閉塞部位が遠位であればあるほど間隔が長くなる．

- 近位空腸：4〜5 分
- 遠位回腸：十数分〜

　嘔吐の性状と同様に減圧チューブの性状のチェックも重要である．NG チューブを入れてもほとんど排液がない場合や透明な胃液と食物残渣のみの場合も典型的な腸閉塞とはいい難い．典型的な小腸腸閉塞ならば胆汁のまじった茶〜黄色の水様排液となる．明らかに腸閉塞と思われる場合で NG チューブの排液が胃液もしくは緑色のうすい胆汁のみの場合には閉塞部位が近位であるか closed loop の可能性がある．
　手術の既往はないけれど腸閉塞を疑ったときは要注意．術後の癒着が関与していないならばその他の原因を考えねばならない．ヘルニアはとくに重要で全腸閉塞の約 10％[2] と珍しくない．外ヘルニアが存在せず症状を繰り返すような場合は内ヘルニアも鑑別に入れねばならないし，腹部に外傷（とくに交通事故：腸間膜が損傷した場合に血流が減少し数カ月を経て腸管が萎縮，狭窄することがある[3]）の既往がないかも聴取しなくてはならない．バンドによる strangulation は手術の既往がなくても起こり得る．

3 小腸閉塞の身体所見（Physical findings）

　典型的な所見としては，腹部は膨満し腸雑音は亢進している．ただし，初診の患者さんの腹部が膨満しているかどうかを判断するのは必ずしも容易でない．一見して腹部が膨満している場合は小腸ではなく大腸の拡張に起因することが多い．聴診についても，いわゆる"metallic sound"という語が絞扼（strangulation）の所見として有名だが，このように所見と疾患を直結するようなやり

方はいただけない．所見から推測される病態，病態から推測される疾患というように順序だてて考える習慣をつけた方がよい．聴診で張りのある高い音が聞こえたとき，小腸を弦楽器に例えてみると，弦の長さ（閉塞腸管の長さ）は短く，弦の張り（腸管内圧）はきつい（圧が高い）と推測される．閉塞部が短く内圧が高い病態を推測するのに，絞扼された closed loop となっていれば矛盾なく説明できる．

　圧痛は拡張した腸管上にあるので閉塞部位が遠位で拡張した腸管が長い場合には圧痛範囲が広くなる．閉塞部位が近位であれば拡張腸管は短く圧痛は限局した範囲となる．Closed loop を形成している場合にはこの loop に一致して強い圧痛を認め，さらに絞扼となって虚血があればこの部分だけ体表から触って冷たく感じる．

　癒着性の腸閉塞で腸管が拡張しているだけのときは，腹膜刺激症状は出現しない．したがって腸閉塞と思われる症例で反跳痛や筋性防御などの所見があるときは癒着性腸閉塞と考えない方がよい．この場合想定すべき状態は2つ．1つ目は，そもそもの診断が腸閉塞ではなく腹膜炎となり得る他の疾患である場合．2つ目は絞扼性腸閉塞（strangulation）の場合．

　腹膜刺激症状＝腹膜炎の存在ではなく，腸管に病変があり，これが漿膜にまで達していれば腹膜刺激症状が生じる（非穿孔性虫垂炎と一緒）．内圧が上がっただけでは腹膜刺激症状は出ないが，虚血があって壁全層が病変部となれば腹膜刺激症状が出現する．

　最後に，身体所見で忘れてならないのがヘルニアのチェック．内ヘルニアは身体所見ではわからないが，外ヘルニアは触診可能であるのでこのチェックを怠ってはならない（嵌頓ヘルニア参照）．とくに高齢女性で手術既往のないときは重要であるので，腸閉塞と診断して満足していたらあとで大腿ヘルニアが見つかった……とならないようにしよう．

4 小腸閉塞の初期診断と鑑別疾患 (Early & Differential diagnosis)

　手術の既往に加え，間欠的腹痛と嘔吐および排便排ガスの消失をもって小腸閉塞を疑い，身体所見上，腸雑音が亢進していればほぼ間違いないであろう．問題は……

　①手術の既往がない
　②嘔吐がないか少量
　③排便排ガスがある

④腸雑音が亢進していない

ときである．無論上記 4 つの典型的所見が 1 つもなければそもそも腸閉塞を疑わないわけだが，どれか 1 つ足りない場合には腸閉塞か否か悩むことになる．とくに麻痺性イレウスの状態でも腹痛・嘔吐・排便排ガスの消失があるので，

小腸閉塞（SBO）なのか？　イレウス（ileus）なのか？
を明確にすることが診断のための第 1 歩となる．

- **手術の既往があるか？**

　手術の既往がなくても腸閉塞は十分起こり得るので，手術歴がないことが腸閉塞の否定にはまったくならないが，これ以外にも腸閉塞に否定的な所見があるならば可能性は低くなるであろう．

- **嘔吐および排便排ガスの消失があるか？**

　明らかに排便排ガスがあれば SBO は否定的．腸閉塞の嘔吐は胆汁を含む腸液なので，吐物は「大量の液体」となる．食物残渣のみや嘔気のわりに内容が少ない場合は single obstruction の可能性は低く，あるとすれば closed loop を考えることになる．

- **腸雑音は亢進しているか？**

　腸閉塞ならば通常亢進しているが，腸蠕動には周期があるので蠕動が低下したタイミングで聴診した場合には「腸雑音の低下」ととらえてしまうこともあるかもしれない……が，消失することはないであろう．したがって腸閉塞と思ったのに聴診上腸雑音の低下を認めた場合には次に強い腹痛がきた際にもう一度聴診するとよい．腸閉塞で強い痛みがあるときは腸蠕動も亢進しているのでこのときも腸雑音が低下していたら腸閉塞は否定的となる．腸雑音の亢進については，報告されている SBO に対する感度が 30〜40％ と低く，有用でないとする意見もある[4]．これについては，亢進していないからといって否定はできない……というところまでは賛成だが，だからしなくてよい……という結論には賛成できないのは第 1 章の反跳痛で述べたとおり．

- **局所症状はあるか？**

　イレウスならばその原因となる他の疾患がある．腸閉塞の痛みは通常びまん性，腹部全般性であるので，上腹部だけ右下腹部だけというように痛みの部位が狭い範囲に限局される場合には腸閉塞でない可能性を示唆する．

第 1 歩とはいったものの，病歴と身体所見だけから腸閉塞とイレウスを区別するのはときに容易ではない．そこで，

- 両者を区別することを意識していること
- イレウスだとすれば原疾患として何を想定するか

の 2 点を明確にしているならば結論は画像検査に先送りしてもよいだろう．「イレウスと思ったので CT 撮った」というのだけは避けたい……．
イレウスを起こし得る病態とは腹膜炎を起こし得る病態なので

- 穿孔性虫垂炎
- 消化管穿孔
- 腸管壊死（虚血の段階ではイレウスとならないことに注意）
- 急性膵炎
- （劇症型）大腸炎

などがある．

5 小腸閉塞の検査 (Examinations)

1 血液検査

　小腸閉塞の診断に有用な血液検査はない．したがって，検査は脱水の程度やこれに伴う電解質異常の有無，または鑑別疾患がある場合の精査（急性膵炎：血清膵酵素の上昇）などが目的となる．小腸閉塞そのものには役立たないものの，広範腸管虚血の際には乳酸値は感度 90％，特異度 87％で有用との意見もある[5]．ただし虚血範囲が狭い場合や絞扼早期には上昇していない可能性もあるため，正常値をもって絞扼を否定することはできない．

2 単純 X 線

　救急室で腹部 X 線を見る機会が減っている．しかし後述の CT にはまったく及ばないものの一定の感度，特異度（それぞれ 59〜83％，67〜83％[6]）を有しているので無用の長物という訳ではない．ただし見方には注意が必要で，"立位像で「ニボー」が見えたら腸閉塞"というステレオタイプの反応はいただけない．ニボー（鏡面形成像）は腸閉塞に特異的な所見ではない．Air fluid level が見えるのは，「拡張した腸管内に液体と気体があってなおかつ地球に重

力がある」ってことを示しているにすぎない．その先の腸管が閉塞しているかどうかはまた別の話である．もちろん，典型的な小腸閉塞がこのような所見を呈することは間違いないのだが「逆も真なり」ではない．

腸閉塞に特異的な所見は「口径差変化」である[7]．すなわち「ここまでは拡張しているがここから先は拡張していない」と示すことが腸閉塞を示唆する所見となる．閉塞している部位から肛門側へはガスも液体も通らず，腸管蠕動は阻害されていないので残ったガスはおよそ 12 時間以内に排泄されてしまう．

単純 X 線で小腸閉塞を示唆する所見とは「**小腸内にガスがあり拡張しているが大腸ガスは見えない**」ことである．多くは single obstruction を意味する（図 12）．ただし，closed loop ではこの原則はあてはまらない（図 13）．Air fluid level については，イレウスの場合にもよく観察される所見である．腸閉塞との違いは鏡面形成のレベルが揃っているか階段状となっているかの違いといわれている（図 14）．前者がイレウスで後者が腸閉塞．同一ループの air fluid level に 5mm 以上の高さの差がある場合には小腸閉塞の可能性が高いとの意見がある[6]．

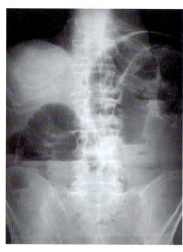 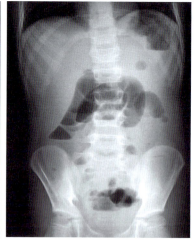

図 12 ■ 腸閉塞とイレウスの腹部 X 線
どちらも「air fluid level（ニボー）」があるが，左は癒着性腸閉塞．右はイレウスの症例で，原因疾患は穿孔性虫垂炎．両者の一番の違いは右の症例では骨盤腔に直腸ガスらしき像があることであり，これでは「口径差」があるとはいえない．直腸までガスがきているならば，その先で詰まるとすればトイレくらい？

2. 小腸閉塞

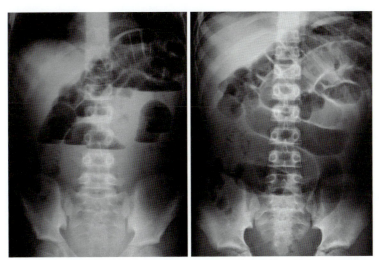

図13 ■ 絞扼性腸閉塞の例（腹部X線 左：立位，右：臥位）
左は立位，右は臥位．立位ではややわかり難いが，臥位と比べると上行から横行結腸にガスを認める．結腸の拡張は著明でない（＜ 5cm）ので大腸閉塞ではない．絞扼性腸閉塞で緊急手術となった症例．

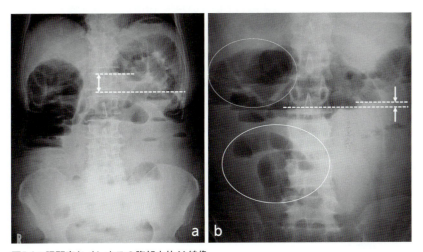

図14 ■ 腸閉塞とイレウスの腹部立位X線像
同様に air fluid level を認めているが，腸閉塞（a）では同一ループの air fluid level に高さの差があり，イレウス（b）では高さの差がない（点線および矢印）．また，イレウスでは拡張していない小腸ガス像（実線丸）や大腸ガス像（点線丸）も認める．

3 腹部 CT

存在自体についても，またその後の形態（single or closed）や成因（intrinsic, extrinsic, intraluminal）の評価ついても有用であるため，腸閉塞の診断のゴールドスタンダートとなっている．報告されている感度，特異度はそれぞれ79〜96％，87〜100％と高い[8]．撮影は造影 CT が必要で単純では感度が下がる[9]．

CT を眺めたところでわかるものではない，10分くらいの時間をかけて腸管を追って連続性を確かめる努力が必要だ．画面をスクロールしながら以下を見てゆく．

まずは形態について

- 閉塞部位（口径差を認める部位）はどこか？
- 閉塞部位は1カ所か？　複数か？
- 閉塞部位が複数の場合は互いに近い位置にあるのか（closed loop を示唆），離れているのか？

次に成因について

- 閉塞部位の腸管壁が肥厚していないか？（intrinsic を示唆）
- 腹壁ヘルニアはないか？

これらの際に参考とする所見として

- 閉塞の先進部には食物残渣の細かいエアを含む
- 腸閉塞ならば腸管は緊満するので断面は正円形をしている（腸管がびまん性に拡張していても円形の断面がまったくないなら腸閉塞らしくない）
- closed loop 内はエアをあまり含まない*ので液貯留のみが目立つループは closed loop の可能性がある
- closed loop を認めた場合にそのループが限局した範囲に収まっている（パッキングされているような状態）ときは内ヘルニアの可能性がある

*完全閉塞ではない場合，気体（エア）は通過するが液体は通らない状態がある．

絞扼（strangulation）をいち早く認知するのが至上命題なので，まずは closed loop かどうかをチェックするのが最大のポイントとなる．Closed loop が見つかったならば絞扼を示唆する所見として

- 腹水の存在（血性であれば絞扼を強く示唆）
- 腸間膜脂肪織の浮腫（うっ血の存在）
- 腸管壁の造影効果の低下または消失
- Closed loop 内の腸管ひだの消失（壊死を示唆）

などをチェックしてゆく．

このうち造影効果については注意が必要で，造影されない腸管があれば絞扼は決定的だが，造影されているからといって虚血が否定されるわけではない[4]．

4 典型的な腹部造影 CT 例

それぞれの画像にいえることだが，いずれも one slice しか示していないので，提示したスライス画像だけで診断できるわけではない．

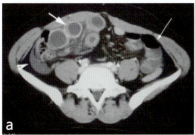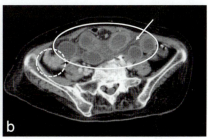

図15 ■ Extrinsic lesion（絞扼：strangulation）による closed loop obstruction の例
a：拡張・壁肥厚して断面が円形で，内部にエアを含まない小腸ループ（太矢印）と，拡張しているが緊満は強くなく，内部にエアを含む小腸ループ（細矢印）．前者が strangulation されているループで，後者がそれより口側の小腸を示している．右傍結腸溝には腹水を認める（矢頭）．
b：実線の丸は拡張した小腸で，どれも断面が円形で緊満している．点線丸は拡張していない小腸．すなわち口径差があることを示唆する．拡張した小腸のループ内にガスがなく液貯留で充満していて，腸間膜の CT 値は上昇している（矢印）．

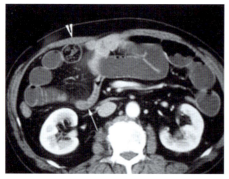

図16 ■ Extrinsic lesion（癒着：adhesion）による single obstruction

拡張した小腸ループが目立つ一方，拡張していない小腸（矢印）が存在する．矢頭部は閉塞部のすぐ口側側で，食物残渣（内部にエアを含む）と思われる構造を認める．閉塞がある場合固形物は蠕動によって閉塞手前まで先進するので，閉塞部を探す1つの指標となる．またこのような残渣は closed loop 内には存在しないので，今追っている小腸ループが closed loop ではないことを示している．

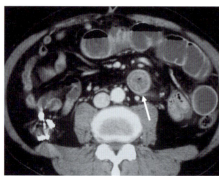

図17 ■ Intrinsic lesion（炎症性肥厚）による single obstruction

図16同様に拡張した小腸と拡張していない小腸を認める．このスライスでは示せないが，拡張している小腸を追ってゆくと矢印部に到達する．ここでは図16と異なり，内腔に食物残渣があるのではなく，小腸壁自体が肥厚して閉塞の原因となっている（腸アニサキスの症例）．炎症が緩解し得る原因であった場合には外科的介入は不要．

5 小腸造影

　急性期に診断目的で行われることはない．保存治療で症状は緩和したが通過不良が遷延した場合の評価としてしばしば行われる．経口もしくは NG チューブより挿入された水溶性造影剤が24時間以内に盲腸に達するならば，待てば改善する率が高いとされている[10]．Branco らの行った systemic review[11] では水溶性造影剤が4〜24時間以内に結腸に到達した場合には感度96％，特異度98％で腸閉塞が軽快し，その群では99％が手術を回避できた。逆に24時間以内に結腸に到達しなかった場合には90％が手術を要したとしているので，予測因子としての活用は考慮できるかもしれない．

　高浸透圧の水溶性造影剤（おもにガストログラフィン）が腸管浮腫を軽減することによって治療的効果（手術をしないで済む，あるいはよくなる場合にもより早くよくなる）があるといわれることがある．ガストログラフィンによって手術をしないで済むとする意見[12] もあれば，手術を要さないケースの治療

tube の方が侵襲的であるため使用されなくなってきている*.
- 補液と脱水と電解質補正
拡張した腸管内溶液はいわゆる internal fluid shift であり，体内にありながら喪失水分であるので脱水の原因となる．例えば，小腸径が 3cm に拡張して閉塞部まで 3m あるとしたら，半径 1.5cm 高さ 300cm の円柱であるので，その体積は約 2L になる．胃も拡張していれば合計は 5～6L のボリュームとなるので仮に半分が水分であったとしても 3L 程度の脱水がある．
- 水様性造影剤
小腸造影の項で示したとおり，治療目的での水様性造影剤（ガストログラフィン）使用は欧米では一般的であり手術ケースが減り，保存治癒し得たケースでも治療期間の短縮を認めたとの報告がある[12]．一方で，有益でないとする RCT も存在する[17]．筆者はルーチンの治療としては取り入れていない．

*Long tube については肯定意見もあり，Chen XL らの行った 186 人を対象とした前向き比較試験[18]では long tube の方が改善までに要する期間が短く，手術回避率も高いとしている．ただし，このスタディーでは NG tube に対する long tube の成績がよすぎるので，NG tube で治療した多くが短期間で改善している日常診療の経験からすると違和感がある．World Society of Emergency Surgery のメンバーらで構成された ASBO working group の推奨では NG tube or long tube となっている[19]．

4 保存治療が奏効しないとき

ひとたび手術をすると決めてしまえば SBO は困難な疾患ではない．
問題は保存治療を開始したがよくならないとき，いつ手術に踏み切るか？ である．さらにこの問題を整理すると，

①急性期に症状がスムーズに軽快しないとき
要するに，single & adhesion と思って保存治療しているが，実は違うのでは？ という疑いがかかっているときである．"never let the sun rise or set on a small bowel obstruction" のとおり「様子見」はほどほどにしておかねば危険．

どのくらいまで様子を見て大丈夫か？　については後ろ向き研究ではあるが手術すべき状態を初診から12〜24時間以上遅らせると合併症率が高いとの報告があり[20]．これが1つの目安となろう．

逆にいえばSBOに保存治療をする際，最初の12〜24時間はclosed loopを見落としてないかどうか十分注意せよとの意にもとれる．

チェック項目として

- Strangulationを疑う症状（＝持続痛）
- Strangulationを疑う身体所見（＝腹膜刺激症状）
- 循環動態（尿量減少/頻脈/低血圧）
- 痛みが軽快しない（繰り返し痛み止めを必要とする）
- 腹水が増えた（USにて），性状がyellowからserosanguinousになった
- WBC/血清膵酵素/乳酸値の上昇（参考）

などを定めた上で，closed loopの心配度に応じて（2時間毎？　6時間毎？）時間間隔を設定して〜24時間までは定時評価を行うことがhospital delayを防ぐ手だてと思われる．痛み止めを自動指示にしていて夜間何度も使用されて，気づいたときには腸管壊死ってなことにならないようにしたい．

②保存治療で症状は軽快したが，SBOの状態が継続しているとき

保存治療によって痛みはよくなったが排ガス排便は出ず，ドレナージ量も多いまま，というときいったいどのくらい待てばよいのか？　について．

昔，慣習的に「1週間待ってもよくならないので手術」という紋切り型の台詞をよく聞いた記憶があるが，判断を要するにはこんなに長い時間が必要なさそうである．

123例のadhesive SBOを観察したCoxらの報告では保存治療で通過するようになるならば88％が48時間以内に軽快しており，残りの12％も72時間以内に軽快したとしている[21]．このため，保存治療を断念するかどうかの判断は48〜72時間が1つの目安となっている．5日を超えると合併症・死亡率が上昇するので避けるべきとの意見もある[22]．

5 抗菌薬の使用について

腸閉塞の保存治療に抗菌薬を使用するという意見が一部にある．うっ滞した

腸内溶液が壁を通じて bacterial translocation する？ というのがその理由と思われる．Sager らは腸閉塞のある人とない人ではある人の方が腸間膜リンパ節の培養で細菌検出される可能性が高いとしている[23]が，対象疾患が大腸閉塞（通常保存治療は行わない）である点，腸閉塞がない群の腸間膜リンパ節からも細菌は検出されている点などから抗菌薬使用を推奨するという根拠は弱い．使用と非使用を比較したよい研究は存在せず，現時点では必要であるとはいえないであろう[24]．

■参考文献

1) Kendrick ML. Partial small bowel obstruction: clinical issues and recent technical advances. Abdom Imaging. 2009; 34: 329-34.
2) Losanoff JE, Richman BW, Jones JW. Obturator hernia. J Am Coll Surg. 2002; 194: 657-63.
3) Chatzis I, Katsourakis A, Noussios G, et al. Delayed small bowel obstruction after blunt abdominal trauma. A case report. Acta Chir Belg. 2008; 108: 597-9.
4) Murray MJ, Gonze MD, Nowak LR, et al. Serum D(-)-lactate levels as an aid to diagnosing acute intestinal ischemia. Am J Surg. 1994; 167: 575-8.
5) Sheedy SP, Earnest F 4th, Fletcher JG, et al. CT of small-bowel ischemia associated with obstruction in emergency department patients: diagnostic performance evaluation. Radiology. 2006; 241: 729-36.
6) Thompson WM, Kilani RK, Smith BB, et al. Accuracy of abdominal radiography in acute small-bowel obstruction: dose reviewer experience matter? AJR Am J Roentgenol. 2007; 188: 233-8.
7) Markogiannakis H, Messaris E, Dardamanis D, et al. Acute mechanical bowel obstruction: clinical presentation, etiology, management and outcome. World J Gastroenterol. 2007; 13: 432-7.
8) Mallo RD, Salem L, Lalani T, et al. Computed tomography diagnosis of ischmemia and complete obstruction in small bowel obstruction: a systematic review. J Gastrointest Surg. 2005; 9: 690-4.
9) Mullan CP, Siewert B, Eisenberg RL. Small bowel obstruction. AJR Am J Roentogenol. 2012; 198: 105-17.
10) Abbas SM, Bissett IP, Parry BR. Meta-analysis of oral water-soluble contrast agent in the management of adhesive small bowel obstruction. Br J Srub. 2007; 94: 404-11.
11) Branco BC, Barmparas G, Schnuriger B, et al. Systemic review and mata-analysis of the diagnostic and therapeutic role of water-soluble contrast agent in adhesive small bowel obstruction. Br J Surg. 2010; 97: 470-8.

12) Ceresoli M, Coccolini F, Catena F, et al. Water-soluble contrast agent in adheasive small bowel obstruction: a systematic review and mata-analysis of diagnostic and therapeutic value. Am J Surg. 2016; 211: 1114-25.
13) Suri S, Gupta S, Sudhakar PJ, et al. Comparative evaluation of plain films, ultrasound and CT in the diagnosis of intestinal obstruction. Acta Radiol. 1999; 40: 422-8.
14) Ogata M, Imai S, Hosotani R, et al. Abdominal ultrasonography for the diagnosis of strangulation in small bowel obstruction. Br J Surg. 1994; 81: 421-4.
15) Kobayashi S, Matsuura K, Matsushima K, et al. Effectiveness of diagnostic paracentesis and ascites analysis for suspected strangulation obstruction. J Gastrointest Surg. 2007; 11: 240-6.
16) Fleshner PR, Siegman MG, Slater GI, A prospective, randomized trial of short versus long tubes in adhesive small-bowel obstruction. Am J Surg. 1995; 170: 366-70.
17) Scotté M, Mauvais F, Bubenheim M, et al. Use of water-soluble contrast (gasrografin) does not decrease the need for operative intervention nor the duration of hospital stay in uncomplicated acute adhesive small bowel obstruction? A multicenter, randomized, clinical traial (Adhesive Small Bowel Obstruction Study) and systematic review. Surgery. 2017; 161: 1315-25.
18) Chen XL, Ji F, Lin Q, et al. A prospective randomized trial of transnasal ileus tube vs nasogastric tube for adhesive small bowel obstruction. World J Gastroenterol. 2012; 18: 1968-74.
19) Di Saverio S, Coccolini F, Galati M, et al. Bologna guidelines for diagnosis and management of adhesive small bowel obstruction (ASBO): 2013 update of the evidence-based guidelines from the world society of emergency surgery ASBO working group. World J Emerg Surg. 2013; 8: 42.
20) Sosa J, Gardner B. Management of patients diagnosed as acute intestinal obstruction secondary to adhesions. Am Surg. 1993; 59: 125-8.
21) Cox MR, Gunn IF, Eastman MC, et al. The safety and duration of non-operative treatment for adhesive small bowel obstruction. Aust Nz J Surg. 1993; 63: 367-71.
22) Schraufnagel D, Rajaee S, Millham FH. How many sunsets? Timing of surgery in adhesive small bowel obstruction: a study of the Nationalwide Inpatient Sample. J Trauma Acute Care Surg. 2013; 74: 187-9.
23) Sager PM, MacFie J, Sedman P, et al. Intestinal obstruction promotes gut translocation of bacteria. Dis Colon Rectum. 1995; 38: 640-4.
24) 窪田忠夫, 大久保和明, 上原哲夫, 他. 腸閉塞保存治療に抗菌薬は必要か？ 外科治療. 2006; 94: 957-60.

第2章 熟知すべき代表的な外科疾患

大腸閉塞

Large Bowel Obstruction

1 大腸閉塞の分類 (Classification)

小腸閉塞と同様に成因と形態から分類してみる.

1 成因 (Etiology)

①内因性 (Intrinsic lesion)
原因のほとんどは大腸癌, 良性疾患としては大腸憩室 (炎症後狭窄) など.

②外因性 (Extrinsic lesions)
小腸閉塞と異なり, 癒着性腸閉塞は起きない (大腸は間膜を有する部分が少なく, 壁も厚いため).

- 捻転 (Volvulus) (Sigmoid ≫ Cecum > Transvers)
- 腸重積 (Intussusception: おもに大腸癌による)
- 壁外圧迫/浸潤 (Malignant invasion or metastasis: 胃癌・膵癌・骨盤内腫瘍など)

③管腔内異物 (Intraluminal bodies)
Fecal impaction (便詰まり) など

2 形態 (Morphology)

小腸閉塞では「single vs closed loop」が重要であったが, 大腸閉塞では考え方が異なる. それは回盲弁の存在だ. 弁が機能しているかぎり大腸から小腸への逆流はないので, 大腸閉塞は1カ所閉塞があるだけで closed loop の形をとる. つまり大腸閉塞は基本的に closed loop obstruction なのだ. ただし, 高齢者などで回盲弁の機能が低下している場合には小腸と同様の考え方ができる.

その他としては捻転 (volvulus) がある. S状結腸や横行結腸が長い場合には嵌頓ヘルニアもあり得るが稀.

もう1つ大腸閉塞の形態を考える上で重要なことは閉塞の位置．これは大きく「右側」と「左側」に分ける．右と左では症状と治療法（手術）が異なる（後述）．右か左かの境目は体の中心ではなく，横行結腸までが右で下行結腸からが左．

①回盲弁機能：「正常（competent valve）」vs「機能不全（incompetent valve）」
②閉塞位置：「右側」vs「左側」
の2点は大腸閉塞の形態では必ず言及する必要がある．

小腸閉塞の"代表"が「癒着性：single and adhesion」であったように大腸閉塞の代表は「大腸癌による閉塞」であるので，以下はこれを中心に進める．

2 大腸閉塞の病歴（History）

回盲弁が機能しているかぎり，完全閉塞して内圧が高まるまでほとんど症状らしい症状を呈さない．左側大腸閉塞であれば来院数週間前から血便や便通異常など，なんらかの自覚症状を有していることがあるが，右側閉塞では前日まで無症状で，快便であったということも珍しくない．一方，弁機能不全の場合は遠位の小腸閉塞と同様の症状となるので，軽度の腹痛や腹部膨満感が徐々に進行する．ただし，はじめから弁機能不全のケースはむしろ少なく，大腸の拡張が進むにつれて機能不全となるため，初期症状は乏しいことが多い．

閉塞が顕著化すれば閉塞部位に関係なく右下腹部痛を自覚する．これはラプラスの定理（内腔の圧力が一定の場合に壁にかかる張力は内径が大きいほど強くなる）により，内径が最も大きい盲腸壁にかかる張力が最強となるためである．病変部ではなく常に盲腸部が痛くなるので「虫垂炎」と早期診断されることもある．またどの部の閉塞であろうとも常に盲腸穿孔の危険があることになる．

3 大腸閉塞の身体所見（Physical examination）

遠位大腸閉塞では腹部膨満が著明になるので視診で明らかに膨隆していることがわかることも多い．
触診では圧痛部位も前記の理由（ラプラスの定理）で病変部というよりは盲腸部にあり，必ずしも病変部と一致しない．大腸の走行に沿って腫瘤がないか

どうかを探ってゆくのだが，膨満が強い場合には腹側からの触診ではわかりにくいかもしれない．順は前後するが，腹部 X 線にて閉塞部位のあてがつくようならば，上行結腸や下行結腸では腹膜を有さない側腹部から（結腸の側面を触れるイメージ）触診するのも一法となる．かなり痩せている人を除いて，相当深く触診しないと触れないことが多い．

忘れてならないのが直腸診であり，直腸診で容易に触れる下部直腸癌が内視鏡や CT で発見された場合には診察態度を改めた方がよいだろう（残念ながらこのパターンにときどき遭遇する）．

4 大腸閉塞の初期診断と鑑別疾患（Early & Differencial diagnosis）

身体所見のみで大腸閉塞と診断するのは困難であろう．とくに回盲弁機能不全を伴う大腸閉塞と遠位の小腸閉塞は臨床的にはほとんど区別がつかない（間欠痛の間隔は閉塞している腸管の長さに比例するので，遠位であればあるほど間隔が長くなる）．食思不振，間欠的腹痛と排便排ガスの消失に加え，

- 小腸閉塞にしては嘔吐（量）が少ない．
- 小腸閉塞にしては腹部膨満が強い．
- 結腸（と思われる部位）あるいは直腸に腫瘤が触れる．

といったことから大腸閉塞（回盲弁機能不全）を疑う．

一方，回盲弁機能正常の大腸閉塞では悪心嘔吐が出にくいので，左側大腸閉塞ならば腹部膨満と右下腹部痛が，右側大腸閉塞ならば右下腹部痛のみが主となる．

鑑別疾患としては

- 急性虫垂炎
- Toxic megacolon（*Clostridioides difficile* 関連症 / 潰瘍性大腸炎など）

腹痛が顕著でない場合

- Ogilvie 症候群（偽性大腸閉塞）
- 慢性大腸拡張（精神科疾患薬の常用，高齢者など）

5 大腸閉塞の検査 (Examinations)

1 血液検査

疾患特異的検査はなく，大腸閉塞の多くが高齢者であるため全身の評価として行う（腹部造影 CT を撮るなら腎機能を評価する必要があるし，大腸癌を疑うなら貧血をチェックするなど）．

2 腹部単純 X 線

大腸閉塞の分類に最も重要な検査であり，多くのケースにおいて単純 X 線で大腸閉塞の部位診断と緊急性が判断できる（図 1〜5）．見るべき点は 2 つ

- 大腸ガスの分布
- 小腸ガスの有無
  （＝回盲弁機能の評価：Competent or Incompetent？）

で評価するとわかりやすい（表 1）．

①大腸ガスの分布

左側大腸閉塞は大腸ガスが目立つが，右側大腸閉塞は内部に泥状便が充満するためガスが目立たない．よくみると X 性透過性が低下した部位に小さなガスを含む像（閉塞大腸）を認める．大腸の拡張は一般に短軸径＞5cm が目安．

②小腸ガスの有無（＝回盲弁機能）

小腸ガスがない（ほとんどない）場合には弁機能正常．ガスで拡張した小腸を認める場合には弁機能不全と考えられる．

表 1 腹部 X 線における大腸閉塞の評価

閉塞部位 \ 回盲弁	機能不全なし (Competent valve)	機能不全あり (Incompetent valve)
右側	ガスレスフィルム（右側結腸の X 線透過性が高く，小さなガスを含む）<図 1＞	大腸ガス目立たず，小腸ガスある遠位の小腸閉塞と区別困難<図 2・3＞
左側	大腸ガス目立つ，小腸ガス認めない<図 4＞	大腸ガス，小腸ガスともに目立つ<図 5＞

3. 大腸閉塞

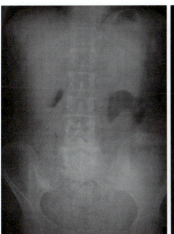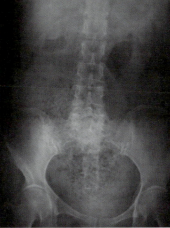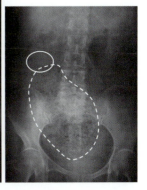

図1 ■ 右側大腸閉塞（Competent valve）
図左：立位，図中：臥位．ほぼ「ガスレス」フィルムとなっている．よく見ると右側腹部から骨盤にかけて小さなガスを含む右側結腸（点線）と，その肛門側にX線透過性低下部位（実線）があり，この部に腫瘍があると推定できる（図右）．肝湾曲部閉塞例

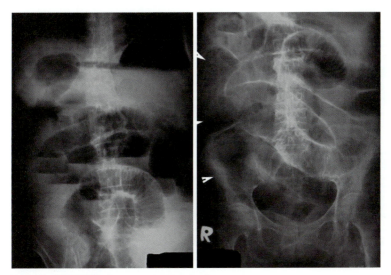

図2 ■ 右側大腸閉塞（Incompetent valve）
腹部全体に小腸ガスが目立ち，大腸ガスははっきりしない．よくみると右側結腸と思われるX線透過性低下と小さなガス（泥状便）を認める（図右，矢頭）．このX線像だけでは閉塞部ははっきりしないが大腸ガスがほとんどないので，右側閉塞であることは推定できる．肝湾曲部閉塞例．

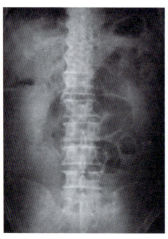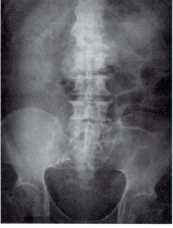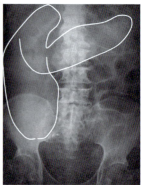

図3 ■ 右側大腸閉塞（Incompetent valve）
横行結腸の閉塞は（閉塞部位が左側でも）右側閉塞の所見となる．図2同様のX線像だが，小腸の拡張はやや軽度である（左：立位，中：臥位）．X線透過性が低下し，かつ小腸ガスがこの部に押しのけられる形となっているので，閉塞部の結腸がよくわかる（右実線部）．

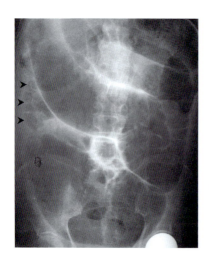

図4 ■ 左側大腸閉塞（Competent valve）
左側大腸閉塞では大腸ガスが著明になることが多い．ガスが多すぎてわかりにくいX線像だが，右側腹部にわずかに小腸ガス（矢頭）が見えているので内径の違いから拡張腸管はすべて大腸と推定できる．

3. 大腸閉塞

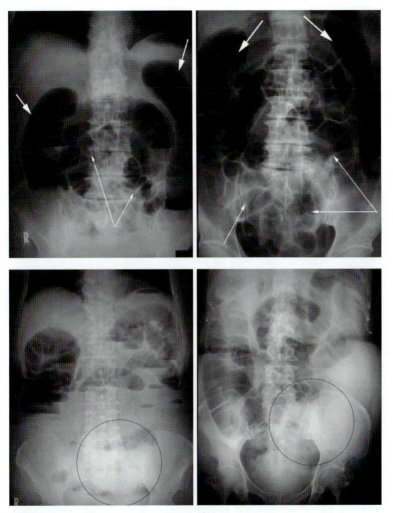

図5 ■ 左側大腸閉塞（Incompetent valve）
上段と下段は別症例．ともに左が立位で右が臥位．上段では異なる拡張度の腸管ガスが混在しており，矢印が大腸ガスを細矢印が小腸ガスを示す．下行結腸が明瞭に画出されているのでS状結腸以遠の閉塞と推定できる．下段は大腸の拡張が著明でないので，やや見難いがよく見ると拡張程度の異なる腸管ガスが混在しており，大腸閉塞の所見である．さらに，点線丸の中心部は他部位よりX線透過性が低下している（左右比較するとより明瞭）．ここ（S状結腸）に大腸癌があると推定できる．

③腹部超音波

　ガスを多く含んだ大腸は前壁しか確認できず，しかも連続性を追うのも至難の業である．一般に大腸閉塞は超音波検査に向いておらず，X線に続いて行う検査としては次項のCTが適しているといえる．ただし，右側閉塞であれば閉塞部位の大腸内は泥状便が充満しているので拡張した大腸がよく見える．さらに拡張部を肛門側に追ってゆくことによって閉塞起点となる腫瘍性病変も超音波で確認できることが多い．X線で右側閉塞が確認できたら是非施行したい．CTを施行する前に「大腸癌」を指摘できるはずだ．

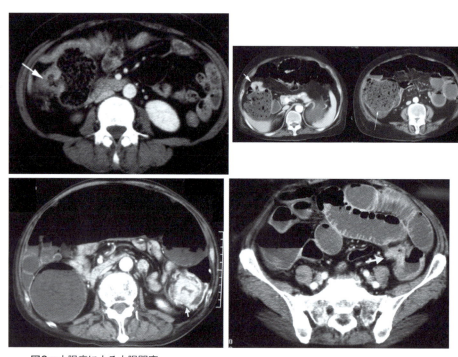

図6 ■ 大腸癌による大腸閉塞
上段は右側閉塞，下段は左側閉塞．左棚は competent valve，右棚は incompetent valve．いずれの図も矢印部に大腸癌（造影効果のある壁肥厚像）を示唆する所見を認める．右側閉塞では拡張大腸内がエアを含むスポンジ状に見えるが，実際の内容はファストフード店の「〜シェイク」のような泥状便である．エアは肛門側に押し出され，ある程度水分も吸収されるのでこのような形態になる．一方，左側閉塞では内容はエアと水様便となる．

４ 腹部 CT 検査

大腸閉塞そのものの評価のほか，大腸閉塞を最もきたす疾患である大腸癌の診断も造影 CT にて可能である．造影 CT にて大腸癌は「造影効果のある全周性の壁肥厚像」として捉えられる（図 6）．

６ 大腸閉塞の確定診断と緊急性の評価 (Diagnosis & Evaluation)

大腸癌であるという証明は組織診断が必要だが，大腸閉塞の存在は画像診断で確定できる．問題は，例えば当直している夜にこうした大腸閉塞例がきたとき，すぐに減圧処置をしなくては破裂してしまうのか？　あるいは翌日まで少し待てる余裕があるのかを判断することにある．

１ 破裂を危惧すべき状態 (Emergency)

- 嘔吐がない．
- 間歇的な腹痛がない（＝小腸閉塞症状がない＝ competent valve）．
- 右下腹部に反跳痛がある（破裂が盲腸に起こることはすでに述べた．破裂は全層の前にまず漿膜が裂ける．したがって，軽い反跳痛は，漿膜が裂けている可能性を示唆する）．
- 盲腸径が 8cm 以上ある[1]．
- 画像上小腸の拡張がない（＝ competent valve）．
- 右側閉塞（左に比べて閉塞腸管が短いので圧の逃げ場が少ない）．

２ 切迫破裂はなく少し待てる状態 (Urgency)

- 水様性吐瀉物の嘔吐がある．
- 間歇的な腹痛がある（＝小腸閉塞の症状＝ incompetent valve）．
- 軽い圧痛以上の腹部所見はない．
- 画像上小腸が拡張している（＝ incompetent valve）．

7 大腸閉塞の治療（Management for colonic obstruction）

1 回盲弁が incompetent の場合

多くは切迫破裂の状態にないので，小腸閉塞同様口側からのドレナージが可能．NG チューブを挿入して症状が落ち着けば処置は翌日以降でも大丈夫だ．

2 回盲弁が competent で切迫破裂の場合

早急に閉塞部のドレナージが必要だが，competent valve の場合，口側からはドレナージ不能であるので肛門側からアプローチもしくは手術が必要となる．

3 ドレナージの方法

①内視鏡的減圧

1）コロレクタールチューブの挿入（一時的に減圧して，手術へのつなぎとする）
2）ステントの挿入（一時的もしくは永久的になんらかの理由で閉塞部の手術ができないときにはこちらが選択される）

いずれの方法でも減圧に成功すれば緊急手術は回避できるので，待機的に手術が可能となる．

②手術による減圧

右側閉塞であれば，ほとんどのケースで右半結腸切除術（一期的吻合）が安全に施行できる．

左側閉塞の場合，大きく分けて 1 期的（one stage）と 2 期的（two stage）手術がある．

1）1 期的手術（One stage surgery）

- 病変部より口側大腸をすべて切除し回腸と吻合（subtotal colectomy）
- 術中洗浄し病変部分切除吻合（on table irrigation and segmental resection）

2）2 期的手術（Two stage surgery）

- 1 期目：ループ式ストーマ（loop colostomy）
  2 期目：切除吻合＋ストーマ閉鎖（colectomy ＋ stomaclosure）

- 1期目：ハルトマン手術（Hartmann procedure）
  2期目：ストーマ閉鎖（stomaclosure）
- 1期目：切除吻合＋ループ式ストーマ（loop iliostomy）
  2期目：ストーマ閉鎖（iliostomy closure）

3）3期的手術（状態の悪い直腸閉塞の場合）

- 1期目：横行結腸ストーマ
- 2期目：原発巣の切除吻合（低位前方切除術）
- 3期目：ストーマ閉鎖

　内視鏡的処置に減圧処置を行った上で待機手術ができれば，安全かつ患者さんの負担も少ない．減圧手術を行わねばならない場合に1期的がよいか？　2期的の方が安全か？　は議論の分かれるところである．
　いくつかの研究で1期的手術の安全性は2期的手術と同等であるとされ，1期的手術を推奨する意見もある[2,3]．一方，状態が悪いなかで下部消化管吻合を行うことに慎重であることは外科医として至極当然といえる．
　2期的手術を選択すべきケースとして，患者さんの状態が不安定，免疫抑制があるなどの他に，経験の少ない施設があげられている．1期的手術が安全とする意見のほとんどは大腸閉塞の手術を数多く手がけている施設から発信されている．たまたま遭遇した左側大腸閉塞に対して文献をたよりに1期的に行うかどうか？　を検討するのは慎重な対応とはいえないであろう．

8 その他の大腸閉塞

1 結腸捻転（Volvulus）

　発症頻度は　S状結腸≫盲腸＞横行結腸
　以下S状結腸軸捻転について述べる．
　自力排便に問題があるレベルの高齢者に発症することが多い．したがって，本人の訴えよりも周囲の発見で痛がっているようだ，とか腹部膨満，嘔吐などが来院の契機となることが多い．身体所見では高度の腹部膨満と典型的な画像X線（図7）があれば診断には苦慮しない．X線では1/3のケースで見逃しがあるのでCTが必要との意見がある[4]．
　S状結腸で発症早期ならば大腸内視鏡による整復が一般的．その他のケース

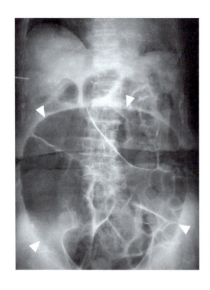

図7 ■ S状結腸軸捻転の腹部単純X線
著明に拡張したS状結腸を認める（coffee bean sign，矢頭で囲む部）．

では結腸切除を行う．とくに身体所見で腹膜刺激症状が存在するとき（反跳痛がある……）には穿孔や敗血症を誘発する可能性があるため大腸内視鏡検査を施行すべきではない．緊急手術の場合にはハルトマン手術（S状結腸切除＋口側の単孔式ストーマ）が選択されることが多かったが，壊死や腹膜炎の所見がなければ切除吻合でよいとする意見がある[5]．

再発率が高いため内視鏡的整復が成功した場合にも待機的に結腸切除術を行うことが推奨されている[6]．

2 腸重積 （Intussusception）

成人の腸重積は先進部が腫瘍であることが多いので，切除手術が原則となる．注意したいのは，先進部となり得るのは比較的小さく可動性のある腫瘍であり，大きな進行癌では起こり難い．すでに漿膜浸潤がある進行癌で周囲の漿膜を引き込んで重積様に見えることがある（図8）が，これは本物の重積ではないので，大腸閉塞になっておらず症状はないかあっても軽微である．このようなケースは画像的に指摘されることによって発覚するが，緊急手術をする必要はない．

他には「ターゲットサイン」と称してリング状に見える腸管が腸重積と評価されることがあるが，これも正しくない．腸重積を画像的に証明するにはターゲットサインではなく，腸間膜が腸管内に入り込んでいる所見（図9）を見つ

3. 大腸閉塞

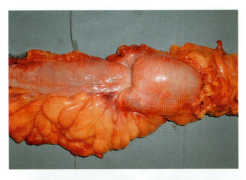

図8 ■ 腸重積様に見える進行結腸癌
左側が口側で拡張はない．内腔の狭窄はあるが閉塞しておらず実際に無症状であった．

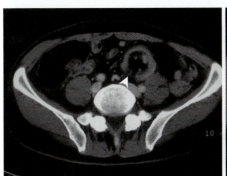 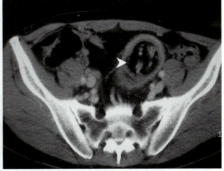

図9 ■ S 状結腸重積
腸管内に腸間膜が入り込んでいる（矢頭）

けなくてはならない．なにより，腸重積は局所に痛みがあり大腸閉塞になるので「無痛で閉塞の無い腸重積」では説明に無理がある．このような画像だけで指摘された腸重積のことを筆者は pseudo intussusception と呼んでいる．

③ 糞便による閉塞（Fecal inpaction）

　高齢者や基礎疾患などでもともと排便機能に異常がある，あるいは精神科疾患などで腸蠕動が低下する薬物を服用している，などの条件がないと発症しにくい．お腹が痛い人に X 線や CT 検査をして，大腸内に便が溜まっているからといってそれを痛みの原因と直結するのは早計である上，他の治療可能な疾患を見逃しかねないのでやめた方がよい（図 10）．

　先進部に硬便があり，口側大腸が拡張（＞ 5cm）している所見があってはじめて鑑別にあげられる（図 11）．

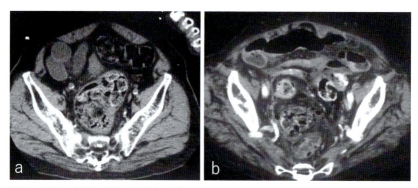

図10 ■ CT で直腸に便塊を認めた症例
a, b ともに初期診断の段階で"糞便イレウス"と記載された症例．確かにともに直腸に糞便がたまっている．実際の診断は，a：広範結腸壊死，b：下部消化管穿孔であった．腹痛で来院した患者さんに便塊の存在を見つけた際に，十分な評価なく糞便と腹痛を直結してしまうことは危険な行為だ．多くの例において，直腸に充満する便塊は自力排便ができていない（レベルの状態）という意味しか持たない．つまり，リスクが高い患者さんということ．ちなみに，aのCTには上肢（左手）が写っているが，これは通常のポジション（両上肢挙上）がとれない（レベルのADL）という意味で，疾患と関係ないがリスクは高い．

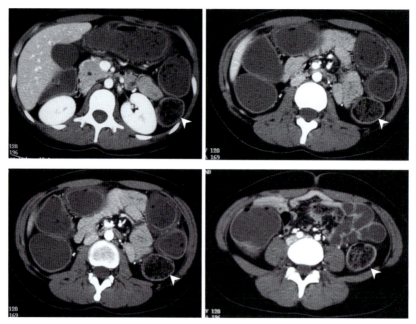

図11 ■ 糞便による大腸閉塞
下行結腸に便塊があり（矢頭），上行から横行結腸は拡張して液状便が充満している．

■参考文献

1) Taourel P, Kessler N, Lesnik A, et al. Helical CT of large bowel obstruction. Abdominal Imaging. 2003; 28: 267-75.
2) No authors listed, Single-stage treatment for malignant left-sided colonic obstruction: a prospective randomized clinical trial comparing subtotal colectomy with segmental resection following intraoperative irrigation. The SCOTIA Study Group. Subtotal Colectomy versus On-table Irrigation and Anastomosis. Br J Surg. 1995; 12: 1622-7.
3) Hennekine-Mucci S, Tuech JJ, Brehant O, et al. Management of obstructed left colon carcinoma. Hepatogastroenterology. 2007; 76: 1098-101.
4) Atamanalp SS. Sigmoid volvulus: diagnosis in 938 patients over 45.5years. Tech Coloproctol. 2013; 17: 419-24.
5) Kuzu MA, Aslar AK, Soran A, et al. Emergent resection for acute sigmoid volvulus: results of 106 consecutive cases. Dis Colon Rectum. 2002; 45: 1085-90.
6) Johansson N, Rosemar A, Angenete E. Risk of recurrence of sigmoid volvulus: a single-centre cohort study. Colorectal Dis. 2018; 20: 529-35.

上部消化管穿孔

Upper GI Perforation

　上部消化管穿孔のなかでは圧倒的に十二指腸球部前壁の穿孔が多い．したがって，十二指腸潰瘍穿孔の典型的な病歴をしっかり押さえることがまず第一歩．

　以下の記述は基本的に穿孔性十二指腸潰瘍を念頭においている．

1 上部消化管穿孔の分類と病態（Classification & Pathology）

1 疾患について

ここに分類される疾患は少ない．おおまかにいえば

- 胃潰瘍
- 胃癌
- 十二指腸潰瘍

の3つ．術前の評価では必ずしも明確に区分できないが頻度としては，十二指腸潰瘍が圧倒的に多い．胃潰瘍についてはその部位から以下（表1）の5つに分類される．

表1 胃潰瘍の分類（Modified Johnson classification）

Type	潰瘍部位
I	胃角部
II	胃角部＋十二指腸潰瘍（瘢痕も含む）
III	幽門部
IV	高位潰瘍（胃体上部小湾側）
V	薬剤性（NSAIDsなど，部位は問わず）

4. 上部消化管穿孔

2 病態について

　来院する実際例の病態にはおもに2通りがある．上部消化管穿孔は穿孔部から腹腔内に漏出する液のほとんどが胃液であり通常無菌であるので，すぐに敗血症になることはない．強い痛みのために発症早期に来院し，疾患はともかく穿孔という病態の診断は比較的容易であるため hospital delay も起き難い．手術で穿孔部を閉鎖した部が縫合不全を起こす率もきわめて低い．要するに痛みは強いものの，治療反応性がよく重症度は低いと考えられる．一方で，早期から重症化しないということは致死的になるまで日数がかかるということであり，ここを我慢してしまって来院までに時間経過していると腹腔内に漏出した高浸透圧液によって体液が腹水へシフトして著しい脱水が生じる．こうしたケースでは痛みというより重度のショックとして運ばれる．ショックをきたす場合に，下部消化管穿孔ならば敗血症性がメインとなることが多いが上部消化管穿孔では脱水に起因することが多い．

　時間経過からの区分としては一般に以下の3相に分けられる．
① 第一相（〜2時間）：突然の発症，胃酸の腹膜刺激症状による強い痛みが上腹部からはじまり全体に広がる（痛みの程度は漏れる胃酸の量に比例する）．やがて腹部が板状硬となる．
② 第二相（2〜12時間）：腹部は板状硬の状態，強い痛みが遷延する．
③ 第三相（12時間〜）：発熱と脱水が進行する．痛みや腹部症状はむしろ少しマイルドになるが全身状態は増悪してゆく．

　来院する多くが第一相であり，ときに第三相の場合がある．第二相で受診するケースは少ない．第二相の時点で穿孔部がなんらかの組織（普通は大網）で被覆された場合には第三相に移行せずに自然治癒してゆく．

3 穿通

　腸管壁に全層性の穴があいているが，周囲臓器に直接潰瘍が浸潤しているので消化管穿孔の形態にはならない．おもに後壁潰瘍にて発生する．十二指腸後壁の穿通は自然治療せずに後腹膜や網嚢腔の膿瘍形成となることがある．発熱や敗血症として認知されるのでこういう部位の膿瘍を見たら原因（etiology）として十二指腸潰瘍が鑑別にあがる．

2 上部消化管穿孔の病歴（History）

　典型的な症例では，発症数日〜数週間ほど前から空腹時の心窩部痛あるいは心窩部違和感を自覚している．発症は突然はじまる上腹部の激痛で，痛みの程度が強いために自身で歩くことがほとんどできずに救急車で来院する．悪心・嘔吐もしばしば伴う．

　筆者が初診をとった医師に「空腹時痛（hunger pain）の病歴はあるか？」と質問するとほとんどのケースで「No」というが，あらためて本人に話を聞き，「1〜2週間前から夜中や夕方でお腹がすいた時に痛いまではなくても心窩部に変な感じはなかったか？」と尋ねると患者さんは「ある」との返事することが多い．この病歴が十二指腸潰瘍の診断には非常に重要であり単に"free air"を見つけて満足してしまうのでなく，そのetiologyについても追求したい．逆に食後痛（post prandial pain）ならば胃潰瘍を疑う病歴となる．

　初期診断で上部消化管穿孔と誤診しやすい疾患は急性膵炎である．病歴聴取でのポイントは痛みの発症の様子（sudden：穿孔　acute：膵炎）とアルコール多飲歴の有無であるが，患者さんは激痛のために返事は断片的になりがちだ，「急に痛くなったのですか？」と問うと大抵の場合yesと答える．「いいえ，痛みは徐々にはじまりました」などと答える人はいない．したがって，onsetが明確にわかるように質問を工夫する必要がある．「それまでなんともなかったのがある瞬間にスイッチが入ったように痛くなりましたか？」などと聞くとよい．またアルコール多飲は本人よりも家人からの方が正確な病歴が取れることが多い．リスクファクターとしては，NSAIDs，ステロイド，タバコ，ストレスフルな生活歴など．

　一方，上部消化管穿孔（とくに消化性潰瘍によるもの）の可能性を下げるファクターとしては，制酸薬（PPI or H_2-Blocker）使用中．ピロリ除菌後，胃手術*後などがあげられる．

　　*胃全摘あるいは減酸手術（迷走神経切断術）が行われているならば，潰瘍の危険はきわめて少ない．胃癌に対して幽門側胃切除が行われている場合にもほとんどのケースでは胃亜全摘かつ迷走神経は切離されているので結果的に減酸手術になっている．

3 上部消化管穿孔の身体所見（Physical findings）

　痛みのために仰臥位になることができずに座位をとっていることも多い（臥位では腹壁が伸展されるので腹膜刺激症状が増悪する）．こういう場合には膝を屈曲しながらゆっくり仰臥位をとらせるなどの工夫をしないと診察もままならない．腸雑音は一般に低下し，聴取できないこともしばしば．腹部は板状硬で上腹部に強い圧痛を認める．ただし，筋性防御はその人の腹筋（腹直筋）の厚みによって硬さに差がある．穿孔性十二指腸潰瘍は比較的若年者の男性に多いので，腹直筋は十分な厚みがあり筋性防御の程度も強い．"Board like rigidity"の言葉が示すとおり，腹部は板状になっているので，硬くて揺れる余裕もない．この場合，反跳痛はあるのだがむしろわかりにくくなってしまう．高齢者で腹筋が薄ければ筋性防御の程度も相応に弱くなるが，腹膜炎の程度を反映している訳ではない．また，同じ消化管穿孔でも下部の場合にはいわゆる板状硬にはならずに，反跳痛がすごくよくわかる状態となる．

　上部消化管穿孔は誰にでもよくわかる板状痛を呈するので，典型例を一度しっかりと経験すれば次からは十分に判断できる．これを身体所見で指摘して「手術すべきである」と判断できることが救急室で消化管穿孔を診察する医師にとってクリアすべき最初のステップといえる．

　穿孔部が大網や肝下面，肝円索などで被覆されてしまうと症状は和らぐ．画像上フリーエアはあるものの，痛みのピークは越しており，筋性防御や反跳痛を伴わない場合はすでに穿孔部が何らかの組織で被覆されたと解せる．

4 上部消化管穿孔の初期診断と鑑別疾患（Early & Differencial diagnosis）

　診断の基本は身体所見で，「板状硬」であるという所見をもってして上部消化管穿孔と診断し，いたずらに検査に時間を費やすことなくコンサルトをしたい．

　鑑別疾患としては
- 急性膵炎
- 胆石性疾患
- 急性胃出血性びらん
- 胃アニサキス症
- 下部消化管穿孔

など．

胆石性疾患や胃疾患も強い自発痛を伴うことがあるが板状硬にはならない．重症膵炎で炎症が膵臓周囲にとどまらずに後腹膜から腹壁側にまわりこんでいるような場合には汎発性腹膜炎になり得る．痛みのためにこれら疾患に特徴的な姿勢をとる（上部消化管穿孔：座位，急性膵炎：胸膝位）とされるが，結局のところ腰をかがめている点では同じであり，逆の姿勢をとっていても不思議はない．鑑別点としてはアルコール多飲歴や胆石症があるかどうか，空腹時，そして発症様式などで考えてゆく．発症様式は重要であり，上部消化管穿孔が"sudden onset"であるのに比べて，急性膵炎は"acute onset"でとなる．この場合，痛みがはじまった「ある瞬間」は存在せず，「なんかお腹がオカシイ！」と感じてから，我慢できないような強い痛みとなるまで10数分の時間を要している．

　そんなこと考えなくてもすぐにCTとればいいのでは？　と思うかもしれない．膵炎ならばそれで事足りるだろう．しかし，逆に画像検査をしてもよくわからない腹痛だって決して珍しくない．画像検査に頼っていると画像でわからなければそこで思考停止してしまうか，有意な所見がなければ問題なしという判断しか下せない．見逃しケースで「あとから画像を見れば僅かな所見があった」という経験は誰しもあるのではないかと思うが，このとき画像が読み切れなかったと後悔することは筋違いだ．人間の頭脳はコンピューターではないので着目していない細かい点を見つけるには限界がある．「ウォーリーを探せ」でウォーリーが見つけられるのは"いる"とわかっているからである．

5 上部消化管穿孔の検査（Examinations）

1 血液検査

　穿孔部が十二指腸で膵液を含む十二指腸液が腹腔内に漏出した場合には血清膵酵素値の上昇を認める場合もあるが，特異的な所見はない．血液検査の意義としては確定診断のためではなく，付随所見を見ることにある．すなわち，潰瘍や癌に伴う貧血の有無や脱水＊とこれに伴う電解質異常の有無などのチェックである．

　＊痛みや症状で水分摂取ができないという意味もあるが，高浸透圧の消化液が腹腔内に漏出することによって腹腔内に水分がシフトして脱水を惹起する（internal fluid shift）によるところが大きい．

2 画像検査

a）単純X線

85％は単純X線でフリーエアを証明できる[1]．一般的には胸部正面単純X線が第一選択となる（図1）．1 cc のエアがあれば，立位を5分以上持続させたあとの胸部X線で指摘できる[2]とのことだが，現実的な感度はここまで高くない．感度を下げる条件としては，

- 立位を保持できない
- エアは漏れていても周囲臓器の間にパッキングされ横隔膜下に十分量がない
- 読影者の技量（見る人が見れば指摘できるのだが……）

など．

エアの量があまりに多い場合には臥位でも見える．腹部正面臥位X線にて肝鎌状靱帯が明瞭に見える falciform ligament sign や，腸管外壁が明瞭になる Rigler's sign が確認できる[3]（図2）．いずれにせよ，若年者で十二指腸潰瘍を示唆する病歴があり，X線上フリーエアを確認できた場合に手術を選択するなら，これ以上の画像検査は治療方針を決める上では必要ない．

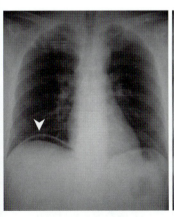 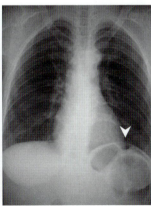 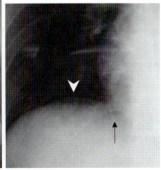

図1 ■ 立位胸部単純X線
左：穿孔性十二指腸潰瘍，矢頭部に右横隔膜下のフリーエアを認める．
中：穿孔性胃潰瘍，左横隔膜下にフリーエアを認める．穿孔部位が左側の場合には右横隔膜下のフリーエアがはっきりしないこともある．
右：少量フリーエアの例（穿孔性十二指腸潰瘍）矢頭部がフリーエア．矢印部は肋骨下縁である．

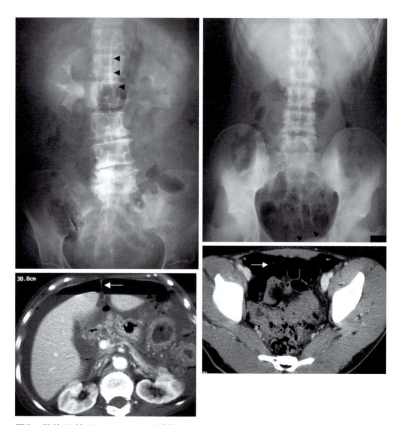

図2 ■ 臥位 X 線でのフリーエア所見
左：Falciform ligament sign：矢頭部に肝鎌状靭帯が見える．下の CT で見るとフリーエアのために鎌状靭帯が垂直になり X 線が靭帯の方向と同じ方向に通過したため透過性が低下して見えた．
右：Rigler's sign：フリーエアによって腸管の外壁が浮き出ている（矢頭）．CT：矢印．

b）超音波検査

　穿孔部はほとんどのケースで十二指腸球部前壁で，この部は通常肝下面に接する位置にある．間に腸管や大網などが挟まらないので超音波で病変部を画出できることが多い．穿孔部は限局した浮腫性変化として低エコー域に捉えられ，中心の潰瘍底のエアを示す高エコー域が壁外に連続している像を捉えれば穿孔性潰瘍の診断と部位診断が同時にできる（図3）．熟練者では微量の"フリーエア"も同定でき，CT で"フリーエア"なのか結腸肝湾曲の一部なのか迷うケースも超音波では区別できる．

4. 上部消化管穿孔

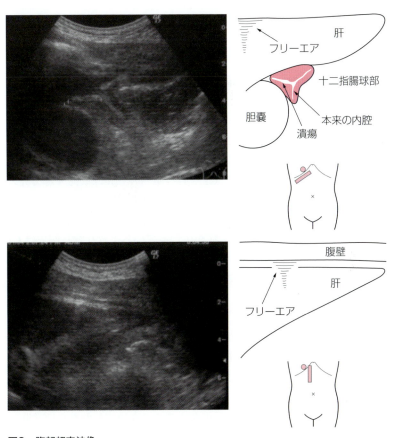

図3 ■ 腹部超音波像
上: 十二指腸球部の短軸断. 肝下面に接して肥厚した十二指腸壁（＝低エコー領域）とその中心高エコー線（＝潰瘍にトラップされたエア）が見える. この高エコー性が貫壁性であれば"穿孔"の所見であり, さらに, 周囲にフリーエアがあれば絶対的診断となる.
下: フリーエアは減衰する高エコーシャドーとして認識される. 腸管内ガスとの区別は, プローベで圧迫すると少量エアは移動してしまって高エコーシャドーが消失するのに比べ腸管内ガスは圧迫しても変わらない.

ビームが届き難い深部については弱点であり，胃体部より口側の病変や後壁病変は画出が困難となる．

c）腹部 CT

フリーエアの検出率は高く，潰瘍は局在性のある浮腫性肥厚性変化として捉えられる（造影効果のある肥厚性変化は胃癌の可能性）．典型例の十二指腸潰瘍では穿孔は 5mm 程度なので，穿孔部そのものは見えないかもしれない．また，上部穿孔のうち 8％程度は CT でもエアが見えないとの報告[1]もあるので「フリーエアなし」＝「穿孔なし」にはならない．

上部消化管穿孔を疑う症例に対して CT を行う本当の意義は単純 X 線で見えないレベルのフリーエアを探すことではない．X 線で見えないほどの少量のエアしかなく，症状が弱い上部穿孔は保存治癒する可能性が高い．逆に，大量にフリーエアがあり，かつ腹部全体に炎症が広がっているような穿孔例では CT で局在診断できないことも珍しくない．CT の本当の意義は症状が強い症例で治療方針が手術ではない他疾患を見逃さないことにある．その代表が「急性膵炎」といえる．

d）上部消化管内視鏡

昔ならば消化管穿孔を疑った際に内視鏡を施行するなどということはとんでもないことであったが，現在は必ずしも禁忌とは考えられていない．保存的治療を行う前提として上部穿孔であることを確認するという意見もある．診断のみならず治療まで行うとの報告もある（大網充填：穿孔部から大網を吸い込んで粘膜にクリップで固定するなど）．手術をすることを決定したならば診断確定のために行うメリットは低いだろう．

e）上部消化管造影

他の画像で消化管穿孔が証明できない場合には考慮する．漏れが見えれば穿孔の存在に加えて部位も特定できる．デメリットとしては，エアは漏れるが水は漏れないという状態や，上部消化管穿孔では来院時にすでに穿孔部がある程度シールされていることもあるので，管外漏出像が得られるとは限らない[4]．

6 上部消化管穿孔の確定診断（Definitive diagnosis）

診断の基本は身体所見であり，これをサポートする情報として画像検査を利用する．フリーエアを証明すれば確定診断となるが，フリーエアを認めない消化管穿孔も 10％弱存在する．

病歴と身体所見から上部消化管穿孔が強く疑われる場合には他の疾患である

と判明しないかぎりは消化管穿孔は鑑別から下ろさない方がよい．審査腹腔鏡もオプションである．

フリーエアのない消化管穿孔があるのとは逆に，消化管穿孔ではないフリーエアも存在する[5]．これは腹腔内病変に伴うものと胸腔に原因があるものに分けられる[6]．

① **腹腔内病変に伴うもの**
- 腸管気腫症（PIP: primary pneumatosis intestinalis）
- ガス産生性の細菌*感染に伴うもの
（細菌性腹膜炎[7]・膿瘍破裂・穿孔性子宮留嚢腫[8]・気腫性胆嚢炎など）
- 腹部操作に起因するもの（腹腔穿刺・腹膜透析・子宮の操作など）
- 術後

② **胸腔に原因があるもの**
- 陽圧人工換気に伴うもの

*ガス産生性細菌というと *Clostridium* 属などの嫌気性菌が代表的であるが，大腸菌など医師が嫌気性菌と認識している以外の菌種でもガス産生は起こる．というのも，嫌気性菌には偏性嫌気性菌（大気レベルの酸素に曝露することで死滅する）と通性嫌気性菌（酸素を利用できる）があり，日常診療では偏性嫌気性菌を"嫌気性菌"とよんでいる．つまり，生物学的には大腸菌は嫌気性菌（通性嫌気性菌）に分類されている．

7 上部消化管穿孔の治療方針（Strategies）

消化管穿孔の治療の原則は診断がつき次第手術であるが上部に限れば保存的治療という選択もある．保存的治療の問題点は，幅広く行われているが明確な施行基準がないことにある．メリットは手術を回避できること，デメリットは入院期間が長くなること，救命という意味ではリスクが増す可能性があることがあげられる．逆に手術治療のメリットは痛みから早く解放されること，入院期間が短くなること，デメリットは手術のリスクと負担ということとなる．

1 非手術治療

保存的治療が奏効するケースがあることは昔から知られているにもかかわらず，いまだ保存治療の対象を選択するよいクライテリアがないことが一番の問題となっている．

Crofts らの保存治療適応[9]によると発症 24 時間以上で腹痛が十分に局在し

ているものとしている．この文献では水溶性造影剤（ガストログラフィン）にて穿孔部からの漏出が止まっていることの確認と，24時間以内は診察を頻回に行うこと，70歳以上は保存的治療に適していないことが強調されている．
　統一見解がない以上，施設毎に判断するしかない，以下は1例．

＜上部消化管穿孔の保存的治療施行基準例＞
発症早期に来院したケース
　1．年齢70歳未満
　2．本人とコミュニケーションがとれること（痛み程度が十分評価できる）
　3．他に重篤な既往症がない（心疾患・呼吸疾患など）
　4．発症時が明らかであること
　5．バイタルサインに異常がない
発症から時間経過して（数日後に）来院したケース
　1．自覚症状が改善傾向
　2．身体所見上汎発性腹膜炎ではない

　高齢者で合併症が多いからという理由で手術を回避するのは標準的な判断とはいえない[9]．Bucherらは，全身状態不良での手術回避もありとする発表をしている[10]が，保存治療での死亡率が30％と報告されているので，よほどのハイリスクで手術＝死亡もしくは高度合併症を抱えた望まれない終末期という予想がつかないかぎりは許容されないであろう．

＜保存的治療の内容例＞
　1．腸管の安静（絶飲食）
　2．補液および脱水の補正
　3．経鼻胃管による減圧（必須ではないかもしれない）
　4．抗潰瘍薬（PPIもしくはH_2ブロッカー）
　5．抗菌薬の投薬（ampicillin-sulbactamなど）

　重要なことは，施行基準でも治療内容でもなく治療の中止基準である．どういう場合には保存治療をあきらめて手術を考慮しなくてはならないかを治療開始前に確認しておかないと，奏効していないにもかかわらずダラダラと保存治療が継続されてしまう可能性がある．

4. 上部消化管穿孔

＜保存治療の中止基準例＞
- バイタルサインや循環に変動があるとき（呼吸異常，低血圧，頻脈，尿量の低下，高熱など）
- 痛みが改善しないとき
- 腹部所見が改善しないとき

これらをいつ判断するかというと，発症から12時間以上経ってから手術した場合には死亡率・合併症ともに有意に上昇するとの意見があるので[11]，入院して半日以内には保存治療継続可能か否かを再評価すべきであろう．

2 穿孔性十二指腸潰瘍の手術

穿孔性十二指腸潰瘍のほとんどは球部前壁穿孔であり術式としては大網充填などの穿孔部閉鎖術が第一選択となる（図4）．腹腔鏡下手術は開腹手術よりも手術時間は長くなるが，術後疼痛の軽減，入院期間の短縮創感染の減少の点

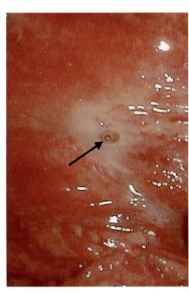 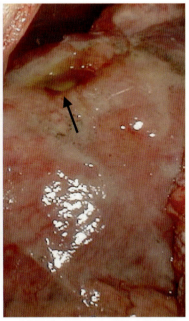

図4 ■ 術中所見
左：十二指腸潰瘍，典型例では文房具の"パンチ"で穴をあけたごとくきれいな円形の小孔を認める．
右：胃潰瘍，穿孔は比較的大きく，周辺の壁肥厚部も範囲が広いことが多い．

で優れている[12].

③ 穿孔性胃潰瘍の手術

　穿孔性胃潰瘍に対する治療の第一選択は穿孔部を含む幽門側胃切除となる．Type Ⅱ もしくは Type Ⅲ ならば減酸手術（acid reduction surgery）の必要があるので，幽門部のみの切除ならば迷走神経切断術の追加が必須となり，そうでなければ亜全摘が必要となる．手術が穿孔部閉鎖では不十分である理由として再発が多い点，NSAIDs などの原因薬物の治療が終了できないことがある点，胃癌の可能性がある点などがあげられる．ただし，消化性潰瘍はピロリ除菌などを含めた薬物療法がこの 20 年で大きく変わってきているので，いきなり大きな処置を行うのに躊躇がある場合には穿孔部閉鎖で終了するのは妥当な判断であろう．本邦では，胃癌に対する手術はリンパ節郭清を重要視しており，穿孔時に切除するより診断と病期を確定させてからの再手術を好む傾向にある．

　基礎疾患や全身状態などで胃切除術に耐えられない場合のオプションとして，

- 部分切除（local excision）
- 大網充填＋生検（biopsy ＋ patch closure）

がある．Type Ⅱ もしくは Ⅲ の胃潰瘍ではこれに迷走神経切断術を追加することが推奨されている．

　手術時に進行胃癌が強く疑われたが十分な切除ができないと判断した時には大網充填がよいと思われる．

④ 重症例に対する手術

　分類の項でいう第三相に至っている症例．発症から数日を経ており重度の脱水からショックに至っている．この場合に重要なのは消化管穿孔だからといって慌てて手術場に駆け込まないこと．脱水の程度によっては体重の 10％ 近くを喪失している．この状態で麻酔がかかると循環虚脱からさらなる低血圧や，ときに心停止を起こしかねない．治療の第一は脱水の程度を推測し十分量の補液を行うことにある．仮に体重 60kg で重症脱水であれば 6L を喪失している可能性もある．術前には少なくともこの 2/3 程度（4L？）は補正をすべきであろう．

　術式は救命を第一に考えた方法を選択する．

5 難治性十二指腸潰瘍の手術

- 十二指腸に大きな穿孔や高度の変形・狭窄がある（通過障害をきたしている）
- 2度目の穿孔
- 潰瘍治療中の発症
- ピロリ菌除菌後の発症
- 何らかの理由で薬物療法ができそうにない場合（通院しそうにない人など）

などの場合には手術後の薬物療法が奏効しない可能性を考えて，減酸手術（acid reduction surgery: definitive surgery）を考慮する必要がある．
　オプションとしては
　①幽門形成＋迷走神経切断術（V&P: vagotomy & pyloroplasty）
　②幽門部切除術＋迷走神経切断術（V&A: vagotomy & anterecotomy）
　③胃亜全摘術（subtotal gastrectomy）
など．再発率低下の意味ではV&PよりもV&Aが勝るが，合併症率も上昇する．

6 H. pylori 除菌治療

　手術で穿孔部の単純閉鎖のみを行った場合には，ピロリ菌のチェックと陽性であった場合に除菌治療（Anti-H. pylori therapy: eradication）を行う．除菌治療とPPIを併用することによって1年後の潰瘍再燃率が4.8％に減少する[13]．

8 腹膜刺激症状を伴わない上部消化管穿孔に注意

　胃十二指腸潰瘍穿孔のように典型的な上部消化管穿孔は汎発性腹膜炎となり身体所見でも腹膜刺激症状を認める．身体所見で腹膜刺激症状がなく症状も軽微なのに画像でフリーエアがあるときには，潰瘍穿孔部がすでに大網などの組織でシールされているのではないかと考えるのが通常だ．つまり，腹膜刺激症状を伴わない上部消化管穿孔は緊急手術をしなくても大丈夫ということになる．想定している穿孔部位がフリーの腹腔内に接している部位（胃および十二指腸球部）の場合にはそれでよいのだが，ときにそうでない上部穿孔がある．十二指腸の下行脚より肛門側で穿孔があり，穿孔部が腹腔に面していない場合には消化管内容は後腹膜腔に漏れるのみなので痛みは出ても腹膜刺激症状は出ない．

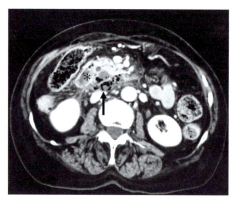

図5 ■ 穿孔性十二指腸憩室の CT 像
膵の背側で十二指腸下行脚（＊）の内側にエアを伴う液貯留（十二指腸憩室）を認める（矢印）．穿孔していない憩室では通常エアのみの像となる．

　外傷では自転車のハンドル損傷などでの十二指腸下行脚損傷が有名で，疾患では十二指腸憩室の穿孔などがある（図5）．腹膜炎にはならないが，後腹膜が汚染されて敗血症へと進展する．

　消化性潰瘍では後腹膜側は穿通病変となることが多い．この場合には潰瘍底の深さが十二指腸壁を越えていても（出血や狭窄がなければ）そのこと自体が問題となることはない（つまり，消化管内容は潰瘍底を越えて後腹膜に広がることはない）．十二指腸から後腹膜への穿孔を見たときに「潰瘍穿通と思うけど腹腔内に漏れてないから大丈夫，腹膜刺激症状もないし……」と考えてしまうと危険かもしれない．場所が同一でも穿孔と穿通は病態が異なる．

　後腹膜側への十二指腸穿孔をどうするかは議論のあるところで，保存治療や内視鏡での治療報告もあるが手術をしているのが多数派なようだ[14]．

■参考文献

1) Grassi R, Romano S, Pinto A, et al. Gastro-duodenal perforations: conventional plan film, US and CT findings in 166 consecutive patients. Eur J Radiol. 2004; 50: 30-6.
2) Miller RE, Nelson SW. The roentgenological demonstration of tiny amounts of free intraperitoneal gas: experimental and clinical studies. Am J Roentgenol Radium Ther Nucl Med. 1971; 112: 574-85.
3) Levine MS, Scheiner JD, Rubesin SE, et al. Diagnosis of pneumoperitoneum on supine abdominal radiographs. AJR Am J Roengenol. 1991; 156: 731-5.
4) Donovan AJ, Beme TV, Donovan JA. Perforated duodenal ulcer: an alternative therapeutic plan. Arch Surg. 1998; 133: 1166-71.

5) MacGline FB, Vivion CG Jr, Mwie L. Spontaneous pneumoperitoneum. Gastroenterology. 1966; 51: 393-8.
6) Williams NM, Watkin DF. Spontaneous pneumoperitoneum and other non-surgical causes of intraperitoneal free gas. Postgrad Med J. 1997; 73: 531-7.
7) Chen CK, Su YJ, Lai YC, et al. Gas-forming bacterial peritonitis mimics hollow organ perforation. Am J Emerg Med. 2008; 26: 838. e3-5.
8) Tsai MS, Wu MH. Images in clinical medicinne. Pneumoperitoneum due to spontaneously perforated pyometra. N Engl J Med. 2006; 354: e23.
9) Crofts T, Park K, Steele R, et al. A randomized trial of non-operative treatment for perforated peptic ulcer. N Engl J Med. 1989; 320: 970-3.
10) Bucher P, Oulhaci W, Morel P, et al. Results of conservative treatment for perforated gastroduodenal ulcer in patients not eligible for surgical repair. Swiss Med Wkly. 2007; 137: 337-40.
11) Svanes C, Lie RT, Svanes K, et al. Adverse effects of delayed treatment for perforated peptic ulcer. Ann Surg. 1994; 220: 168-75.
12) Lunevicius R, Morkevicius M. Comparison of laparoscopic vs open repair for perforated duodenal ulcers. Surg Endosc. 2005; 19: 1565-71.
13) Ng E, Lam Y, Sung J, et al. Eradication of *Helicobacter pylori* prevents recurrence of ulcer after simple closure of duodenal ulcer perforation. Ann Surg. 2000; 231: 153-8.
14) Tohrson CM, Puz Ruiz PS, Roeder RA, et al. The perforated duodenal diverticulum. Arch Surg. 2012; 147: 81-8.

5 下部消化管穿孔

Lower GI Perforation

　上部消化管穿孔の典型である十二指腸潰瘍が若年から壮年に多いのに比べて，下部穿孔は高齢者に多い．それゆえ罹患者は様々な，ときに重篤な基礎疾患を有している．早期に敗血症に移行し重症化するので，診療にあたる医師の診断・判断・治療内容が患者さんの生死に直接かかわることになる．

1 下部消化管穿孔の分類と程度 (Classification & Staging)

1 原因疾患 (Etiology) について

　上部消化管穿孔と異なり原因疾患は多岐にわたる．治療法は原疾患によらず，病態と病状によって決定されるので，診断から初回手術の段階で原疾患の診断にこだわる必要はない．

　トライツ靭帯の部から直腸腹膜翻転部までの間で穿孔すれば下部消化管穿孔．以下はおもな原因

①小腸に起こるもの
- 小腸潰瘍（消化性潰瘍，薬剤性；抗腫瘍薬，炎症性腸疾患，血管炎症候群）
- 小腸憩室炎
- 腫瘍（原発性；GIST, neurofibroma など，転移性；肺癌，リンパ腫など）
- 異物（魚骨，とがった金属，PTP など）
- 外傷性*

*外傷による小腸損傷は遅発性のことがあるため，本人が関連づけていないと「腹部外傷」ではなく単に「腹痛」として受診することがある．

②大腸に起こるもの
- 腫瘍（腫瘍部が穿孔する場合と，大腸閉塞によって盲腸が穿孔する場合）
- 宿便性穿孔*
- 結腸憩室穿孔

- 大腸内視鏡（無理な操作による剪断，ESD などの治療行為によるもの）
- 異物（魚骨などの経口異物，嗜好などで肛門から異物を挿入したもの）
- 潰瘍（炎症性腸疾患，血管炎症候群など）

「穿孔性虫垂炎」は（狭義の）消化管穿孔ではない．理由は虫垂が穿孔しても腹腔内に腸液が流出しないからである．虫垂炎になったからには虫垂根部は閉塞しているのでたとえ破けていてもここから腸液は出ない．

> *宿便性穿孔（stercoral perforation）：大腸内（S 状結腸に多い）に硬い大きな宿便がありこれにより大腸壁が圧迫壊死を起こして穿孔する病態．致死率が高く重篤な疾患である．

2 穿孔の程度（Staging）について

古い文献ではあるが結腸憩室穿孔について重症度分類をした"Hinchey 分類"が憩室炎の staging としてよく利用されている．下部消化管穿孔の staging として利用できるので紹介しておく．以下は Hinchey のオリジナル[1]ではなく，若干 modify した分類法[2]である．

表1 Modified Hinchey's classification

Stage	Clinical features
0	Mild clinical diverticulitis
1a	Confined pericolic inflammation or phlegmon
1b	Confined pericolic abscess
2	Pelvic, intra-abdominal, or retrocolic abscess
3	Generalized purulent peritonitis
4	Generalized fecal peritonitis

余談であるが……憩室炎の穿孔（穿孔性憩室炎）と憩室穿孔は異なる，と筆者は考えている．前者は炎症を起こした憩室が穿孔したもので，前段階として（穿孔していない）憩室炎が存在する．後者はこれとは違って，通常大きな憩室に硬い大きな糞石が詰まっていて，これによる粘膜の圧迫壊死で穿孔を起こす．穿孔してはじめて疾患となるので前段階で憩室炎のような症状はない．病態としては宿便性穿孔と同じ．一方で大腸憩室炎は憩室の micro perforation による周囲の炎症と考えられている．大腸内腔と腹腔が大きく交通するとはかぎらない．一方，憩室穿孔は腹腔と大腸内腔が大穴でつながる．そう考えると

憩室炎が重症化していって起こり得るのは通常 Hinchey 分類の Stage 3 までであり，Stage 4 は憩室炎の穿孔ではなく憩室穿孔で起こり得る病態と解した方が自然と思われる．

2 下部消化管穿孔の病歴（History）

消化管穿孔の常として，発症様式は sudden onset であり痛みの性状は continuous pain となる．しかしながら，罹患者が高齢者であるので基礎状態ゆえ十分にコミュニケーションできない場合も少なくないだろう．痛みは強いが上腹部穿孔のような冷や汗かいてうんうん唸るような痛み方*というよりは，じっと痛みに耐えているという感じのパターンが多い．

上部穿孔が重症化すると脱水から循環虚脱してショック（hypovolemic shock）に至るが，重症下部穿孔の病態の本質は敗血症である．このため，腹痛以外に高熱（逆に低体温）呼吸不全（頻呼吸）分配性ショック（distributive shock）などの症状が目立ってくる．ときに敗血症の症状だけが目立つあまり，感染症としてだけのワークアップ・マネージメントで止まってしまうことがあるので注意を要する．

小腸穿孔で，穿孔時から腸液が大量漏れるような場合*には上部穿孔同様に発症から早いタイミングで受診することが多く，そのプレゼンテーションも上部のそれに近い．一方，穿孔頻度の高いS状結腸で穿孔部が腸間膜側であった場合には，壁が完全に裂けていても腸間膜の中にだけ漏れて漿膜で保たれていると必ずしも強い症状にならない．反跳痛もない．このタイミングでは受診しても軽症と思われてしまいがちだ．やがて漿膜が裂けて便が腹腔内に漏れるといよいよ汎発性腹膜炎となって来院する（運ばれる？）．便性腹膜炎の代表である「宿便性穿孔」や「憩室穿孔」ではこのパターンをとることがある．初回の裂け（痛み）は排便でいきんだ後に起こるのも特徴だ．高齢で便秘がちな患者さんが「トイレのあとから下腹部が痛くなった」ときはつねに宿便性穿孔を念頭においた方がよい．

その他聞いておくべき事項としては，魚骨や鶏骨などを食べた可能性と入れ歯の有無（噛まずに飲み込みやすい），膠原病など血管炎をきたす病歴，悪性腫瘍と化学療法の有無など．

＊上部穿孔では胃液，胆汁といった消化液の原液（きわめて組織障害性が高い）が腹膜に触れるためか？　とにかく自発痛が強い．一方，下部穿孔では消化液はすでに変性（発酵？）もしくは吸収されており漏れるのは便なので刺激性の意味で

はこれらに劣るのかもしれない．

3 下部消化管穿孔の身体所見 （Physical examination）

　ひとことでいえば汎発性腹膜炎に尽きる．これぞ "リバウンド！" とでもいうべき典型的な反跳痛を腹部全般に認める．自発痛よりも圧痛よりもとにかく反跳痛が目立つ．筋性防御も無論あるのだが，上部穿孔のような "board like rigidity" とはならず風船を膨らませたような感じとなる．慣れていないと硬さがわからず「反跳痛はしっかりあるけど，お腹は軟らかい」という発言を初学者からよく聞く．きっとその前に診たのは上部穿孔なのだろう．この状態で詳細な圧痛点を求めるのは困難であり，おおまかな4区分か6区分で判断できればよい．

　進行すれば敗血症性ショックの所見が目立つようになり，高体温/低体温（後者が多い印象），頻呼吸，末梢冷感などを認める．ショックから代謝性アシドーシスに至れば下肢などに網状斑（mottling）を認める．稀な所見だが皮下気腫がある．これは大腸穿孔が腸間膜側に裂けてここにエアが漏れ出した際に，後腹膜から側腹筋を伝わって皮下に達する（急性膵炎で有名な皮下出血：Gray Turner's sign の出現と同じ経路）．

　病歴の繰り返しになるが大腸穿孔の多くを占めるS状結腸では，穿孔が間膜内にとどまっていると反跳痛も筋性防御もない．この病態をこの時点で診断するか，間膜が破けてそれこそ汎発性腹膜炎となってから診断するかでは救命率が大きく異なってしまうので，先の病歴と含めて「壁が穿孔していても腹膜刺激症状が出ない病態」を知っておく必要がある．

4 下部消化管穿孔の初期診断と鑑別疾患 （Early & Differential diagnosis）

　初期診断の目的は開腹すべきかどうかを見極めることであって，疾患を特定することではない．身体所見で腹部全般の反跳痛と筋性防御を認めたらあれこれ考える余地はない．あえて鑑別というならば，

- 急性膵炎（反跳痛認めることあり）
- 急性虫垂炎（膿性腹水が腹部全体に広がるタイプ）
- 上部消化管穿孔
- 腸管壊死

といったところ．さらに重症となり敗血症の状態であれば，腹痛＋敗血症で手

術じゃない病態など急性胆管炎くらい．ただし，こちらは汎発性腹膜炎にはならない．

5 下部消化管穿孔の検査 (Examinations)

身体所見が汎発性腹膜炎ならば治療方針は開腹手術となる．検査にいたずらに時間を費やすべきではない．下部消化管穿孔を疑うケースに対して検査を行う意義は穿孔の診断や部位，原因疾患を特定させることではなく，急性膵炎などの保存治療可能疾患を除外することと，もう1つは重症疾患に対する集中治療を開始するにあたっての「初期値」を把握することにある．

1 血液検査

診断に有用な検査値はとくにない．全身評価（脱水，貧血，凝固異常など）や重症度評価（APACHE II などのスコアリング）として行う意義の方が大きい．

2 単純X線 (図1)

フリーエアが一定量あれば消化管穿孔の診断は可能だが，特異度の高い所見はとくにない．一般に下部穿孔では上部にくらべてフリーエアが少ない傾向にある．とくに小腸穿孔ではまったくなくても珍しくない．ただし，肛門側に近い大腸穿孔ではエアが目立つことがある．とくに大腸内視鏡に起因した穿孔では送気に伴って大量のフリーエアとなる．

いわゆるフリーエアとは別に，間膜や組織にトラップされたエアが"腸管外ガス（extraluminal air）"として認識されることもある．X線を見るときはガス像を見たら必ずそのガスがどこにあるガスなのか考えながら見るようにしよう．

3 超音波検査

重症例ほど腹水やフリーエアが多くて精査に不向きであり，疾患特定できないことが多い．有用性としてはフリーエアの確認と，腹水をエコーガイド下に穿刺して性状*を調べることができる点にある．

*胆汁性の腹水ならば下部穿孔の証明となる．混濁度が低い場合には腹水を生化学に提出してビリルビン値とアミラーゼ値を血清値と比較すれば，腸液が混じっているのか否か判断できる．

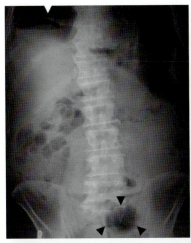
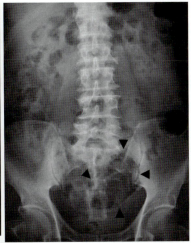
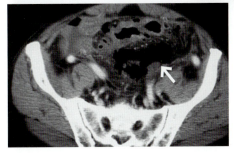

図1 ■ S状結腸憩室穿孔の例
左は立位像．白矢頭に横隔膜下のフリーエアを認めるので消化管穿孔とわかる．これとは別に，黒矢頭で囲まれたガス像は立位でも右の臥位でも一定の位置にあり，かつ管腔を示す襞がはっきりせずその径も大きい．横隔膜のフリーエアと合わせて考えれば，管腔外エア（extraluminal air）の可能性が高いと判断できる．この位置に出現するならばS状結腸の穿孔が疑われる．
下のCT（同一症例）では肥厚したS状結腸に憩室が多発し，間膜内にextraluminal gasがある（矢印）．

④ 腹部CT（図1）

　他の画像に比べれば疾患特定に優れているが，それでもわからないことはいくらでもある．上部か下部かおおまかに目安がついていて開腹を決定しているならばCTを撮る意義は低い．すでに腎機能低下しているような症例にあえて造影CTを撮る必要はないし，造影できないからという理由だけで詳細の見難い単純CTを撮るのもスマートでない．

CTが最も有用と思われるのは，病歴/身体所見で説明した間膜や後腹膜が裂けて腹膜刺激症状を伴わない場合である．このようなケースで腸管外に洩れた便やガスを見つけるには優れている．

6 下部消化管穿孔の確定診断（Definitive diagnosis）

原因疾患を確定診断する必要はまったくない．確定診断は手術所見によって行われることがほとんどであるので，臨床診断としては下部消化管穿孔もしくはこれを強く疑う，というところまででよい．穿孔を客観的に確定するという意味ならば，
　①画像的に「管腔外エア」を証明する（必ずしもフリーエアでなくともよい）
　②腹水の性状が「腸液or便汁」であることを証明する
のいずれかを行えばよいと思われる．

7 下部消化管穿孔の治療（Strategies）

病態のメインは敗血症であるので，これに対して直ちに治療を開始する．敗血症の治療の基本は
　①蘇生：resuscitation
　②抗菌薬：antibiotics
　③原因の除去：source control
の3つであり，①は呼吸不全やショックに対する治療（人工換気の適応，early goal directed therapy[3] など）．②は腸内細菌および嫌気性菌をカバーする広域抗菌薬（PIPC/TZなど）を直ちに開始すること．③は手術に他ならない．

手術の方法としては穿孔の程度によって様々なオプションがあるので，救命第一としながら患者さんの負担度を勘案して決める．
　1）穿孔部単純閉鎖：simple closure
　2）穿孔部切除吻合：partial resection & primary anastomosis
　3）穿孔部切除吻合＋口側部双孔式ストーマ：
　　　　　　　anastomosis & diverting enterostomy
　4）穿孔部切除＋単孔式ストーマ：endocolostomy（± mucus fistula*）
＊病変部が肛門から離れた部位である場合で肛門側断端の縫合不全が憂慮されるならばこちらもストーマとして体外に導出する方法：機能的には消化管でなくなる

ので"stoma"ではなく"fistula"とよぶ.
などの方法がある.

　1）2）は病変部を閉じる方法．汚染がなく全身状態がよい例にしか適用されない．3）は最近目にすることが多い．病変部を切除吻合した上で，回腸ストーマなどをおいて吻合部を保護するもの．2回目の手術を容易にする効果があるが，その分1回目の手術に手間をかける訳であるので，どうせ2回手術するならばよりコンディションの悪い1回目に手間をかけるのはどうであろうか？　4）はS状結腸に対して行えばいわゆる「ハルトマン手術」であり，これが安全で確実.

　以前は外傷のみの概念であった damage control surgery が非外傷手術にも応用されつつある．下部穿孔でいえば初回手術はとりあえず穿孔部のみを切除してその両端はステープラーで閉鎖したまま腹腔内に残し，NPWT（negative pressure wound therapy）を用いた一時的腹壁閉鎖を行っておいて48～72時間後に2回目の手術で吻合なりストーマ作成などを行う．一期的手術をしても結局2回目以降の手術を要するならば予定して2回行った方がよいのでは？とか，一期的手術をして数日以内に亡くなってしまうならば1回目はソースコントロールの最低限に処置をとどめて改善を待ち，なんとか命をもたせて次につなげるというのがコンセプトとなっている．1回で済む手術を2度行う必要はなく，対象となるのはどの程度の重症度なのか？　などの問題がある．APACHE II スコア≧11を対象に二次性腹膜炎に対して「一期的手術を行い，必要に応じて2回目以降の手術をする群＝"on-demand"」と「予定して2回手術する群＝"planned relaparotomy"」を比べた研究では両者の差を認めていない[4]．したがって，安易な damage control surgery は避けるべきで，著しくバイタルサインが不良の際や，外傷などの際に準じて低体温・アシドーシス・凝固障害（lethal triad）が観察されるときに限るべきであろう.

　本邦発の治療法としてこのような敗血症性の外科的疾患にはエンドトキシン吸着療法が試みられている．保険適用もある．RCT で early goal directed therapy 単独と比較した試験で有用性を示した文献[5]もある．ただし，この文献は letter to editor で反論がいくつも掲載されている．逆に生命予後・ICU 滞在期間ともに改善しなかったとの研究[6]もある．比較的最近のメタアナリシス

では十分なエビデンスがないと結論づけている[7]．10年ほどを経ていまだ肯定と否定の両者の意見があり敗血症治療における位置づけとしては"研究的もしくは効果が期待されない治療"にカテゴライズされている（UpToDate）．これだけ年数を経て"昇格"していないところを見ると，筆者としてはタンパク分解酵素阻害薬と同じ運命（消えてゆく）をたどりそうな気がする．

■参考文献

1) Hinchey EJ, Schaal PG, Richards GK. Treatment of perforated diverticular disease of the colon. Adv Surg. 1978; 12: 85-109.
2) Gielens MPM, Mulder IM, van der Harst E, et al. Preoperative staging of perforated diverticulitis by computed tomography scanning. Tech Coloproctal. 2012; 16: 363-8.
3) Dellinger RP, Levy MM, Carlet JM, et al. Surviving sepsis campaign: international guidelines for management of severe sepsis and septic shock: 2008. Crit Care Med. 2008; 36: 296-327.
4) van Ruler O, Mahler CW, Boer KR, et al. Comparison of on-demand vs planned relaparotomy strategy in patients with severe peritonitis: a randomized trial. JAMA. 2007; 298: 865-72.
5) Dinna N, Massimo A, Roberto F, et al. Early use of polymyxin B hemoperfusion in abdominal septic shock the EUPHAS randomized controlled trial. JAMA. 2009; 301: 2445-52.
6) Vincent JT, Laterre PF, Cohen J, et al. A pilot-controlled study of a polymyxin B-immobilized hemoperfusion cartridge in patients with severe sepsis secondary to intra-abdominal infection. Shock. 2005; 23: 400-5.
7) Fujii T, Ganeko R, Kataoka Y, et al. Polymyxin B-immobilized hemoperfusion and mortality in critically ill adult patients with sepsis/septic shock: a systemic review with meta-analysis and trial sequential analysis. Intensive Care Med. 2018; 44: 167-78.

第2章 熟知すべき代表的な外科疾患

6

胆石症/急性胆嚢炎

Bilialy Colic & Acute Cholecystitis

　大きな石であれば胆嚢頸部に，小さな石であれば胆嚢管に嵌りこんで胆嚢内腔圧が上昇することによって発症する．有症状胆石症*/胆石発作と軽症の急性胆嚢炎を初診のワンポイントの診察で線引きすることは困難で，数時間経過して症状が消失したかどうかでしかわからない．したがって，初診時の評価としては，症状軽微で帰宅させる場合には有症状胆石症とし，痛みが強くて入院させるならば診断名は急性胆嚢炎とするのが実践的と思う．

　　*語彙を正確に用いるならば，胆石というと胆嚢/総胆管/肝内胆管のいずれにある結石をも指す．普段，胆石症と称しているのは正確には「胆嚢結石症」ということになるが，ここまでこだわらなくてもよいのでは？　という気がする．この項では「胆石症」＝「胆嚢結石症」として話を進めることにする．

1 結石の成因について

細かい分類はあるのだが，おおまかには

- コレステロール結石： cholesterol stone
- 色素結石　　　　　： pigment stone

に二分される．

　若年女性の多くはコレステロール結石であり，何らかの原因で赤血球崩壊が促進している（遺伝性球状赤血球症，易出血性：抗凝固薬/抗血小板薬の服用など）場合には色素結石が多い．

　石の成因自体と症状や病態が相関するわけではないので，基本的には成因を重要視する必要はない．

2 胆石症/急性胆嚢炎の病態と自然経過（Pathology & Natural course）

1 急性胆嚢炎が重症化するパターン

　胆石発作が治まらず頸部あるいは胆嚢管に胆石が嵌頓し胆嚢が緊満した状態が続くと頸部にて胆嚢血管が圧迫される．血管が圧迫されると動脈より先に静脈還流が悪くなるので胆嚢壁に浮腫をきたす．この状態が早期の急性胆嚢炎である．物理的な問題で発症した訳であるので，この時点では感染症ではない．いわば「非感染性胆嚢炎」．

　急性胆嚢炎の状態が持続して胆嚢内の胆汁がうっ滞し，ここに腸内細菌が感染するのが次のステージとなる「感染性胆嚢炎」．感染すると胆汁は酸性に傾き，色は黄色から緑/黒色へと変化する（ビリルビン→ビルベリジン）．

　感染すると胆嚢内は事実上膿瘍であるわけなのでさらに内圧が上がり壁に圧がかかる．炎症が進むので胆嚢の血流量は増加するが頸部で胆嚢血管は圧迫されているので相対的に胆嚢壁の血流は不足して虚血となり，胆嚢の粘膜は壊死脱落する（この時点で胆嚢内溶液は暗赤色/黒色）となる（壊疽性胆嚢炎）．

　さらにこの状態が続くと壁全層が虚血となり，とくに血流の乏しい底部の壁が全層壊死となり菲薄化して透過性を有する．これが"胆嚢穿孔"である（oozing rupture）．決して，パンパンに張った胆嚢壁が何かの拍子に「パーン！」と破けるわけではない．この状態を壁外からみると胆嚢底部の一部が緑色に変色していて周囲に胆汁があるが肉眼で穴は見えない．

　虫垂炎の場合には穿孔すると汎発性腹膜炎に移行することが多いが，胆嚢炎では汎発性腹膜炎は少ない．穿孔が胆嚢床側であればそもそもフリーの穿孔とならないが，free wall側でも穿孔の前段階の炎症の時点で周囲組織（大網や結腸など）で胆嚢がseal offされていることが多いために，漏れた胆汁（つまり膿汁）は腹部全体に広がらず周囲にとどまっている．これが胆嚢周囲膿瘍（peribladder abscess）とよばれる．

　以上は胆嚢局所の所見であるが，胆嚢炎に細菌感染がかぶった段階で全身的には敗血症へ移行する危険が出てくる．どの段階でそうなるのか，一応ではなく患者さんの免疫状態（年齢も含めて）が大きく影響する．

2 急性胆嚢炎が停滞するパターン

　一度は急性胆嚢炎に移行したものの，感染が成立せずその状態でとどまった

場合．増悪しないかわりに嵌頓した胆石も動くことなく胆嚢管を閉鎖したままの状態が継続する．あるいは石はどいたが急性期の炎症で胆嚢管の内腔が閉鎖してしまった状態．胆嚢内腔は胆道との交通を断たれ，新たな胆汁の供給はない．このまま長期化すると胆嚢内の胆汁は胆嚢粘膜からの分泌と再吸収を繰り返し，最終的に胆汁は吸収され胆嚢粘膜からの粘液のみとなる．この内溶液は透明白色の液（white bile）となりこれが「胆嚢水腫（gallbladder hydrops）」とよばれる状態である．

急性胆嚢炎がよくなりきらずある程度のところで安定化した状態と考えられる．胆嚢は常に緊満して収縮することがなく，再び有症状化する可能性が高い．

③ 慢性胆嚢炎となるパターン

軽度の急性胆嚢炎を繰り返したり，急性胆嚢炎が保存的に治癒した場合などではそのつど炎症を起こした粘膜が壊死，脱落を繰り返して内腔が徐々に狭小化している．壁全層の炎症を起こせば壁が線維化して硬くなる．小さくなる程度が甚だしい場合にはいわゆる萎縮胆嚢とよばれる状態となる．

正常胆嚢は軟らかいが慢性胆嚢炎は硬い．このため正常胆嚢は肝臓との付着面（胆嚢床）が平面なのに比べて慢性胆嚢炎では肝臓側に凸面となっている（肝を圧迫している）．

④ 胆石が存在しないパターン

無石性胆嚢炎とよばれる状態．胆嚢管閉塞の原因が胆石と断定できないときにこうよんでいる．本当に石は存在せず胆嚢管が閉鎖している状態や，胆泥とよばれる石とはいえないゲル状物質が原因となっているもの，あるいは画像的に捉えられないだけで実際は小さな結石が原因となっている場合など，様々ある．高齢者に多い．

無石性胆嚢炎という用語については，術前診断として扱われてきたが，最近は結果的に本当に結石がないもののみをいう傾向にあるようだ．後述の胆嚢梗塞などもこれに分類されているのかもしれない．嵌頓の直接原因となっている結石は確認できないが胆嚢内に胆石は見えている，という場合はこれには該当しない．

3 胆石症/急性胆嚢炎の病歴（History）

1 胆石症の病歴

　食後3時間前後（胃内容が十二指腸に移動するタイミング）に始まる心窩部〜右季肋部痛で，しばしば右背部痛を伴う．パターンとしてはacute onset, continuous pain．脂っこいものを食べたあとの発症が多いので，夕食後が多く必然的に来院するのは夜中，つまり，当直帯で診ることになる．嘔吐は伴うこともあるが，メインの症状とはならない．主たる症状というよりは痛みに伴うものと解する方が自然．

　胆石や尿管結石などの"石系"の痛みの特徴としては七転八倒するような強い自発痛であること（腹膜刺激症状がないので七転八倒できる）と，はじまりも終わりもモードを切り替えたように「すごく痛い」から「ぜんぜん痛くない」に一気に変化することにある．来院すると鎮静薬を使用されることも多いので，「痛み止めを使ったので今痛くありません」という場面をよく目にするが，さっきまで上腹部痛で唸っていた人がすっきりした顔をしていたら痛み止めが効いたと思うよりは"胆石かな？"と思った方がよいかもしれない．

　よく4F（Forty Female Fat: obesity Food: post-prandial）と称されるように胆石発作は比較的若年者に多い．ただ，10歳代〜20歳代前半，とくに男性では決して典型ではないのでこういう場合はHS: 遺伝性球状赤血球症も考慮にいれる．AD: 常染色体優性遺伝なので親が胆嚢/脾臓の手術をしたかどうかを訊ねるとよい．

2 急性胆嚢炎の病歴

　基本的な発症様式は胆石発作と同じであり，病歴としての違いは数時間で治まるか遷延するかの違い．来院までにすでに数日の経過を経ているものははじめから胆嚢炎といってよいであろう．

　胆嚢炎の病歴で注意すべきは重症化のリスクファクターであり，高齢者/糖尿病/易感染性: ステロイドユーザーなどを把握しておく必要がある．

4 胆石症/急性胆嚢炎の身体所見

　腹部の膨満は通常なく，腸雑音も重症化していなければ聴取できる．圧痛は心窩部から右季肋部にある．壊疽性胆嚢炎や穿孔性胆嚢炎でなければ反跳痛や

筋性防御はない．背部痛は自覚していない場合も多いので，右肩甲骨下角の下あたりに手を触れて「ここも痛いですか？」と聞くとよい．

　胆嚢の位置に留意する必要がある．みんな同じように右季肋部にあるとはかぎらない．胆嚢が痛いのだから，胆嚢のある位置で所見をとらねば陽性にならない．Murphy徴候が最も有名であるが，これは吸気時に肝臓と胆嚢が尾側に移動した結果，肋骨の下に隠れていた胆嚢が腹側から触れやすくなることを利用している．したがって，腹部から容易に触れる位置に胆嚢があればMurphy徴候をチェックする意義は乏しい．逆に，右横隔膜が極端に挙上していて，吸気時にも肝臓/胆嚢が肋骨弓まで移動してこなければ，右季肋部から腹部所見をとっても陰性にしかならないだろう．こんな場合には胆嚢の位置をエコーで確かめながら直上の肋骨を叩打すると所見が出る．位置は上下だけとはかぎらず，極端に肥満や内臓脂肪が多いと胆嚢までの直線距離が遠すぎて圧痛をとるための圧迫が有効でないこともある．胆石は肥満者に多いのでこれは十分あり得る．

　型通りに行うのではなく，胆嚢を位置や深さを考慮しながら所見をとることが大事だ．世の中には「内臓逆位」の人もいれば「左側胆嚢」（肝円索の左側に胆嚢がある）人もいる．

　全体のなかでの比率は高くないが，重症で敗血症となることがあるので，リスク患者さん（高齢者・糖尿病・心血管系疾患など）の場合には敗血症であるのかないのかも全身の評価からしておく必要がある．とくに軽度黄疸は「胆嚢炎だから……」とされてしまうことがよくあるが，後述のとおり胆嚢炎では黄疸は出現しないのであればそれは敗血症のサインかもしれない．

5 胆石症/急性胆嚢炎の早期診断と鑑別診断（Early & Differential diagnosis）

　典型的な胆石症/急性胆嚢炎を早期診断するのはそれほど難しくないと思われる．鑑別疾患は発熱などの感染を疑わせるサインと黄疸の有無で異なってくる．また高齢者では発熱のみが主訴である場合も少なくないので，"痛み" は身体所見で積極的に探しにゆかなくてはならない．

1 痛みのみのとき

- 胃潰瘍（食後痛という意味では共通する）
- 急性胃炎（急性出血性びらんなど）
- 十二指腸潰瘍（病歴はやや異なるが，背部痛は出現する可能性がある）

2 発熱など感染を疑わせるサインがあるとき

- 急性胆管炎
- 結腸憩室炎（肝湾曲部）
- 急性虫垂炎（虫垂尖端が右傍結腸溝を肝臓に向かって上行している場合，痩せた高齢女性で肋骨弓と骨盤の位置が近い場合）

3 黄疸がある場合

- 急性胆管炎
- 急性肝炎（アルコール性 / 薬剤性など，ウイルス性では通常痛みはこない）

6 胆石症 / 急性胆嚢炎の検査（Examinations）

1 血液検査

　特異的なものは何もない．よく誤解されているが，胆石症でも急性胆嚢炎でもトランスアミナーゼ（AST/ALT）もビリルビンも上昇しない．これは仮に壊死性胆嚢炎などの重症例でも炎症が局所にとどまっている限りこれらの値は変化しない．両者とも上昇している場合には胆嚢ではなく"胆管"のトラブルを示唆する．

　ただし，急性胆嚢炎で黄疸をきたすケースが3つあるのでこれは知っていて損はない．

＜急性胆嚢炎で黄疸をきたすケース＞
　①敗血症に至っている場合（せいぜい T-Bil ＜ 3 の軽度にとどまる）
　②穿孔性胆嚢炎（洩れた胆汁が腹膜から再吸収されて血清値が上昇する）
　③Mirizzi 症候群（急性胆管炎を併発している）

　逆にいえば，上記にあてはまらずに黄疸があるのであれば胆嚢炎以外の疾患を考えた方がよい．

2 画像検査

　単純 X 線で胆石を診断するのは一般的には困難．よほど明瞭に胆石が見え

6. 胆石症 / 急性胆嚢炎

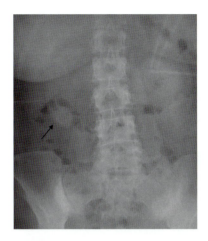

図1 ■ 胆石発作の腹部 X 線
矢印部に大きな胆石を認める．

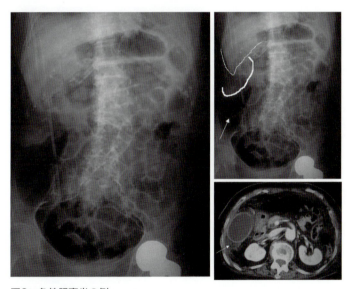

図2 ■ 急性胆嚢炎の例
左の X 線像では，びまん性に拡張した小腸が目立つ．さらによく見ると，上行結腸を示すガスの右上が圧排された形になっている．圧排部は周囲より X 線透過性が低下しており（図右上），この部が圧痛の最強点と一致した．腹部は筋性防御を認め，腸雑音は低下している．
これらより，結腸を圧排するのは"緊満した胆嚢"であり，これだけ小腸ガスが目立つのは麻痺性イレウス状態と考えられる．原疾患を急性胆嚢炎と考えるならば想定する疾患は"穿孔性急性胆嚢炎"と診断した．その後に撮影した CT が図右下であり，緊満した胆嚢周囲に液貯留を認める．はたして開腹所見は胆汁性腹膜炎を伴う穿孔性胆嚢炎であった．

てかつ症状が一致するならば診断にたどり着くが通常そういうことは少ない（図 1）．ただし，単純 X 線は比較的容易で負担も少なく施行できる検査であり，見えるか見えないかは別として腹部内臓のすべてを写している全体的な検査である．エコーのように施行者によって大きく結果が変わることもないし，CT のような artifact も発生しない．あるものがあるがままに写る検査である．こうした検査から得られる情報は決して少なくない，ときには病態を把握する大きな一助になり得る（図 2）．

とはいえ，現実的に多くの胆石症／急性胆囊炎が X 線以上の精密画像を必要とする．おもに超音波と CT となるのだが，おのおのの特性を知っておかねばならない．以下表 1 に両者の特徴を記す．

表1 胆石症／急性胆囊炎における超音波と CT

評価項目	超音波	CT
胆石の画出	成因に関係なく良好に画出可能．ただし，肥満や結腸ガスなどで頸部の画出が不十分となることがある．	色素結石は可能 コレステロール結石は見えない（胆汁とコレステロール結石の CT 値はほぼ同じ）
胆囊壁の評価	高い解像度で可能	壁の浮腫は見難く，過小評価されることもある 造影効果から壁壊死の推定可能
胆道の評価	解像度は高いが，見えない部分が存在しやすい（腸管ガスの影響を受けやすい）	全体視は容易だが，微細所見とくに総胆管結石の有無についてはサイズや石の成因に左右される
胆囊周囲の液貯留	腹水の有無はわかりやすいが，間質の浮腫は画出しにくい	明瞭に画出可能
他疾患の評価	時間がかかり術者に左右される	比較的容易

若年者の多数を占めるコレステロール結石は CT では画出できないので，若年者の胆石発作ならば超音波検査が適しているといえる．胆囊壁の肥厚（とくに浮腫）は CT では見難いことがある（図 3）．一方，CT は全体視に優れており，急性胆囊炎の評価はし易い．

胆囊壁が肥厚している（そのように見える？）ことと胆石／囊炎がたびたび混同しているようであるが，胆囊壁の肥厚は炎症性疾患以外（胆囊腺筋症）や肝疾患（急性肝炎）でもたびたび見られるので「胆囊壁が肥厚している」だけを取り上げて胆囊炎というのはやや早計である．

6. 胆石症／急性胆嚢炎

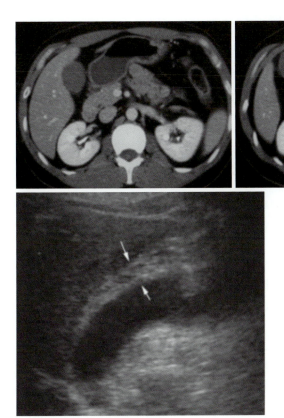

図3 ■ 急性壊死性胆嚢炎の例
CT（図上左右）では壁肥厚ははっきりしないが，超音波（図下）では著明な肥厚（矢印）を認めている．よく見ればCTは造影されており，胆嚢壁の内膜を示す造影効果（白い部分）はとぎれとぎれになっている．すなわちCTでも見慣れている人が見れば「壊死性胆嚢炎」の診断となる．

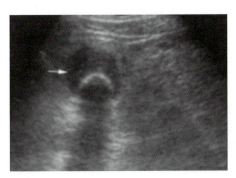

図4 ■ 超音波所見（急性胆嚢炎例）
胆嚢の短軸像は内腔がエコーフリーの正円として画出されている（矢印）．音響陰影を伴う胆石があるが，この石は嵌頓しておらずこの胆嚢炎の原因とはなっていない（他に原因の石がある）．

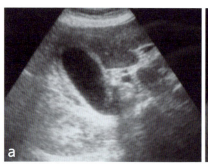 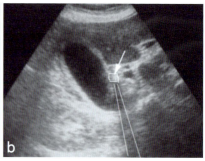

図5 ■ 胆石症の超音波像
胆嚢の長軸像を示す．a では胆嚢壁肥厚はわかるが，一見結石ははっきりしないように見える．視点を変えて音響陰影（acoustic shadow）を探してみると，b に白線で示すように細めの音響陰影があり，これを追うと矢印部に周囲より高輝度の部分がある．胆嚢管に嵌頓した結石と思われる．

　胆石/胆嚢炎の病態の本質は本項のはじめに記したとおり「胆嚢の出口部（頸部/胆嚢管）の閉鎖」とこれによる胆嚢内腔圧の上昇であるので，胆石/胆嚢炎の画像所見のメインは胆嚢が緊満しているか否かにある．では緊満しているとどうなるか？　というと，大きさは個人差があり慢性胆嚢炎を繰り返しているとかなり小さくなっているのでサイズではわからず，一番の特徴は"形"といえる．胆嚢も発生学的には消化管由来であるので基本的な形状は"円形のパイプ"である．つまり，緊満した場合には短軸像は必ず正円形となる（図4）．エコーでも CT でもよいが，いずれかの断面で正円形が捉えられるならば胆石/胆嚢炎を発症している可能性が高いが，どの方向から見ても楕円にしか見えないのであれば緊満しているとはいい難い．図3の CT でも胆嚢短軸像は正円として捉えられている．嵌頓結石は，大きければ頸部に嵌頓していて比較的わかりやすいが，小さいと胆嚢管内なので見つけることは必ずしも容易ではない（図5）．嵌頓結石そのものが描出されずとも胆嚢内結石を見つければ胆石性と判断することに大きな矛盾はないであろう．

③ 培養について

　敗血症のサインがあれば血液培養を提出する意義はある．重症ゆえ PTGBD を行った際の初回の胆汁培養は有益となる場合もあろう．一方，手術をした際に胆汁の培養をルーチンで提出するかについてはこれをサポートする意見はとくにない．

7 胆石症/胆嚢炎の確定診断（Definitive diagnosis）

　胆石発作の最中に画像検査ができて，かつ嵌頓した結石が確認できれば確定診断は容易であるが，痛みがよくなってしまった場合に後から胆石の存在が認識できても，痛みの原因が胆石であったかどうかは決着がつかない問題となる．典型的な病歴であるかどうかなど総合的に判断するしかない．

　一方，胆嚢炎として症状が続いているケースについては病歴と身体所見とそれをサポートする画像検査で確定診断可能となる．診断については Tokyo Guideline の診断基準があるので参考になる（表2）[1]．ただし，高齢者・免疫抑制状態など発熱などの炎症反応が強くないケース，（前述のとおり）胆嚢が右季肋部から触診しづらいケース（高齢者に多い）などはこの基準では疑いからも漏れてしまうので注意を要する．虫垂炎に対する Alvarade score でも同じことがいえるが．典型的な所見のみをスコア化したので非典型例を見落としやすい．虫垂炎も胆嚢炎も典型例はこのような基準を要さずとも診断は比較的容易であり，このような common disease で考えるべきは非典型例をいかに引っ掛けるかという点にある．

　嵌頓結石が同定できない場合は胆嚢炎以外の疾患も考慮すべきではあるが，結石の存在は胆嚢炎の診断に必須ではない．

表2　Tokyo Guideline による急性胆嚢炎の診断基準
(Takada T. J Hepatobiliary Pancreat Sci. 2018; 25: 1-2[1]) より引用）

A. Local signs of inflammation etc.:
　(1) Murphy's sign, (2) RUQ mass/pain/tenderness
B. Systemic signs of inflammation etc.:
　(1) Fever, (2) elevated CRP, (3) elevated WBC count
C. Imaging findings:
　Imaging findings characteristic of acute cholecystitis

Suspected diagnosis:
　one item in A + one item in B
Definitive diagnosis:
　one item in A + one item in B + C

発熱や血液検査の基準の詳細についてはガイドラインを参照されたい．

8 胆石症/急性胆嚢炎の治療方針 (Strategies)

1 胆石症の治療方針

　有症状の胆石症は 70％において 2 年以内に再燃があり[2]，治療の第一選択は「腹腔鏡下胆嚢摘出術」となる．高齢や基礎疾患などで耐術不能なケースでかつ結石が「小さな浮遊性コレステロール石」であれば利胆薬（ウルソデオキシコール酸）が適応となるが該当するケースは少ない（高齢者は色素結石が多い）．ただし，無石性胆嚢炎で薬物療法もしくはドレナージで軽快した場合には胆嚢摘出術は必要ないとされている[3]．

　本項と関係ないが，無症状胆石症に対する胆嚢摘出術は現在はその正当性はないと考えられている[4]．

2 急性胆嚢炎の治療方針

治療法は以下の 3 つおよびその組み合わせとなる．
①抗菌薬治療
②経皮的胆嚢ドレナージ術（PTGBD）
③手術：胆嚢摘出術

a）腹腔鏡下胆嚢摘出術を行うタイミング

　かつて急性期に手術を行うと合併症が多いので，可能なかぎり抗菌薬治療を施行して一旦炎症をおさめてから仕切り直して手術を行う手法が選択されていた時代もあった．現在はトータルの入院期間とコストの面で優れ，合併症や死亡率は変わらないとして最初の入院時に手術を行うことが推奨されている[5,6]．

　この際，腹腔鏡下手術が発症から何日目までならば安全に施行できるか？についてはいろいろと議論されてきた経緯がある．2000 年前後は発症 72 時間以内が laparoscopic surgery のよい適応ではないかと提唱され始めた[7]．2005 年以降適応は次第に広がり，いかなるタイミングで行っても待って施行するのに比べて「開腹手術への移行率」「合併症率」ともに変わらない，とする意見が出てきている[8]．今のところ絶対的な禁忌はなくなってしまったようなので，施設や術者の習熟度，技量などを加味して個別に判断するしかない．

b）治療のアルゴリズム

　急性胆嚢炎の治療のスタンダードが早期の腹腔鏡下胆嚢摘出術である一方，胆嚢摘出術は唯一の治療法ではないため，耐術が困難な基礎状態の患者さんに

はむしろ手術適応がなくなってしまう．ASA-PS：アメリカ麻酔科学会における全身状態分類において ASA Class III, IV, V と評価された場合の周術期死亡率は 5～27％[9] となっているため，ASA Class III 以上の場合は手術のよい適応とはならない（表3）．まずは抗菌薬による保存治療を行い，反応が悪いようならば PTGBD：経皮的胆嚢ドレナージ術を行う（図6）．

表3 ASA-PS：アメリカ麻酔科学会における全身状態分類

Class	術前の状態
I	健康な状態
II	軽度から中程度の全身状態を有するが日常生活可能 例：高血圧／糖尿病／肥満など
III	重度の全身状態を有し運動に制限がある 例：コントロール不良の高血圧／心筋梗塞の既往／血管障害を有する糖尿病／運動制限を伴う肺疾患など
IV	生命をおびやかす重篤な疾患を有す 例：心不全／不安定狭心症／重度肺疾患／腎不全／肝硬変など
V	救命がきわめて困難だが手術をせざるを得ない状態 例：破裂性腹部大動脈瘤／肺梗塞／脳圧亢進を伴う脳挫傷
VI	脳死状態

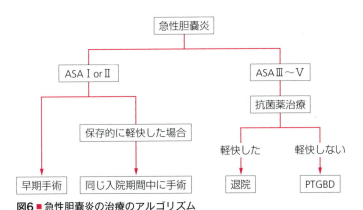

図6 急性胆嚢炎の治療のアルゴリズム

ただし，ASA ≧ III のハイリスク症例に対しても PTGBD が有効でないならば手術を考慮せざるを得ない．こうした難しいケースで定型的な手術では安全でないと判断された場合には，かつては腹腔鏡手術から開腹手術への移行が標

準的であったが,近年は

- 胆嚢管の処理にこだわらずある程度胆嚢頸部に近づいた時点で終了する

という「subtotal cholecystectomy」という概念で望んだ方が治癒効果は同等で,出血や総胆管損傷などの合併症を回避しやすいと報告されている[10].腹腔鏡操作自体が不能というのでなければ開腹してまで胆嚢をすべて取り切ることにこだわらずに最小限の侵襲で手術を終了する方針に変わりつつある.

先のアルゴリズムでは基礎疾患(状態)による方針であったが,胆嚢炎そのものの重症度と治療方針については2007年に胆道系疾患についての標準治療をまとめた「Tokyo Guideline(2018が最新版)」ではより重症な胆嚢炎に対する早期手術は合併症が危惧されるのでPTGBDを先行して行う方法を記載している[11].

c)抗菌薬について

2病態と自然経過で示したとおり,急性胆嚢炎のはじまりは感染症ではなく感染はあくまで2次的な現象である.したがって,すべての胆嚢炎に抗菌薬が必要かどうかは疑問となる.IDSA: Infectious Disease Society of Americaの推奨では疾患側の因子として感染を疑う所見(WBC > 12,500/mm^3,体温> 38.5℃,画像的な炎症の所見),患者側の因子として高齢/糖尿病/免疫不全などを適応としている[12].

抗菌薬の選択については感染症の正書を参照していただきたい.起因菌としては報告にもよるが,*E.coli*(41%),*Enterococcus*(12%),*Klebsiella*(11%),*Enterobacter*(9%)などとあり,筆者はampicillin/sulbactamを第一選択にしている.

使用期間についての定説はない.炎症が軽度(非感染性)で入院早期の手術を施行したのであれば原則術後は不要と思われる.その他は感染の程度や重症度に応じて症状がよくなるまでとしかいえない.

胆道系疾患については「胆汁移行性」という語を耳にすることがあり,実際に謳い文句にされている薬剤もある.この意味についてはかなり懐疑的といわざるを得ない.まずそもそも多くの抗菌薬(とくに使用頻度の高いβラクタム系薬剤)ははじめから胆汁移行性がきわめてよく,薬剤による差は大きくない.次に,胆嚢炎が発症している場合は胆嚢内腔と胆管の交通は断たれているので胆汁にどれほど抗菌薬が含まれようとそれは胆嚢内腔には届かない.

d) 痛み止めについて

とにかく痛い疾患であるので，急性期の痛み止めをどうするか？　については各自各施設で慣習的に行われているのが実状であろう．NSAIDs については有効性を示すいくつかの文献[13]がある．一方，汎用されているブチルスコポラミンについての有効性を示す文献は乏しい．そもそもこの薬剤は"痛み止め"の効果を有していない．

9 特殊な胆嚢炎（Complicated or Atypical cholecystits）

1 急性胆嚢炎もしくはその重症型

① 無石性胆嚢炎（Acarcius cholecystitis）
② 壊疽性胆嚢炎（Gangrenous cholecystitis）
③ 穿孔性胆嚢炎（Perforated cholecystitis）
④ 胆嚢周囲膿瘍（Peribladder abscess）

ここまでは通常の急性胆嚢炎もしくはその重症型であり，2で示したとおりである．

⑤ 気腫性胆嚢炎（Emphysematous cholecystitis）

胆嚢壁内や胆嚢内腔にエアが生じる状態．罹患者に傾向があり，糖尿病を有する男性に多い．起因菌として有名なのは *Clostridium perfringens*（ガス壊疽菌）であるが，これ以外の菌でも発症する．全急性胆嚢炎のうち1％を占め，死亡率は15～25％ときわめて高い．

⑥ Mirizzi 症候群

胆嚢頸部あるいは胆嚢管に嵌頓した石の周囲の炎症が総胆管に波及して（総胆管を圧排して）胆管狭窄をきたしたために，急性胆嚢炎にひき続いて急性胆管炎を併発した状態．治療としては総胆管切石術の必要はない．Mirizzi 症候群については胆嚢と胆管の瘻孔に着目したサブタイプが type I～IV まである[14]．おもに閉塞性黄疸を呈して手術をしたケースを分類したものであるので，実臨床で急性胆嚢炎の際に問題となるのはこのうち type I となる．

2 慢性炎症によるもの（それだけでは無症状の状態）

① 胆嚢水腫（Gallbladder hydrops）

2で記したとおり，急性胆嚢炎の感染が成立せずに遷延した状態．内腔液は白色混濁の透明液，2で記した通りこれはすでに胆汁ではないのだが，この液

を"white bile"：白色胆汁と称している．

②萎縮胆嚢

❷で記したとおり，粘膜壊死を繰り返した慢性胆嚢炎の成れの果て．

③陶器様胆嚢（Porcelain gallbladder）

炎症を繰り返した結果，壊死部に石灰沈着して胆嚢壁全体が石灰化した状態．かつて手術時にこれを見たときそのブルーの色調から陶器をイメージしたとの語源．以前いわれていたほど胆嚢癌の合併率は高くなく，2～3％と報告されている[15]．石灰化の程度によってサブタイプがtype I～IIIに分類されていて[16]，古典的な全周すべて石灰化がtype Iとなる．現時点では明確な手術適応はなく，症状の有無・基礎状態に加え石灰化の状態（type Iは手術考慮）などからの総合判断となる．

④黄色肉芽腫性胆嚢炎（Xanthogranulomatous cholecystitis）

Rokitansky-Aschoff sinusesが壁内に穿孔して胆汁が流入したことによる炎症の結果と説明されている．しばしば急性胆嚢炎を併発するが，その重症度というよりは胆嚢癌との鑑別が問題[17]．

③臨床像は急性胆嚢炎だが病態は異なるもの

①胆嚢梗塞（Gallbladder infarction）

胆嚢動脈の梗塞による．胆嚢動脈は肝動脈から分枝（通常右肝動脈）しているが，胆管動脈（胆嚢管から胆嚢頸部の一部まで栄養している）は上腸間膜動脈系からの分枝（下膵十二指腸動脈）であるので，胆嚢動脈が梗塞すると胆嚢頸部にその境界線が明瞭となる（図7）．この疾患概念は古い報告があるのみで[18]，現在は壊疽性胆嚢炎もしくは無石性胆嚢炎にひとくくりにされている感じがする．筆者の印象では，膠原病など血管炎症候群などが基礎にある場合に多い．

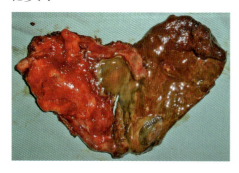

図7 ■ 胆嚢梗塞と思われる胆嚢（摘出検体）
完全に壊死した底部・体部と頸部の間に明瞭なdemarcation lineがある．体部底部は胆嚢動脈，頸部は胆管動脈の枝，と支配領域が異なることによる．

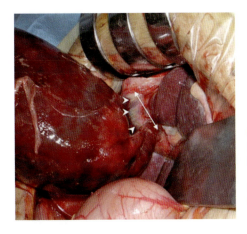

図8 ■ 胆嚢捻転（術中）
古い画像なので開腹だが，捻転の茎が細い様がわかる（両矢印）．矢頭部で色調変化（demarcation）しており，胆嚢が阻血となっている．捻転するほど茎が細くなっているので手術（腹腔鏡下胆嚢摘出術）はむしろやり易いかもしれない．

②胆嚢捻転（Gallbladder torsion）

捻転するからには胆嚢床がもともと狭い素地がある．以前は手術中にそれと気づく疾患であったが，画像診断の進歩によって術前診断できるケースを散見する．

③胆嚢出血（Gallbladder hemorrhage）

胆嚢内に出血し，内腔が凝血塊で充満したもの．英文での報告でも本邦発が多い．Hemorrhagic cholecystitis としているものもあれば，胆嚢仮性動脈瘤がありこの破裂によるもの（ruptured pseudoaneurysm of the cystic artery）との説明もある[19]．胆道出血（hemobilia）の原因となる IVR 可能施設であれば術前の TAE（胆嚢動脈を塞栓する）が有効かもしれない．

④ 画像的に胆嚢炎と指摘されるが胆嚢炎ではないもの

以下のような疾患の際に肝臓に炎症や浮腫が生じると画像的に"胆嚢炎"と指摘されることがある．これはこういう訳だ．肝被膜と肝実質には脂肪織などのいわゆる間質が存在しない．一方，胆嚢と肝臓の間，あるいは胆嚢の被膜下には脂肪織が存在する．このため肝臓にトラブルがあって漿液が滲み出るとそれは肝被膜下に溜まらず胆嚢周囲に溜まる．この結果，胆嚢壁が肥厚して見えることがある．代表的な疾患としては

　①急性肝炎（アルコール性/薬剤性など）
　②SLE
　③川崎病

など．このような場合に胆嚢に一致した強い圧痛がなく，壁肥厚は漿膜下浮腫がメインであり，胆嚢腔自体の緊満が強くないならばそれは胆嚢炎ではない．

■参考文献

1) Takada T. Tokyo Guideline 2018: updated Tokyo Guidelines for the management of acute cholangitis/acute cholecystitis. J Hepatobiliary Pancreat Sci. 2018; 25: 1-2.
2) Thistle JL, Cleary PA, Lachin JM, et al. The natural history of cholelithiasis: the National Cooperative Gallstone Study. Ann Intern Med. 1984; 101: 171-5.
3) Chung YH, Choi ER, Kim KM, et al. Can percutaneous cholecystostomy be a definitive management for acute acalculous cholecystitis? J Clin Gastroenterol. 2012; 46: 216-9.
4) Ransohoff DF, Gracie WA, Wolfenson LB, et al. Prophylactic cholecystectomy or expectant management for silent gallstones. A decision analysis to assess survival. Ann Intern Med. 1983; 99: 199-204.
5) Norrby S, Herlin P, Holmin T, et al. Early or delayed cholecystectomy in acute cholecystitis? A clinical trial. Br J Surg. 1983; 70: 163-5.
6) Lahtinen J, Alhava EM, Aukee S. Acute cholecystitis treated by early and delayed surgery. A controlled clinical trial. Scand J Gastroenterol. 1978; 13: 673-8.
7) Koo KP, Thirby RC. Laparoscopic cholecystectomy in acute cholecystitis. What is the optimal timing for operation? Arch Surg. 1996; 131: 544-55.
8) Lee AY, Carter JJ, Hochberg MS, et al. The timing of surgery for cholecystitis: a review of 202 consecutive patients at a large municipal hospital. Am J Surg. 2008; 195: 467-70.
9) Feigal DW, Blaisdell FW. The estimation of surgical risk. Med Clin North Am. 1979; 63: 1131-43.
10) Davis B, Castanede G, Lopez J. Subtotal cholecystectomy versus total cholecystectomy in complicated cholecystitis. Am Surg. 2012; 78: 814-7.
11) Yamashita Y, Takada T, Kawarada Y, et al. Surgical treatment of patients with acute cholecystitis: Tokyo Guidelines. J Hepatobiliary Pancreat Surg. 2007; 14: 91-7.
12) Solomkin JS, Mazuski JE, Bradley JS, et al. Diagnosis and management of complicated intra-abdominal infection in adults and children: guidelines by the Surgical Infection Society and the Infectious Diseases Society of America. Clin Infect Dis. 2010; 50: 133-64.
13) Akriviadis EA, Hatzigavriel M, Kapnias D, et al. Treatment of biliary colic with diclofenac: a randomized, double-blind, placebo-controlled study.

Gastroenterology. 1997; 113: 225-31.
14) Csendes A, Diaz JC, Burdiles P, et al. Mirrizi syndrome and cholecystobiliary fistula: a unifying classification. Br J Surg. 1989; 76: 1139-43.
15) Khan ZS, Licingston EH, Huerta S. Reassessing the need for prophylactic surgery in patients with porcelain gallbladder: case series and systematic review of the literature. Arch Surg. 2011; 146: 1143-7.
16) Kane RA, Jacobs R, Katz J, et al. Porcelain gallbladder: ultrasound and CT appearance. Radiology. 1984; 152: 137-41.
17) Srinivas GN, Sinha S, Ryley N, et al. Perfidious gallbladder—a diagnostic dilemma with xanthogranulomatous cholecystitis. Ann R Coll Surg Engl. 2007; 89: 168-72.
18) Rosen Y, Chen C. Infarction of the gallbladder: a complication of hypertension. Case report. Am J Gastroenterol. 1997; 67: 249-52.
19) Akatsu T, Tanabe M, Shimizu T, et al. Pseudoaneurysm of the cystic artery secondary to cholecystitis as a cause of hemobilia: report of a case. Surg Today. 2007; 37: 412-7.

7

急性胆管炎/総胆管結石症

Acute Cholangitis and Coledocholithiasis

　急性胆管炎はしばしば胆嚢炎と混同されている．これらは成因（胆石）こそ同じで場所もきわめて近いが，まったく異なる病態で治療方針も異なる．胆嚢炎なのか胆管炎なのかは厳格に区別されねばならない．

　胆管炎の病態は胆管の閉塞から起こる．多くの胆管炎は胆石（総胆管結石）が十二指腸乳頭部に嵌頓することによって発症するが，閉塞する機転があればそれ以外でも起こり得る．総胆管結石以外の原因としては

- 悪性腫瘍（おもに胆管癌・膵頭部癌）
- 胆道変更術後
- 十二指腸憩室炎：Lemmel syndrome（このような疾患はないとの異論もある）

などがある．

　一応"外科疾患"に区分したが，内視鏡治療の発達とともに胆管炎/総胆管結石の初期治療はほぼ内科的（内視鏡的）に行われているのが現状なので初診で外科にコンサルトする疾患ではなくなってしまった．

1 急性胆管炎/総胆管結石症の病態（Pathology）

① 急性胆管炎の病態

　閉塞の原因としては結石（総胆管結石）が最も多い．総胆管結石が乳頭部に嵌頓して閉塞した時点で痛みや吐き気などは生じることがあるがこの時点では感染症ではない．非感染性から感染性へ推移する様は胆嚢炎と同じだがその速度が違う．閉塞部位がきわめて腸管に近いために容易に感染症に移行し得る．起因菌は腸内細菌で概ね胆嚢炎のそれと同じである．胆嚢炎と決定的に異なるのはひとたび感染が成立すると胆管は肝内にダイレクトにつながっているので容易に血中に移行する点といえる．すなわち，すぐに敗血症となる．敗血症の

数は腎盂腎炎（敗血症の原因 No.1）より少ないが，敗血症となる確率は腎盂腎炎より高い．胆嚢炎の臨床像が腹痛であるのに比べ，胆管炎の臨床像は"敗血症"となる．

胆管炎は軽症から重症までの幅が広い．ときに急速に増悪することがあり，急性閉塞性化膿性胆管炎：AOSC（acute obstructive suppurative cholangitis）という用語もある．ただし，急性発症は閉塞によって起こるのであえてつける必要はないかもしれない（閉塞性虫垂炎とはいわないし……）．Harison や Sabiston にはこの用語は載っておらず和製と思われる．欧文では ASC と記載されているのをたまに見かけるが，要するに胆汁が膿そのものになってしまうような重篤な感染を意味しているのだろう．

②総胆管結石症の病態

結石があるだけでは無症状．小さな結石は胆石（胆嚢結石）由来であることが多く（胆嚢管を通過するサイズ），大きめの石は総胆管内で生成（もしくは増成）すると考えられる．前者は若年者に，後者は高齢者に多い．感染を伴わない発作症状は小さめの石に多い．比較的小さめの胆石が十二指腸に流れる際に，スッとは流れずに一旦，十二指腸乳頭部にひっかかるような流れ方をすると心窩部痛（発作）の原因となる．嵌頓している時間が短いので感染に至らず胆管炎とはならないが，胆石があるかぎり同じような発作を繰り返す．

大きめの石が嵌頓した場合には発作で済まず，胆管炎に移行することが多い．

2 急性胆管炎／総胆管結石症の病歴（History）

①急性胆管炎の病歴

発症の経過は半日から 2〜3 日程度であり，主たる症状は腹痛／発熱／黄疸が古典的 3 徴（Charcot's triad：シャルコーの 3 徴）である．これらが出揃う頻度は 50〜75％とされている[1]．

腹痛は通常あるが，胆嚢炎と比べると腹痛の程度は強くないことが多い．腹痛出現率は 70％程度で，ケースによってはほとんど腹痛を自覚せず，心窩部違和感や胸部不快感程度のこともある．このような場合は「発熱」などの主訴で来院することになるので，腹痛の病歴聴取はこちらから積極的に聞かないと本人の訴えとしては出てこないかもしれない．また，胆石膵炎を併発しているケースがあるので左上腹部痛や背部痛の有無も確認しておく．

発熱はほとんどのケースで存在し（90％）高熱となることが多い．また，敗血症を示唆する最も典型的な病歴である「悪寒戦慄：shaking chill／chills and rigors」をしばしば伴う．典型的な悪寒戦慄は20〜30分ほどガタガタと震え，その後止まると高熱が生じる．しばらくすると熱も下がっておさまったように見えても時間が経つとまたガタガタと悪寒戦慄が始まる．

黄疸出現率は70％程度[2]．結石による急性胆管炎の際は軽度（4〜5mg／dL程度）の上昇なので，アジア人の肌色ではパッと見でわかる程黄色くならない．本人の自覚としては皮膚の色調よりは尿の濃染の方が多いので発症後排尿をしたならば，その色が通常よりかなり濃かったどうかを聞くとよいだろう．

重症化するとシャルコーの3徴に加えて，ショック（30％）と意識障害（10〜20％）が加わる（Reynold's pentad：レイノルドの5徴）．こうなると救急室での判断はまず「敗血症」となり，25％は胆管炎とすぐに診断できない．要するに診断が難しくなってくる．

2 総胆管結石症の病歴

パターンとしては，胆石発作と同様である．違いとしては，胆石発作よりは痛みの程度がマイルドであることが多い．痛みではなく心窩部違和感や不快感程度にとどまることもある．胆石発作の場合，よくなるにしても発作を起こした石は胆嚢管を通過せずに胆嚢内にあり続けるのに比べて，総胆管結石（の発作）では嵌頓した結石は症状軽快時には乳頭部を通過している．つまり1つの石で痛みが起きるのは1回だけの可能性が高い．ただし，同サイズの胆石が複数胆嚢内にある場合には繰り返し症状が出現する可能性がある．

3 急性胆管炎／総胆管結石症の身体所見（Physical examination）

1 急性胆管炎の身体所見

敗血症としての所見と胆管炎の所見に分けられる．敗血症の所見としては高熱（90％，高齢者では無熱のこともf……），意識レベルの低下／変容（10〜20％），低血圧（30％）などがある．敗血症への移行までの時間が急速（数時間）のこともあるので，発症早期からこれらの症状が出てもおかしくない．

胆管炎の所見としては右上腹部の圧痛（65％），黄疸（80％）がある．肝臓はその大部分が右の肋骨／肋軟骨に覆われているので圧痛は右季肋下で調べる以外に，右下位肋骨を叩打してひびく痛みがあるかどうかを調べるとよい．総

胆管はその腹側を膵臓/十二指腸/肝臓などに覆われているので直接の圧痛は強くない．一方，末梢の肝内胆管は肝表面に広がっているので，肝臓と接触面積の多い右下位肋骨を叩くとひびく痛みとして認知できる．胆嚢炎ではあくまで最強の痛みが胆嚢にフォーカスされているのに比べ，胆管炎では肝表面全体が痛い点が異なる．

黄疸は眼球結膜で認めれば 2～3mg/dL，皮膚で認知できれば 5～10mg/dL 程度．急性期では高度上昇していないことの方が多い．したがって，パッと見でわからずに血液検査でびっくりした経験がある人がいるはずだ．敗血症のサインがある場合，右季肋部/右下肋骨に痛みがある場合には黄疸はチェックしよう．ただし，軽度黄疸（～3mg/dL）は敗血症だけでも生じるので判断に迷うことがある．

2 総胆管結石症の身体所見

有症状時の総胆管結石症は急性胆管炎の胆管炎による所見のみと考えればよい．ただし，黄疸はない場合が多い（嵌頓時間が短いため？）．

4 急性胆管炎/総胆管結石症の早期診断と鑑別疾患（Early & Differential diagnosis）

発熱/黄疸/右季肋部痛の3つが揃えば文句ないのだが，問題はこれらのうちの1つが不足した場合．

1 発熱がない場合

身体所見の項で示した通り発熱は90％に見られるので，ない場合には急性胆管炎の可能性は下がる．この場合「黄疸+腹痛」の疾患となるので，鑑別としては総胆管結石症（有症状），胆道閉塞をきたす器質的疾患（膵頭部癌/胆管癌），急性肝炎（アルコール性/薬剤性など，ウイルス性肝炎は通常痛みを伴わない）などがあがる．重症ゆえ低体温になっている場合や発熱と発熱の間欠期に来院した場合に診察時に発熱がないこともあるので注意が必要だ．

2 黄疸がない場合

「発熱+腹痛」となるので，右季肋部に明らかに圧痛があれば胆嚢炎，結腸憩室炎，肝膿瘍（通常腹痛はないかあっても軽微），虫垂炎（虫垂が右傍結腸溝を上行している場合），横隔膜下膿瘍（先行する疾患がある場合），女性であれば Fitz-Hugh-Curtis 症候群（PIDが肝周囲に波及したもの）などが鑑別と

なる．痛みが心窩部痛であれば急性膵炎，急性虫垂炎などもこれに加わる．ただし，虫垂炎では自発痛は心窩部にあっても圧痛のメインは右下腹部にある．

3 腹痛がない場合

腹痛がない場合「発熱＋黄疸」では，敗血症全般に見られる所見であるので鑑別が広くなる．

5 急性胆管炎／総胆管結石症の検査（Examinations）

1 血液検査

胆囊炎に特異的所見がないことに比べれば胆管炎における血液検査，とくに生化学は意義を有する．

特異的所見としては血清ビリルビン値の上昇が約90％，ALP：アルカリホスファターゼ値の上昇は約80％で見られる．トランスアミナーゼ（AST/ALT）値も軽度上昇を認めることが多い．ビリルビンについては閉塞性黄疸であるので直接ビリルビン有意（D-Bil＞T-Bil）であり，明らかに間接ビリルビン有意である場合には黄疸の原因について再考を要する．ただし，数値については参考程度であり，閉塞性黄疸かどうかの判断は生化学的ではなく解剖学的に行われるべきである．

非特異的所見では炎症反応（白血球／CRP）が上昇していることが多い．白血球上昇は約80％に見られるが，敗血症では逆に減少していることがある．

膵酵素（アミラーゼもしくはリパーゼ）は常にチェックが必要である．上昇していれば胆石性膵炎もしくは胆石性膵炎の併存を示唆する[3]．ただし，膵酵素上昇＝膵炎ではない．逆に正常値でも膵炎のこともある（慢性膵炎がベースにあるとき）．膵炎の典型例ではアミラーゼは正常値の3〜4倍以上の値となる．

2 細菌学的検査

血液培養は50％で陽性となり2セット採取が原則である．なんらかのドレナージ処置で胆汁が採取できた際にはこれも培養に提出する．

3 画像検査

胆囊炎同様，単純X線での情報は少なく，主役は超音波／CTとなる．

①超音波

　一番の観察項目は総胆管と肝内胆管のサイズであり，総胆管で 7mm 以上，肝内胆管で 4mm 以上は拡張ととる．二次分枝より末梢胆管が明らかに見えるときは拡張ととっていいだろう（図 1）．超音波による胆道拡張の感度は 50〜90％と幅がある[4,5]．感度は閉塞の期間に依存し[6]，悪性腫瘍のように長期狭窄を経て閉塞に至るものは高度胆道拡張となるため容易に認識できるが，数日の経過である（結石性）急性胆管炎では拡張が軽度であるので慣れないと拡張を指摘することは難しい[4]．肝内で門脈と平行に別な脈管が見えるときは拡張ととってよいだろう．

　逆に胆道拡張があるが閉塞性黄疸ではないケースもある．すでに胆嚢摘出されている場合には総胆管が代償機転で拡張しているので，10mm 程度の拡張は異常ではない．また，高齢者らで十二指腸乳頭括約筋不全があると胆道が慢性的に拡張している場合がある．この場合，胆道内圧は高くないので，拡張は近位部に強く，二次分枝より末梢の肝内胆管には拡張が見られない．

　胆道拡張に加え，嵌頓結石まで超音波で指摘できれば確定診断も可能．ただし，総胆管結石が嵌頓する十二指腸乳頭部付近は超音波での画出が必ずしも容易ではなく（胃や横行結腸ガスのため），総胆管に充満するような複数結石では画出は容易だが，単一の結石が乳頭部に嵌頓している場合には画出し難い．

②腹部 CT

　多くの腹部急性疾患はもし CT を 1 回だけ撮影するならば造影 CT のみでよいのだが，結石*を同定するならば単純 CT の方が優れている（図 2）．ただし，肝内胆管を見るには造影 CT が見やすいので結局「単純＋造影」が必要となる（図 3，4）．軽度胆管拡張は超音波同様に門脈と並行な肝内胆管二次分枝より末梢が描画されていれば拡張ととってよい．

　　*コレステロール結石であれば CT での画出は困難だが，総胆管結石は色素結石が多いので同定できることが多い．

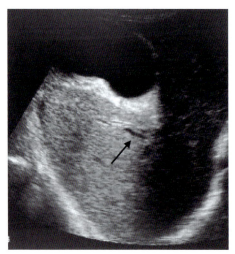

図1 ■ 腹部超音波
矢印部に肝内胆管拡張を認める．肝内胆管の拡張は伴走する門脈と一緒に2本の脈管として見える．

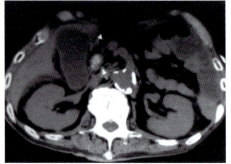

図2 ■ 腹部単純CT
総胆管内にCT値の高い結石を認める（矢印）．

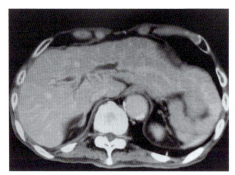

図3 ■ 腹部造影CT
肝内胆管の拡張を認める．この症例では比較的拡張が明瞭だが，これは総胆管結石の病歴が長い高齢者に見られるパターンである．急性発症の場合には肝内胆管の拡張は軽度であり，門脈とパラレルに僅かに低吸収のラインが見える程度のことの方が多い．

7. 急性胆管炎/総胆管結石症

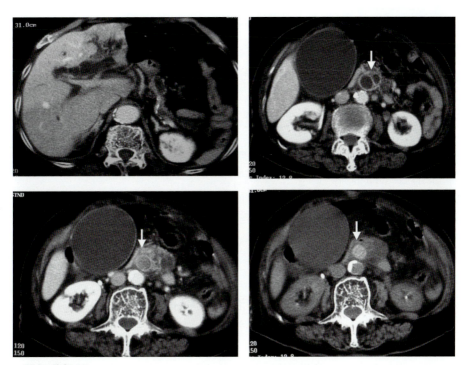

図4 ■ 腹部CT
総胆管結石例，肝内胆管の拡張を認める．このような高度拡張例は慢性経過の結果であることを意味する．上左：肝内胆管の拡張，上右：拡張した胆嚢管（左）と総胆管（右），下左：造影CTでも総胆管内に結石が確認できる（矢印）．下右：単純CTではより明瞭な低吸収域として認める（矢印）．

6 急性胆管炎/総胆管結石症の確定診断（Definitive diagnosis）

　急性胆管炎については，典型的な3症状も特異的血液検査値（ビリルビン/胆道系酵素）も感度の高い指標であるので，これらに加えて画像検査で証明すれば診断は比較的容易である．症状がおさまってしまった総胆管結石の発作（小結石が十二指腸乳頭部を通過するときの痛み）は検査時に胆石がない場合にはその時点での確定診断は難しい．

　Tokyo Guidelineの診断基準を示す（表1）．

表1 急性胆管炎の診断基準 (Takada T. J Hepatobiliary Pancreat Sci. 2018; 25: 1-2[7]) より引用)

A. Systemic inflammation
  A-1. Fever and/or shaking chills
  A-2. Laboratory data: Evidence of inflammatory response
B. Cholestasis
  B-1. Jaundice
  B-2. Laboratory data: Abnormal liver function tests
C. Imaging
  C-1. Biliary dilatation
  C-2. Evidence of the etiology on imaging (stricture, stone, stent, etc)

Suspected diagnosis:
  one item in A + one item in ether B or C
Definitive diagnosis:
  one item in A, one item in B and one item in C

発熱や黄疸，血液検査の基準の詳細についてはガイドラインを参照されたい．

7 急性胆管炎/総胆管結石症の治療（Therapy）

1 治療方針（Strategies）

　敗血症を伴ういわゆる代表的な"外科的感染症"である．診断つき次第緊急ドレナージ，手術も辞さず！　とのいわれ方をした時代もあるが，初期の抗菌薬治療の奏効率が約80％であることと内視鏡的ドレナージができるので，緊急手術となることはほとんどない．

　重症化すれば死亡もあり得る疾患であり（Raynord's pented が揃うと mortality ＞50％）抗菌薬を開始しただけで安心してはならない．初期の抗菌薬治療に奏効するか否かを最初の24時間以内に判断する必要がある．

　保存治療を断念し，緊急ドレナージを考慮すべき事項としては
　①強い腹痛が持続する
　②適切な補液にもかかわらず低血圧
　③39℃以上の高熱
　④意識障害（GCS ≦ 14）
などがある．
　ドレナージのオプションとしては

　　　・内視鏡的ドレナージ（ENBD／ERBD）

- 経皮経肝胆道ドレナージ（PTCD）
- 手術

がある．可能なかぎり non-operative method の方が好ましいとされており，内視鏡的ドレナージが第 1 選択となる．胃手術後で胃（もしくは食道）と十二指腸の直接交通が経たれている場合（Roux-Y 再建後）は，かつては内視鏡的ドレナージ不可となる状態であったが，ダブルバルーン内視鏡を用いた方法（BE-ERCP: balloon enteroscopy-assisted bile duct drainage 小腸および Roux-Y 脚経由で十二指腸を逆行して乳頭部にアプローチする）や，もっとチャレンジングな方法として内視鏡超音波を用いて肝臓と接する腸管壁越しに拡張した末梢の肝内胆管に順行性にカニュレーションする方法（EUS-BD: endoscopic ultrasonography-guided bile duct drainage）も報告されている[8]＊．

内視鏡的が不能であった場合の対処法としては，PTCD が第 2 選択だが慢性の総胆管結石症をのぞいて，急性発症の胆管拡張は軽度であるので，しばしば穿刺困難となる．こうした場合の次策として，3 管合流部が開存していて胆囊が拡張していれば経皮経肝胆囊ドレナージ（PTGBD）で減圧をはかることも可能だ．

経皮的手段のいずれも不能であれば緊急手術を施行する．この際，重症例に対しては太い T-tube ドレナージを留置することが勧められている[9]．

治療アルゴリズムを示す（図 5）．Tokyo Guideline（TG18）では別のフローチャートとなっているが初学者にとって治療選択の流れを把握するのはこちらの方がわかりやすいので若干手を加えて紹介する．

> ＊BE-ERCP は施行している施設での成功率が 40〜90％とばらつきがある．EUS-BD に至ってはガイドライン上でも「確立されていない」と記載されている（じゃあ載せないでもいいのでは？　とも思うが……）．治療の選択は施設の現状と施行する医師の技量などにより考慮すべきであり，ガイドラインで推奨されているからとか，ましてや掲載されているからという理由だけでの施行は安全とはいえない．

2 抗菌薬 (Antibiotics)

血液培養 2 セットを採取し次第，抗菌薬治療を開始する訳だが，何を使用すべきかの意見は統一されていない．記載される推奨例は様々．かつては「ampicillin ＋ gentamicin」の組み合わせをよく見かけたが，最近の推奨では

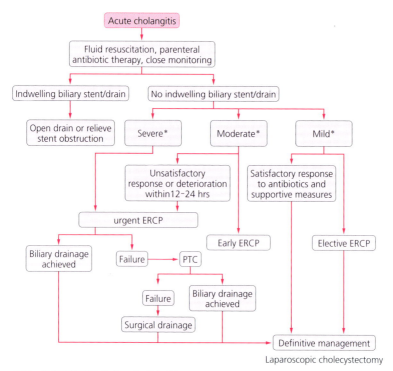

図5 ■ 急性胆管炎治療のアルゴリズム

monotherapy では piperacillin-tazobactam（4.5g IV 6 時間毎）の記載が多い．ampicillin-sulbactam（3g IV 6 時間毎）でもよいと思う．2012 年 8 月より，重症感染に対して同薬の増量（12g/日）が保険認可されたこともあり，多い量（本当は適正量？）を使いやすくなった．

3 保存治療後

抗菌薬治療が奏効後は胆道評価*によって総胆管結石がすでにないことが確認できれば腹腔鏡下胆嚢摘出術を施行する．総胆管結石でときどき受ける質問が「エコーしたら胆嚢内に結石はなかったのだが手術（胆摘）は必要か？」というものだが，胆嚢摘出術の適応は"有症状胆石症"（という診断）に対してなのであって"画像で見える胆石"があれば手術というわけではない．

総胆管結石が残存している場合には
①内視鏡的総胆管結石除去（ERCP ± EST）→ 腹腔鏡下胆嚢摘出術

②腹腔鏡下総胆管切石術

の2通りのオプションがある．どちらを選ぶかは結石の大きさや数，内視鏡医／外科医の習熟度などにより施設やケース毎に選択すればよい．これらの治療は症状が軽快したからといって一度退院して仕切り直すのでなく，入院中に完結すべきとの意見が一般的である（早期再発が多いこと，トータルの入院期間とコストを考慮して）．

　*胆道評価について

　　使用できるモダリティーとしては

　　　・US（体表超音波）
　　　・DIC-CT
　　　・MRCP
　　　・ERCP
　　　・EUS
　　　・IOC（intraoperative cholangiography）

などがある．体表超音波での総胆管結石の検出率は低く，基本的に胆道拡張の評価目的と考えた方がよいだろう．総胆管結石がすでに判明している場合には治療もかねてERCPが選択される．その他は，MRCPが最も低侵襲でCTは被曝と造影剤の問題が，EUSは内視鏡という意味ではERCP同様だが，カニュレーションをしない分低侵襲といえる．MRCPとEUSの感度特異度は同程度とされている[10]．DIC-CTもおおむね同程度の感度特異度が報告されている[11]．高い確率で結石があると考えた場合にはERCP，結石はすでに通過したと考えているが確認したいという場合にはそれ以外のモダリティーのなかからそれぞれの特性を判断して使用することになろう．IOCで術中確認もできるので，術前確認は必須ではないかもしれない．

8 特殊な胆管炎

1 Lemmel syndrome

十二指腸憩室により胆管が圧迫されることに起因すると説明されている．十二指腸憩室の好発部位が乳頭部付近であり，そのように見える画像は確かに見かける．ただし，憩室の存在と胆管炎の発症の因果関係が証明された訳ではない．このような疾患がそもそもあるのか？　と存在自体に異議もある．報告は多くがcase report[12]で，教科書での記載やreview articleは少ない．高齢者で乳頭部付近に憩室を認めることは珍しくないので，憩室＋胆管炎という情

だけでこの診断に直結させるのはやめた方がよいだろう．

2 Mirizzi syndrome

Type I〜IV に細分されている[13]が，一般的な典型例は Type I であり治療は手術（胆嚢摘出術）が第1選択となる．
- ①Type I： 胆嚢頸部か胆嚢管に嵌頓した結石の影響が CBD に及び，胆管炎を併発しているもの
- ②Type II： 胆嚢頸部あるいは胆嚢管と総胆管に瘻孔を有するもの
- ③Type III： 胆嚢頸部あるいは胆嚢管の結石によって肝管に狭窄をきたすもの
- ④Type IV： 無石性胆嚢炎によって肝管に狭窄をきたすもの

3 胆道変更もしくは乳頭機能不全に伴うもの

総胆管あるいは肝管と空腸を吻合した場合．頻度として多いのは成人ならば，（膵癌・下部胆管癌・十二指腸乳頭部癌に対する）膵頭十二指腸切除術などや，膵胆管合流異常に対する胆道変更術．小児ならではの総胆管嚢腫の手術や胆道閉鎖症に対する Kasai/Suruga などの肝門部空腸吻合術を行った場合．これらはいわゆる「逆行性胆管炎」であり EST 後や乳頭機能不全でも同様の病態となり得る．重症化せず敗血症には至らないことが多い．

4 胆道狭窄に対してステントチューブを留置している場合

胆道減圧のために行った処置で逆に胆管炎となることがある．最近は悪性疾患の閉塞性黄疸単独に対して術前に減黄しないことも多くなったが，かつては盛んに行っていた．この際にドレナージチューブが閉塞して胆管炎を発症する．とくに ERBD チューブ（細径ステント）などの体外に導出しないチューブでは閉塞を早期認知できないので重篤な敗血症に進展する可能性がある．

■参考文献

1) Saik RP, Greenburg AG, Farris JM, et al. Spectrum of cholangitis. Am J Surg. 1975; 130: 143-50.
2) Mosler P. Diagnosis and management of acute cholangitis. Curr Gastroenterol Rep. 2011; 13: 166-72.
3) Attasaranya S, Fogel EL, Lehman GA. Choledocholithiasis, ascending

cholangitis, and gallstone pancreatitis. Med Clin North Am. 2008; 92: 925-60.
4) Pedersen OM, Nordgård K, Kvinnsland S. Value of sonography in obstructive jaundice. Limitations of bile duct caliber as an index of obstruction. Scand J Gastroenterol. 1987; 22: 975-81.
5) Pasanen PA, Partanen KP, Pikkarainen PH, et al. A comparison of ultrasound, computed tomography and endoscopic retrograde cholangiopancreatography in the differential diagnosis of benign and malignant jaundice and cholestasis. Eur J Surg. 1993; 159: 23-9.
6) Gold PR, Casarella WJ, Stern G, et al. Transhepatic cholangiography: the radiological method of choice in suspected obstructive jaundice. Radiology. 1979; 133: 39-44.
7) Takada T. Tokyo Guideline 2018: updated Tokyo Guidelines for the management of acute cholangitis/acute cholecystitis. J Hepatobiliary Pancreat Sci. 2018; 25: 1-2.
8) Iwashita T, Nakai Y, Hara K, et al. Endoscopic ultarasound-guided antegrade treatment of bile duct stone in patients with surgically altered anatomy: a multicenter retrospective cohort study. J Hepatobiliary Pancreat Sci. 2016; 23: 227-33.
9) Lai EC, Tam PC, Paterson IA, et al. Emergency surgery for severe acute cholangitis. The high-risk patients. Ann Surg. 1990; 211: 55-9.
10) Vema D, Kapadia A, Eisen GM, et al. EUS vs MRCP for detection of choledocholithiasis. Gastrointest Endosc. 2006; 64: 248-54.
11) Soto JA, Velez SM, Guzmán J. Choledocholithiasis: diagnosis with oral-contrast CT cholangiography. AJR Am J Roentgenol. 1999; 172: 943-8.
12) Rouet J, Gaujoux S, Ronot M, et al. Lemmel's syndrome as a cause of obstructive jaundice. Clin Res Heparol Gastroenterol. 2012; 36: 628-31.
13) McSherry CK, Fertenberg H, Virshup M. The Mirizzi syndrome: suggested classification and surgical therapy. Surg Gastroenterol. 1982; 1: 219-25.

第2章 熟知すべき代表的な外科疾患

急性腸管虚血
Acute Mesenteric Ischemia

　高齢化社会が進み，高度な基礎疾患を有する患者さんが増えた現代では，この疾患の重要度がより増してきているように思う．「初期診断で軽症と判断されたことによって時間が経ち，症状が顕著化したときにはすでに手遅れ」となるいわゆる「hospital delay」を起こし得る典型的な疾患である．

　致死率は60％〜であり，心筋梗塞の3倍，脳梗塞の4倍の死亡率を有する．この20年間救命率はほとんど改善していない．その理由として救命の鍵となるのが精密検査や高度医療の進歩ではなく，いかに早期診断できるかにかかっているからである（ということは医者の診察技術は進歩していないということか……？）．

　はじめに失敗例を紹介する．

症例：**79歳**女性（一人暮らし）
主訴：腹痛・嘔吐
既往：10年前に胃癌にて胃切除術を受けている．
　　　脳梗塞後にて片麻痺および軽度の失語症
現病歴：来院数日前から風邪をひいていて常用薬を飲めていなかった．来院数時間前に，急にお腹かが痛いといい出した．電話を受けた娘が駆けつけるとお腹が痛いといってうずくまっているため来院した．
理学所見：腹部は平坦でソフト，腸雑音正常，本人は臍周囲が痛いというがとくに**圧痛は認めない．反跳痛・筋性防御もない**．
検査所見：心電図；**心房細動**はあるがST-Tに異常ない．
　　　　　胸部X線；目立つ異常所見なし．
　　　　　腹部X線；一部小腸ガスを認める他，目立つ異常所見なし．
　　　　　　　　　air-fluid level認めず．
　　　　　血液検査；目立つ異常所見なし．

初期診療:
　診療にあたった医師は腹部所見が軽度なため，とりあえず経過観察した．家族には術後であり腸閉塞の可能性があると説明した．
　数時間後初診医が再び診察すると本人は「痛みはさきほどより大分楽になった」と話した．再診の少し前にはトイレに行き，少量の固形便が出たとのことであった．このため医師は経口摂取可とした．コップ半分の水とおにぎりを数口食べたがもどさなかった．このため医師は腸閉塞があったが軽快したと説明し整腸剤と痛み止めを処方し帰宅とした．

その後の経過:
　帰宅後数時間は問題なかったが，その後再び軽度腹痛が出現してきた．処方された痛み止めを飲むと楽になったというため，娘も安心して自宅に帰った．翌日娘が朝食をつくるために訪れると，布団の周囲に嘔吐した跡があり，冷や汗をかいていた．娘がよべども返事をせず荒い呼吸をしている．
　娘は救急車を要請し昨日の病院に搬送した．

　赤字がすべて典型的な症状を示している．

　以上をまとめると，
　　①基礎疾患を有する
　　②突然発症（sudden onset）
　　③強い自発痛だが身体所見はほぼなし
　　　　←ここで治療介入できれば救命可能性十分あり
　　④いったんよくなる
　　⑤意識障害・呼吸不全
　　　　←ここで気付いたのではもう遅いかも？

1 急性腸管虚血の分類 （Classification）

　Mesenteric ischemia をそのまま訳すと「腸間膜虚血」となってしまい，ちょっと違和感があるのでここでは「腸管虚血」としている．ただし，mesenteric ischemia の意味するところは上腸間膜動脈領域の虚血という意味なのでおもに小腸（正確には空腸から横行結腸まで）の虚血を意味する．結腸がメインとなる腸管虚血は「colonic ischemia: 結腸虚血」として別に扱うことにする．

上腸間膜動脈（SMA）領域の虚血には以下の4つがある．

① 上腸間膜動脈塞栓症（Mesenteric arterial embolism: SMAE）
② 上腸間膜動脈血栓症（Mesenteric arterial thrombosis: SMAT）
③ 非閉塞性腸管虚血（Nonocclusive mesenteric ischemia: NOMI）
④ 上腸間膜静脈血栓症（Acute mesenteric venous thrombosis: SMVT）

最も多いのは塞栓症でそのほとんどは心原性の血栓である．上腸間膜動脈起始部から少し末梢側（3〜10cm）が閉塞する．血栓症では石灰化を伴う動脈硬化と狭窄がベースにあり上腸間膜動脈が起始部で閉塞（高度狭窄）することが多い．NOMIは透析患者さんや，心臓血管術後，ICUケアなどで血管収縮薬（norepinephrineなど）使用中などにみられる．いずれも健康者に起こる疾患ではない．

上腸間膜静脈血栓症は「急性腸管虚血：acute mesenteric ischemia」に分類されているものの，症状/重症度が他の3者と異なるため，別に記すことにする．

また，発生機序は上腸間膜動脈閉塞でないのだが，最終病態がほぼ同じとなる疾患群として以下の病態がある．

① 大動脈解離に伴う上腸間膜動脈閉塞：B型解離に伴うことが多い．解離だけに目がいってしまうと初期に見逃される．"B解離だから保存治療"というステレオタイプの反応は危険．臓器虚血を伴う解離は緊急手術の適応となる．初期の腹痛の有無が重要．
② 上腸間膜動脈解離に伴う閉塞：上腸間膜単独解離では閉塞は稀．
③ 小腸軸捻転（small intestinal volvurus）：2つパターンがあって，先天性の腸回転異常がある場合（幼児期に中腸軸捻転が発症しなかった）と，解剖学的異常はないが，腸間膜根部が短いために捻転する場合（痩せ身に多い）とがある．

2 急性腸管虚血の病歴（History）

原因は複数でも虚血によって生じる症状（痛み）とその結果（腸管壊死）は同じ．

失敗例でいう自然歴は，
①Hyperactive phase
　まず突然の腹痛があり来院する（血管疾患は"sudden onset"）．腹痛は局在性のない強い腹部全般痛である．「痛みの割には身体所見が乏しい」というのが第一印象．
②Paralytic phase
　来院時身体所見でははっきりしたものがなく所見が軽微なためとして経過観察しているとやがて痛みは軽減してくる（虚血が遷延し壊死に至り痛みを感じなくなってきた）．ケースによってはこの後食事が可能になったりするが，腹部は膨満してくる．
③Shock phase
　さらに時間経過すると虚血壊死に至った小腸から細菌性腹膜炎および敗血症が進行する．腸管壊死による代謝性アシドーシスと代償による頻呼吸となり，皮膚に（とくに下肢）紫色の網状斑（mottling/mottled skin）が出現する．呼吸障害と同時に意識レベルも低下する．

　病歴聴取で最も大事なのはsudden onsetか否かであるので，身体所見が乏しく，再現性がない場合でも危険因子のある患者さんのsudden onsetで局在性がはっきりない強い腹痛では急性腸管虚血を疑わねばならない．しばしば「有意な身体所見がないことが有意な所見」といういい方をされる．ただし，NOMIでは必ずしもsudden onsetではない．

　危険因子としては
- 不整脈とくに心房細動
- 弁疾患・弁置換後
- （上２つと同じ内容だが）ワーファリンを服薬している
- 動脈血栓塞栓症の既往
- 透析
- 心臓血管手術後
- 血管収縮薬
- （他の原因での）ショック

　血栓症ではいわゆる「abdominal angina」の症状が先行している場合がある．

同様の痛みや腹部の違和感を食後に感じたことがあるかどうか聴取する必要がある（教科書的には典型的な abdominal angina では急性閉塞は少ないとある：狭心症と同じ感じだろうか？）．

3 急性腸管虚血の身体所見 （Physical examination）

「Clinial prsentation may be unspecific, but is ofen characterised by an initial discrepancy between severe subjective pain and relatively unspectacular findings on physical examination.（Acta Gastroenterol Belg. 2002; 65: 220-5)」

　虫垂炎や上部消化管穿孔と違って，疾患特異的な身体所見は存在しない．このため文面の通り，強い腹痛の割に腸雑音は正常だし，痛がるもののどこを押しても圧痛点はない．虚血の段階では腹部所見は出現しない．

　上腸間膜動脈の灌流域であるので，ケースにより範囲は異なるものの，下行結腸からS状結腸にかけての虚血は回避される．唯一身体所見があるとすれば腹部の冷感で「胸や側腹部は温かいのに腹部（とくに下腹部）は冷たい」という所見となる．

　また，心房細動などの原疾患があり塞栓症が疑われる場合には四肢の動脈触知・左右差，神経学的所見（脳梗塞）などの所見をしっかりとっておかねばならない．これは診察時にすでに他にも塞栓があるかどうかの評価と，今後新たに塞栓が発生したときの比較の2つの意味がある．

　腸管壊死が進み腹膜炎の状態となれば，いわゆる汎発性腹膜炎として反跳痛・筋性防御が出現してくるので明白となる．この時点で診断したのでは遅い……．

4 急性腸管虚血の初期診断と鑑別疾患 （Early & Differential diagnosis）

　繰り返すが……初期診断で急性腸管虚血を疑うかがすべて．腹部所見は非特異的なため鑑別疾患は症例により様々であろう．
　虚血段階の段階であれば

- 破裂性腹部大動脈
- 大動脈解離

などと同じく sudden onset である血管系の疾患が鑑別となる．
　汎発性腹膜炎になった後では，

- 下部消化管穿孔
- 絞扼性腸閉塞
- 小腸軸捻転（病態的にはほぼ同じ）

などがあげられる．ご覧のとおり，鑑別はすべて重症の疾患のみとなる．つまり，ひとたび腸管虚血を疑ったら，非常にヤバイかまったく大丈夫（杞憂であった）かの二者択一で，その中間はない．

次に腸管虚血を診断した際に注意すべきことが2つある．

1つ目はSAME（上腸間膜動脈塞栓症）のとき．塞栓の原因として心臓内に血栓があったという理解であるので，血栓が残っていれば次はどこに詰まるかわからない（頻度としては脳梗塞が多い）し，すでに他部位にも塞栓があるかもしれない．血栓の原因として多いのは心房細動による左房内血栓だが，ときに心内膜炎（IE）による菌塊（vagitation）のこともある．めずらしいところでは，PFO（patent foramen ovale）が存在するためDVTによる血栓が動脈塞栓の原因となる（paradoxical embolus）こともある[1]．

2つ目はNOMIの場合で，虚血部位は腸管だけなのか？　という点．重症や術後などでICUにいるような患者さんでは，重度のショックや心機能低下によって全身が虚血状態となっていて，その一部分としての腸管虚血を見ているにすぎないことがある．この場合，腸管虚血が全身状態悪化の主原因ではないので，腸管切除での病状改善期待度は低い，もしくはない．

5 急性腸管虚血の検査 (Examinations)

1 血液検査

発症早期に有用な特異的な検査は乏しい．乳酸値上昇：感度は77～100％，特異度42％[2,3]．血清アミラーゼ値：半数で上昇[4]．D-ダイマー値上昇（＞0.9mg/L）：感度/特異度＝60/82％[5]．代謝性アシドーシスなどが一般的指標だが，発症早期には出現しにくく，「代謝性アシドーシスが存在しないことが腸管虚血の否定」にはならない．

虚血の段階でひっかけるのは難しいが，広範腸管壊死があればアシドーシスはほぼ必発となる．ICUに入るほどの重症で「わけのわからない代謝性アシドーシスは腸管虚血を疑え！」はけだし名言といえる，覚えておいて損はない．

いずれにせよ，血液検査で診断する疾患ではない．

2 腹部単純X線

　虚血に特異的な所見は存在しない．早期では所見があっても小腸ガスが一部見える程度であろう．腸管壊死となればいわゆる麻痺性イレウスの状態となり，びまん性腸管拡張を認める．びまん性の腸管拡張は特異的な所見ではないので，腸炎など比較的軽症で認めても珍しくない一方で，このような致死的な病態でも認める．所見そのものよりもバックグラウンドの方が重要といえる．

3 腹部超音波

　CTの進歩と普及によって超音波で早期診断することは稀となったが，一部の疾患では超音波診断が可能なことがある．カラードプラーにて上腸間膜動脈のフローがないことが確認できればSAME（上腸間膜動脈塞栓症）の診断は可能．SMAT（上腸間膜動脈血栓症）についてはもともと狭窄である場合があるので，前後比較でないと判断できないかもしれない．NOMI（非閉塞性腸管虚血）は血流の有無では診断不能．フロー以外の副所見として，通常SMAとSMV（上腸間膜静脈）ではSMVの径が大きいのだが，上腸間膜動脈閉塞では，SMAの近位部が拡張し，逆にSMVは虚血でフローが減るため径が小さくなり，SMAの方が大きく見える「逆転現象」が起きる．さらに，筆者の超音波の師曰く「動脈が閉塞すると通常の拍動（脈にあわせて径が変化する：中心軸はぶれない）ではなく動脈の中心軸がぶれた動きをするのでわかる」とのことだが，これはもはや神業レベルであり皆様はカラードプラーでご確認下さい．

　腸管自体は早期には特異的所見はなく蠕動もある．虚血が進行すれば虚血範囲の腸管粘膜を中心に壁肥厚し，壊死すれば粘膜が脱落して襞が確認しにくくなる．同じ虚血でも絞扼性腸閉塞は腸間膜自体が締め付けられてうっ血するので早期から腹水が出現するが，上腸間膜動脈閉塞では血流自体が減るので初期に腹水は出現しにくい．中等度以上の腹水があり超音波ガイド下穿刺で暗赤色の血性腹水が引けたならすでに壊死していると考えて間違いない．

4 腹部CT

　腸管虚血を疑った際に行うゴールドスタンダード．血管評価もしたいので，可能ならば動脈相を確認できるダイナミックCTでオーダーした方がよいだろう（図1，図2）．SAMEとSMATは診断可能．腸管虚血の有無も判別できる場合があるが，造影効果があること自体は虚血がないことの否定にはならない．

8. 急性腸管虚血

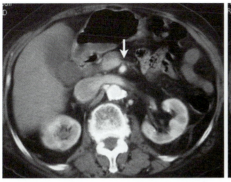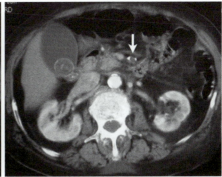

図1 ■ 腹部造影 CT：上腸間膜動脈塞栓症の例
起始部では造影効果を認めている上腸間膜動脈（左）が，少し末梢側では造影効果を失っている（右）．
早期診断のため血栓除去で改善した．

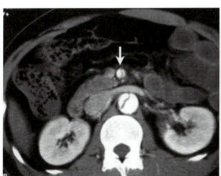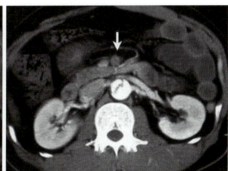

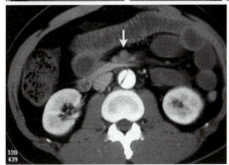

図2 ■ 腹部造影 CT：大動脈解離に伴う上腸間膜動脈閉塞の例

矢印に上腸間膜動脈を示している．左上図ではフラップを認めるが造影効果はある．右上図は少し末梢部だが造影効果を失っている．左下図はさらに末梢のレベル．並走する上腸間膜静脈は通常動脈径より太いが，この例では細くなっている（動脈閉塞によって静脈灌流が低下するため）．

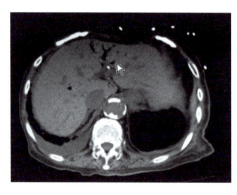

図3 ■ 腹部単純 CT：上腸間膜動脈血栓症の例
肝内に門脈ガス像（portal system gas）を認める．発症早期には現れず虚血壊死が進んでいることを示唆する所見である．よく似た病態に「胆管ガス：pneumobilia」がある．病的にも起こり得るが，多くは胆道変更術や十二指腸乳頭切開術後で生理的に胆道にエアが入る状況下で見られる．ガス量が多ければ走行の違いで両者を区別できるが，少量である場合の区別として portal system gas は肝臓の末梢までガスが広がる（血流の流れに沿って）のに比べ，pneumobilia は中枢側に集簇する（胆汁の流れ）傾向にあり，肝縁 2cm 以内のガスは portal system gas と考えた方がよい．

NOMI についても CT アンギオグラフィーで空腸・回腸動脈の狭窄や攣縮をみることで診断可能との報告もある[6]が，一般的には後述の副所見などがなければ CT をもってしても診断は困難であろう．

すでに壊死している際の副所見としては，腸管壁内ガスや門脈内のガスが有名である（図3）．ただし，これらの所見は10％程度の確率で腸管壊死以外でも起こるので，見つけたら必ず壊死というわけではない．

ショックに伴って腎機能低下（急性尿細管壊死：ATN）が危惧されている場合に腎毒性の危険を冒してまで造影 CT で評価することの意義は低いであろう．といって単純 CT だけ撮影する意義はさらに低い．こんなときに上腸間膜動脈の近位部に閉塞があるかどうかを確認するためのモダリティーとしていまだエコーが有用であろうと思われる．

透析中であれば腎機能は廃絶しているので逆に造影を躊躇する理由はない．

5 血管造影

かつては診断のゴールデンスタンダードであったが現在 CT に置き換わった．診断よりはむしろ血管内治療としての意義があり，腹膜炎に至っていない血栓塞栓症に対しての血栓溶解療法（吸引療法）が可能である．NOMI については，血管造影で小腸血管の狭窄・攣縮がいわゆる典型的な所見とされているが（図4），これはショック一般で見られる所見でもあるのですでに全身状態が悪いときには有用ではないかもしれない．また，狭窄・攣縮の程度は定量的評価が難しいので，診断は多分に施行者の感覚に委ねられることになる．仮に評価できる放射線科医がいたとしても血管造影にゆくための決断は臨床診断のみとなる[7]．

8. 急性腸管虚血

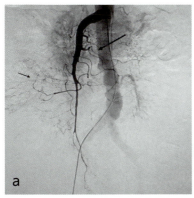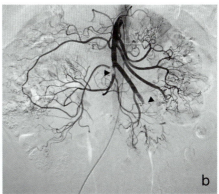

図4 ■ 上腸間膜動脈造影像（NOMI および SAME）
a は NOMI，b は SAME の上腸間膜動脈造影像．太矢印に主要腸間膜動脈の狭小化・広狭不整（sausage sign：急に細くなる）を，細矢印に腸間膜動脈アーケードの攣縮，腸管壁内分枝描出不全の所見を認める．a と b を比べることによってこのようなケースでは明瞭だが，どのタイミングで b を見たものなのか？ カテーテルの先端位置は？ 造影剤の量は？ など比べるにあたって不確定要素も多い．腸間膜動脈の狭小化は原因を問わず hypovolemic shock や cardiogenic shock 全般（とくに出血性ショック）に見られる所見でもある．
b は SAME の例，矢頭部に塞栓像を認める．それ以外の腸間膜動脈は正常に描出されている．

6 急性腸管虚血の確定診断（Definitive diagnosis）

　臨床診断で疑って CT にたどり着けば SAME と SMAT は診断可能．NOMI は CT ではわからない*．ただし，健康人には起きない疾患なので何の証拠もなくとも起こし得るような対象なのかそうでないのかは判断できる．心疾患と透析が最高リスクなのでその両方該当するときは強く疑ってよいだろう．「CT ではなんともないけど高齢だし，NOMI でないかどうかが気になる．本人はちょっとよくなったというけど本当に帰して大丈夫だろうか？」と思ったとき，こう考えてみよう．「この人がもし明日救急車で運ばれて，手術した外科医から『あの人 NOMI だったよ』って知らされたら自分は驚くだろうか」．もし，そんなシチュエーションだったとき「……やっぱり」と思うのであれば診断は NOMI でよい．
　確定診断の項なのに，最後は"勘"??.
　*NOMI の画像診断に関してはガイドラインの提唱もある[8]．かなり専門的な内容で，一般医がすぐにとりいれるのは困難かもしれない．典型例については，門脈ガスなどの壊死の間接所見でなく直接所見からも推定できるというのは考えてもよいかもしれない．

7 急性腸管虚血の治療方針 (Strategies)

①上腸間膜動脈塞栓症の治療

　塞栓症の診断がついた時点で抗凝固治療（ヘパリン）の適応となるので開始する[9]．手術があるから……と危惧する必要はない．大きな脳梗塞が起きてからでは遅い．

　基本は手術で，上腸間膜動脈の血栓除去術と壊死腸管があれば切除する（図5）．残存腸管は極力長く残して，不安があるときは24～48時間後に2nd look surgeryを行う．これは行うならば予定して行うことを原則とする．2nd look operationを予定したならばdamage control surgeryとして，吻合やストーマの設置はコンディションの悪い初回ではなく2回目に行う方がよいであろう[10]．

　非手術的治療法としてカテーテルによる血栓溶解療法がある[11]．近年は積極的に施行している施設もあると思われる．適応の目安としては

- 発症8時間以内
- 腹膜刺激症状がない
- 血栓溶解治療の禁忌がない

の3点があげられている．4時間以内に血栓が溶けない，もしくは腸管壊死の症状が出現する場合には手術に移行する．手術と血管内治療のどちらを選択するかについては，施設毎の状況によって決めてゆくしかないだろうと思われる．血栓溶解療法の適応症例は血栓除去術によって腸管温存できる可能性があると

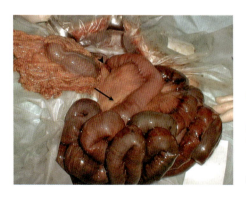

図5 ■ 術中所見：発症から2日経過した上腸間膜動脈塞栓症

矢頭がトライツ部，矢印は非壊死部と壊死部の境界を示している．冒頭例のように，hospital delayを起こし易い代表疾患であることが強調されるのはこのような結果が待っているからである．

判断しているので，奏効せずに腸切除になってしまうのはいただけない．致死率の高い疾患の治療方針を検討するにあたって低侵襲性だけに目がゆかないようにしたい．

治療が奏効して生き残った場合にはワーファリンの使用が再発を減少させるとされている[12]．

2 上腸間膜動脈血栓症の治療

原則は塞栓症と同様で手術．違いは，虚血のみで壊死に至っていない場合には血栓除去術ではなくて血行再建術（大動脈/腸骨動脈とのバイパスなど）を行う点[13]．実際には虚血のみや abdominal angina の段階で手術（バイパス術）できるケースは少なく，腸管切除を要することが多い．

オプションとしては，血管内治療（ステント）がある[14]．この際，経皮的のみならず術中に末梢側血管から挿入する方法もある[15]．

すでに壊死して広範腸管切除を要した場合には血行再建の意義は低い．

術後はアスピリンの内服が推奨されている[12]．

3 NOMI の治療

腸管壊死ではない（つまり腹膜刺激症状がない）場合は保存治療となるが，この時点で診断に至るケースは少ない．保存治療としては，脱水（があるならば補正し）に留意した水分管理と絶飲食（腸管の血流需要を増やさない）がメインとなる．抗菌薬の使用や腸管減圧を推奨する文献もあるがそうした方がよいというエビデンスはない．虚血段階の NOMI に対しては血管拡張薬（パパベリン）による持続動注療法があるが，報告はケースレポートか症例集積研究なのでエビデンスという意味では弱い[6]．

腹膜刺激症状があるならば手術で腸管壊死の有無を確かめねばならない．重度の基礎疾患（透析中など）があるケースがほとんどであるので，腸管が壊死すれば予後はきわめて悪い．手術で腸切除を行うならば積極的に 2nd look surgery を行い，吻合は再手術時に施行した方がよいとの報告がある[16]．高リスク例で小腸吻合すらためらわれるときは救命目的で小腸ストーマを作成することもある．その場合，high output の小腸ストーマによる脱水，低栄養，易感染性などに悩まされる．NOMI になるのはもともとの基礎状態に問題がある訳なので，急性期の救命に成功したとしてもこのような状態となれば長期生存は厳しい．

NOMIの際にしばしば問題となるのは，強く疑った場合だとしてもそもそも手術をするかどうか？　という点．この診断がつく前の段階ですでに相当に全身状態が不良である場合に「手術をしないと助からない」は嘘ではないかもしれないがホントでもなく，「手術をしてもしなくても助からない」の方が現実に近いことがよくある．これについては次項に続く．

8 腸管虚血の予後（Prognosis）

　どのタイプであっても死亡率は高い．とくにNOMIでは死亡率70〜90％とも報告されている[6]．

　腸管虚血の段階で治療介入に進んで，腸管切除を要さなかった場合には何のハンディキャップも背負わずに社会復帰できる可能性がある．

　腸管壊死となった場合にはどのくらいの小腸が残存したかで予後が規定される．生命維持に十分な小腸が残存したならば虚血レベルと変わらない予後が期待できるが，疾患の特性（SMAの本幹で閉塞する）から広範に小腸を失ってしまう可能性が高い．最も中枢で右結腸動脈分枝部より近位で閉塞すれば近位空腸から右側結腸までが壊死に至るので，空腸40〜50cmが残存するのみとなる．回盲弁も残らないので小腸通過時間を延長する効果も失われて短腸症候群（SBS: short bowel syndrome）が必発となる．

　どのくらい小腸が残存すれば短腸症候群を回避できるか？　については，様々な意見があり以前は1m前後の記載が多かった[17]．基礎状態によっても影響されるのか，筆者が担当する腸管虚血後の患者さんではこれより長く小腸が残っているにもかかわらず短腸症候群を経験する．小腸が180cm以下になれば可能性があるとする文献もある[18]．

　短腸症候群となって生命維持（仮に長期でなくとも）できれば，この疾患としてはどちらかというと治療的には成功の部類に入る（患者さん本人が満足するとは到底思えないが……）．この疾患の予後で最も考えさせられるのは，そこまでたどり着かず亡くなられる方が大半であるということ．

　そもそも重篤な基礎疾患を有していることが多いので救命どころか，治療（手術）をすべきなのかどうかで悩むことも珍しくない．

　こうしたときに，本人に意思確認ができればよいが，すでに意識がないか，十分な話ができる状態ではないことの方が多い．ACP（advanced care planning）などで本人の意思が示されているケースは少ない．

　結局，家族と話をすることになるが病状説明についてはなるべく本当のこと

を伝えた方がよいと思う．「手術をしないと助からない」は嘘ではないが正確でもない．「救命は厳しい」という言葉は受け手によって想像する内容に幅をもたせる．

　典型的な経過を診た経験があるならば，その経験をそのまま伝えるのがもっと本当のことに近い．

　往々にして家族は手術を乗り切れるかどうかだけがすべてと思っている（手術は命がけだが乗りきれば元の体に戻れると思っている）ので，そうではなく，死亡の多くは手術中ではなくその後人工呼吸器につながれたまま集中治療のなかで亡くなってゆくということ，こうした周術期の死亡を含めて高い死亡率*（60～90％）であること．そしてさらに，これを乗り切ったとしても広範囲の小腸を失って短腸症候群となれば，理論的には栄養治療の継続で生きてゆけるのだが実際は様々な合併症で長期生存できる期待は少ないこと．こういった情報を提供した上で，家族に患者さん本人の推定意思を考えてもらう必要がある．つらい治療のなかでも生存期間延長を目指すのか？（自身が）人生の終焉に近いことは自覚しているので，これ以上つらいことは避けたいと思っているのか？　救命に全力を尽くすことが医療者の務めであるのは無論であるが，「hope less で侵襲的な集中治療」を人生の最期とする選択は避けてもよいはずだ．

　高齢化社会が進み，腸管虚血に接するケースは増えていると感じている．最近は ACP という言葉も一般的になりつつあり，重篤な状態となる前に（そうなったときに）どうするのか？　を患者さんと話し合ってゆく必要性が叫ばれている．人生の最期に侵襲的な治療を希望しない人にとって，腸管虚血の手術は最も避けたいものにあがる．

　*周術期の死亡予想については，APACHE II / SOFA / MODS などがある．筆者は米国外科学会の提供している ACS NSQIPS Surgical Risk Calculator を頻用している．どれがよいかはさておき，基礎状態がきわめて不良な上に敗血症性ショックや多臓器不全に至っているケースではこのようなスコアリングシステムを用いて，より具体的な数字をあげて説明した方が話し手と受け手の温度差が埋まり，「厳しい」などの抽象的な言葉よりも内容がより正確に伝わるだろう．

9 結腸虚血（Colonic ischemia）

　結腸虚血自体はいわゆる「虚血性大腸炎」と考えて差し支えない．が，ここではその最重症型である結腸壊死を扱うことにする．重症化した際の臨床像は

他の腸管虚血とほぼ一緒なのだが，壊死する部位が異なるため別項とした．

1 病態（Pathophysiology）

結腸（含む回盲部）が広範に（ときにほぼすべて）壊死するという病態がある．この際小腸は保たれていることが多い．この病態は2通りの理解が可能であり，1つは虚血性大腸炎の最重症型（脾湾曲部結腸を中心に広範囲に大腸が壊死した）とするもの．もう1つはもともと左結腸動脈が開存しておらず，結腸のほとんどを上腸間膜動脈からの血流に依存している状態をベースとしている場合に，なんらかの全身的な低血流に伴って非閉塞性腸管虚血を大腸に発症したとする考え方（＝ non occlusive colonic ischemia）である．両者は基本的に同じことをいっている．

これ以外で結腸が壊死する原因としては，腹部大動脈瘤手術にて下腸間膜動脈を結紮したときの合併症．急性大動脈分岐部閉塞（saddle block）などがある．後者では内腸骨動脈領域が虚血となるので，S状結腸および直腸が壊死する．

2 病歴（History）

典型的病歴は急性腸管虚血の3相だが早期に血便がある点が違う．
①Hyperactive phase：虚血に伴う強い痛みと，粘膜虚血に伴う出血から血便を生じる．
②Paralytic phase：痛みはややよくなるが，持続かつ広がりを伴う．腹部は膨満してくる．
③Shock phase：著しい脱水と敗血症にて重度のショック，意識障害，呼吸不全となる．

実際には①の腹痛で受診するよりも③の敗血症のパターンで受診することになるので，意識レベルも悪く腹痛の病歴がとれないこともある．正体不明の敗血症としての鑑別からスタートすることも珍しくない．

3 早期診断と鑑別疾患（Early & Defferential diagnosis）

敗血症に至った広範結腸壊死を早期認知するのはきわめて困難と思われる．こういう疾患があるという知識のもとに，高齢者，高度動脈硬化，透析などのリスク例で脱水などの循環不全がある場合に腹痛を訴えたらこの疾患も想起する習慣をつけておくしかない．

鑑別としては細菌性腸炎（病原性大腸菌など），*Clostridioides difficile* 関連腸炎，劇症型潰瘍性大腸炎などだがこれらで全結腸壊死となることはまずない．

4 検査（Examination）

①血液検査

特異的なものはない．血液ガスでは通常代謝性アシドーシスとなる．「訳のわからないアシドーシスを診たらお腹を疑え」だ！

②画像検査

これも特異的な検査はない．通常，有用性の高い造影 CT 検査でも，メジャーな血管の閉塞がある訳でもなく，大腸壁に造影効果があるかないかは簡単に見極められるものではない．レントゲンでも CT でもびまん性の大腸の拡張といった所見にとどまるであろう（図6）．

5 確定診断（Definitive diagnosis）

検査で確定診断することはほぼ不可能であり[19]，原則は開腹所見となる．小腸広範腸壊死ならば血性腹水が出現して認知することが可能だが，結腸壊死ではほとんど腹水を認めない．敗血症やアシドーシスを説明する他の病態が否定的であり結腸壊死の病歴・所見として矛盾しない場合に「このまま手をこまねいていても死を待つだけ」と思うならば開腹手術するしかない．

6 治療方針（Strategy）

急性腸管壊死に準じる．重症例が多く，初回手術は壊死腸管の切除と腹壁の

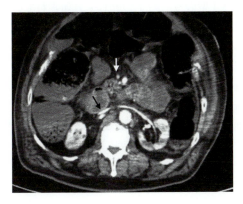

図6 ■ 腹部造影 CT：全結腸壊死の例

白矢印に上腸間膜静脈を示す．隣の上腸間膜動脈は造影されておりこのレベルでの動脈閉塞はない．ただし，通常動脈より静脈径の方が大きいはずが逆転して静脈の方が小さくなっている．これはその先の腸管に壊死があるため静脈灌流が減少していると推察できる．腸管壊死の1つの副所見といえる．黒矢印下大静脈を示す．高度に虚脱しており循環血液量の減少を示す．このような状態のまま手術/麻酔を行うと循環虚脱を起こして重篤な低血圧やときに心停止することもある．

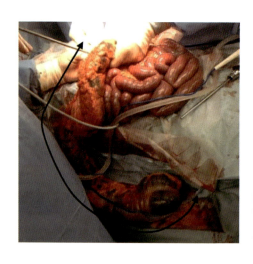

図7 ■ 手術所見：全結腸壊死の術中所見
両矢印の部に切除中の結腸を示す．壁は壊死で黒色（灰色）変化している．右側の小腸の色調は保たれている．

一時閉鎖にとどめ，循環動態の改善を待って二期手術を行う．基礎状態や重症度によってははじめから治療を断念しなくてはならないこともある（図7）．とくに，下腸間膜動脈がはじめから閉塞しており，上腸間膜動脈で全小腸と結腸を栄養していたような場合に起こる結腸壊死は，全腸管壊死の初期過程を見ているにすぎない（壊死が結腸からはじまりやがて小腸に及ぶ）かもしれず，手術を重ねるにつれて残存小腸もなくなってしまう．

　小腸が壊死していなければ短腸症候群を免れるので救命が得られれば消化管機能は維持される．

10　上腸間膜静脈血栓症

　いわゆる"mesenteric ischemia"の4型のうちの1つとして分類されていること多いが，先に記したように重症度は明らかに違う（こちらの方が軽い）ので筆者としては別扱いでよいと考えている，同様の意見もある[18]．

　局所的な病態としては下肢にできる深部静脈血栓症と同じ．下肢静脈と違って長時間の同じ姿勢や圧迫で起こるものではないため，75％は基礎疾患に先天性凝固系の異常（プロテインCorS欠損症など）が存在する．その他は後天性凝固異常・門脈圧亢進症・鈍的腹部外傷・急性膵炎後などがある．このうち先天性凝固異常の場合，血栓形成するのはSMVに限定し，門脈本幹や脾静脈は血栓形成しないことが多い．

発症形態として acute・subacute・chronic の 3 つに分かれる．それぞれの疾患概念は以下のとおり．

Acute SMVT： 突然発症で他の動脈閉塞同様腸管虚血を起こし得る．基本病態はうっ血なので直ちに壊死はしないが，静脈還流が不能（側副路がない）であるので最終的に局所の循環が保てず壊死に至ることがある．手術を要するかもしれない病態．

Subacute SMVT： 突然発症ではないので，多少の側副路はあるものの十分な静脈還流でないために腸管浮腫をきたして腹痛や下痢などの症状を呈する．臨床的には重症急性膵炎など高度な腹腔内炎症の二次的現象として認められることが多い．急性期を乗り切った重症者が食後の腹痛や下痢を訴えた場合には鑑別となる．時間経過して側副路が発達すれば症状は軽快するので，手術となる可能性は低い．

Chronic SMVT： 基本的に無症状．他の目的で行った検査でたまたま見つかった際にこの診断となる．発症時期は不明ですでに側副路が完成しているので治療介入を要さない．例外としては，肝硬変などの門脈圧亢進症に伴うものがあり，消化管出血の原因（portal hypertension related bleeding）となる．

このうち本項では急性腹痛の原因となる acute SMVT を対象とする．

1 病歴（History）

上腸間膜動脈閉塞症と似ているが，突然発症ではなく症状もそれより軽微であり，腹膜炎の症状が出現するまでの時間経過も長い．上腸間膜動脈閉塞が虚血壊死に陥るまでに 12〜24 時間しかかからないのに比して上腸間膜静脈閉塞では 3〜5 日を要する．約半数で悪心嘔吐を伴う[20]ので，ここは他の腸管虚血とやや異なる（腸管が浮腫むからであろうか？）．下痢や下血は通常ない（subacute / chronic では認める）．

75％は基礎疾患に凝固系の異常があるため，家族歴や過去に深部静脈血栓症を起こしていないか聴取する．

2 身体所見（Physical examinations）

動脈閉塞同様に特異的な所見はない．ただし，虚血と異なり静脈閉塞ではうっ血による壁肥厚があるため圧痛は存在する．反跳痛・筋性防御は早期では

出現しない．腹水は高頻度に出現し，量が増えれば腹満を伴う．

③初期診断と鑑別疾患（Early & Differencial diagnosis）

　初期診断の筆頭にSMVT（上腸間膜静脈閉塞症）はあがらないと思われる．特定した鑑別疾患はなく，痛みの部位に応じた鑑別……ということになろう（上腹部痛なら膵炎・胆嚢炎・消化性潰瘍など）．

　まったく異なる疾患であるが，血管炎を伴う膠原病などで虚血性の腸炎を発症することがある（有名なのはSLEに伴うlupus enteritis）．

④検査（Examinations）

①血液検査

　原疾患としての先天性凝固異常症がかなりの確率で存在するので，凝固系の検査が重要となる．すなわち，PT/APTT，AT-III，プロテインC，プロテインSなどの項目をヘパリンが開始される前に提出する必要がある．動脈血ガスでは，動脈閉塞を考えているときには行うべき検査であるが，静脈還流が乏しいため虚血が進行してもアシドーシスにはなりにくい．

②腹部超音波

　動脈閉塞同様，技量さえあれば非常に有用な検査である．検査の主眼は上腸間膜静脈にフローがあるか否かをカラードプラーにて確認することであるが，静脈の場合は血栓閉塞していると圧迫してもつぶれない（compression test 陽性）ためカラーフローがなくても診断できる．また，小腸の変化は早期から出現し，空腸壁が浮腫性に肥厚している像や腹水の貯留を認める．

　超音波検査にて腹水貯留が認められたならば，穿刺してその性状を評価しよう．腹水の性状が正常の淡黄色透明でなく淡血性から血性の場合には腸管壊死の可能性を考慮する．

③腹部CT

　禁忌がない限り，腹部CTにて確定診断を行う．項のはじめに示したとおりこの疾患は稀であり早期診断がつくことの方が少なく，腹部CTを撮ってはじめて見つかる．脾静脈との合流部から末梢側へ数cmほどの血栓をつくりやすい．血栓の範囲は短いので注意が必要である．血栓部分の静脈壁は造影効果がありリング状に見える（図8）．

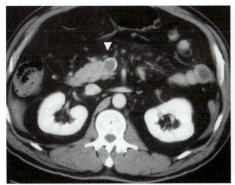
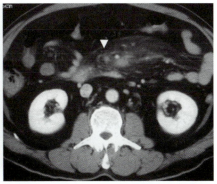

図8 ■ 腹部造影 CT
上腸間膜静脈中枢側では血栓が充満し，周囲にわずかにリング状に造影効果を認めている（左）．さらに末梢では造影効果がなく通常より虚脱した（隣の動脈より細い）上腸間膜静脈を認める（右）．

5 確定診断（Definitive diagnosis）

早期診断は難しい．種々の疾患を鑑別してゆくなかで超音波や腹部造影 CT にて確定診断となる．

6 治療方針

腸管壊死の徴候がない限り保存治療が原則となる[21]が，保存治療を開始したうちの 1/3 がその後手術を要しているとの報告もある[22]ので，手術が必要かどうかのモニタリングが最も重要となる．

臨床所見では

- 腹膜刺激症状
- 敗血症を示唆する所見
- ショック

が存在しないことが保存治療継続可能の条件．

検査所見としては血液検査や CT での所見で判断するとの意見もあるが，どれも明確な基準は示されていない．心配ならば頻回に診察に行ってその変化を実際に感じることが大事であろう．もし検査を，というならば腹水の性状をチェックすることをお勧めする．同じく最初うっ血でそのうち虚血となる疾患として絞扼性腸閉塞（strangulated SBO / strangulation obstruction）があるが，

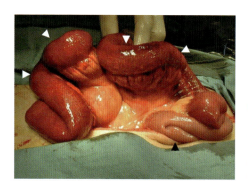

図9 ■ 手術例
うっ血して色調変化をきたした小腸を認める（黒矢頭）．図左下の正常小腸（白矢頭）と比較できる．2～3日経った動脈閉塞の壊死腸管は壁がペラペラに薄くなるが，静脈閉塞ではうっ血，肥厚が目立つ．

臨床的に絞扼かどうかの判断がつかないときの検査として，腹水性状が淡血性/血性かどうかが有用であるとの意見がある[23]．

保存治療かどうかにかかわらず，診断がついた時点で抗凝固療法を開始する[21]．状態が安定すれば経口抗凝固薬にスイッチする．継続期間については3～6カ月が推奨されているが，抗凝固状態が持続している（先天異常がある）場合には永続的に必要となるかもしれない．

例によって保存治療の際にBT（bacterial translocation）を危惧して抗菌薬の使用を推奨する意見もあるが，文献は腸閉塞と同じくネズミの実験が引用されている．本当に敗血症が危惧されるなら，薬に頼るのではなく手術をすべきであろう（図9）．

7 予後

報告されている死亡率は10～20％程度であり[24]，他の腸管虚血と比べればはるかに予後のよい疾患といえる．1つだけ長期合併症として危惧されるのが腸閉塞．SMVTは保存治療となるケースの方が多いので，本来であれば手術した方がよかったようなケース（腸管粘膜は虚血壊死となったが，全層壊死とならなかったので腹膜炎敗血症に至らなかった）が保存治療でなんとかよくなってしまったような場合に，長期的に，粘膜が脱落した腸管部分が狭窄となることがある[25]．

■参考文献

1） Travis JA, Fuller SB, Ligush J, et al. Diganosis and treatment of paradoxical embolus. J Vas Surg. 2001; 34: 860-5.
2） Lange H, Jäckel R. Usefulness of plasma lactate concentration in the diagnosis of acute abdominal disease. Eur J Surg. 1994; 160: 381-4.
3） Klein HM, Lensing R, Klosterhalfen B, et al. Diagnostic imaging of mesenteric infarction. Radiology. 1995; 197: 79-82.
4） Jamieson WG, Marchuk S, Rowsom J, et al. The early diagnosis of massive acute intestinal ischaemia. Br J Surg. 1982; 69 Suppl: S52-3.
5） Block T, Nilsson TK, Björck M, et al. Diagnostic accuracy of biomarkers for intestinal ischaemia. Scand J Clin Lab Invest. 2008; 68: 242-8.
6） Mitsuyoshi A, Obama K, Shinkura N, et al. Survival in nonocclusive mesenteric ischemia: early diagnosis by multidetector row computed tomography and early treatment with continuous intravenous high-dose prostaglandin E(1). Ann Surg. 2007; 246: 229-35.
7） Oliva IB, Davarpanah AH, Rybicki FJ, et al. ACR Appropriateness Criteria® imaging of mesenteric ischemia. Abdom Imaging. 2013; 38: 714-9.
8） 日本腹部救急医学会プロジェクト委員会 NOMI ワーキンググループ．非閉塞性腸管虚血（Non-occlusive mesenteric ischemia: NOMI）の診断と治療．日本腹部救急医学会雑誌．2015; 35: 177-85.
9） Klempnauer J, Grothues F, Bektas H, et al. Long-term results after surgery for acute mesenteric ischemia. Surgery. 1997; 121: 239-43.
10） Jansen JO, Loudon MA. Damage control surgery in a non-trauma setting. Br J Surg. 2007; 94: 789-90.
11） Simó G, Echenagusia AJ, Camúñez F, et al. Superior mesenteric arterial embolism: local fibrinolytic treatment with urokinase. Radiology. 1997; 204: 775-9.
12） Klempnauer J, Grothues F, Bektas H, et al. Long-term results after surgery for acute mesenteric ischemia. Surgery, 1997; 121: 239-43.
13） Cho JS, Carr JA, Jacobsen G, et al. Long-term outcome after mesenteric artery reconstruction: a 37-year experience. J Vasc Surg. 2002; 35: 453-60.
14） Demirpolat G, Oran I, Tamsel S, et al. Acute mesenteric ischemia: endovascular therapy. Abdom Imaging. 2007; 32: 299-303.
15） Wyers MC, Powel RJ, Nolan BW, et al. Retrograde mesenteric stenting during laparotomy for acute occlusive mesenteric ischemia. J Vasc Surg. 2007; 45: 269-75.
16） Ward D, Vernava AM, Kaminski DL, et al. Improved outcome by identification of high-risk nonocclusive mesenteric ischemia, aggressive

reexpoloration, and delayed anastomosis. Am J Surg. 1995; 170: 577-80.
17) Messing B, Crenn P, Beau P, et al. Long-term survival and parenteral nutrition dependence in adult patients with the short bowel syndrome. Gastroenterology. 1999; 117: 1043-50.
18) Thompson JS, Rochling FA, Weseman RA, et al. Current management of short bowel syndrome. Curr Probl Surg. 2012; 49: 52-115.
19) Dorudi S, Lamont PM. Intestinal ischaemia in the unconscious intensive care unit patient. Ann R Coll Surg Engl. 1992; 74: 356-9.
20) Morasch MD, Ebaugh JL, Chiou AC, et al. Mesenteric venous thrombosis: a changing clinical entity. J Vasc Surg. 2001; 34: 680-4.
21) Kumar S, Sarr MG, Kamath PS. Mesenteric venous thrombosis. N Engl J Med. 2001; 345: 1683-8.
22) Hedayati N, Riha GM, Kougias P, et al. Prognostic factors and treatment outcome in mesenteric vein thrombosis. Vasc Endovascular Surg. 2008; 42: 217-24.
23) Kobayashi S, Matsuura K, Matsushima K, et al. Effectiveness of diagnostic paracentesis and ascites analysis for suspected strangulation obstruction. J Gastrointest Surg. 2007; 11: 240-6.
24) Acosta S, Alhadad A, Svensson P, et al. Epidemiology, risk and prognostic factors in mesenteric venous thrombosis. Br J Surg. 2008; 95: 1245-51.
25) Joh JH, Kim Dl. Mesenteric and portal vein thrombosis: treated with early initiation of anticoagulation. Eur J Vasc Endovascu Surg. 2005; 29: 204-8.

第2章 熟知すべき代表的な外科疾患

9 破裂性腹部大動脈瘤

Ruptured Abdominal Aortic Aneurysm: rAAA

　救急室で遭遇する2大大動脈疾患といえば解離と破裂瘤があげられる．確かにA型解離は処置しなければ死亡率の高い疾患であるのだが，緊急性という意味においては破裂瘤と解離はちょっとニュアンスが違う．A型解離で死亡するのは解離腔が心囊腔に達して心タンポナーデを起こすからで，上行大動脈に解離が及んでいても心タンポナーデを起こしていなければ，不安定ながらも平衡した状態をキープしている．この間は時間を追って状態が悪化している訳ではなく，いわば爆弾を抱えた状態である．一方，破裂瘤はすでに血管外への出血が続いているので時間を追って状態は悪くなる．爆発はすでにしている．

1 破裂性腹部大動脈瘤の病歴と身体所見 (History & Physical examination)

破裂のパターンは2つあり，
① 瘤の前壁が避けて腹腔内に出血するタイプ
② 後壁あるいは側壁が裂けて後腹膜に出血するタイプ（側腹部〜背部痛が主のことあり）

　腹腔内に穿破していれば短時間のうちにショックから心停止へと至るので，①は通常生きて来院しない．院内へたどり着くケースの多くは②で，後腹膜腔にとどまっているためそのタンポナーデ効果によって血圧が維持されている．
　突然発症で持続する腹痛や背部痛（sudden onset & continuous pain）とショックがこの疾患の病歴である．痛みの程度は総じて強く，重症感を伴う．消化器症状は通常ない．
　身体所見では，拍動性腫瘤を触れる（75%）他は腹部や背部に特異的な所見はない．圧痛というよりは自発痛が強く，腹膜刺激症状は通常ない．
　つまり，

- 突然発症の下腹部痛（腰背部痛）
- ショック
- 拍動性腫瘤

という 3 徴（classic triad）がこの疾患のすべてであり，このうち 2 つが揃う場合には真っ先に疑うべき疾患といえる．疑ったならば他疾患であることが判明するまでは rAAA とせねばならず，鑑別疾患をあげてゆっくり検討している場合ではない．

血管外科施設では数多く扱っているがそれはあくまで紹介してもらって集めているからであり，単一施設にしょっちゅう来るような疾患ではない．たまに来るだけに，初期診断で他の疾患と迷うことが多いことが知られている．前向きケースコントロールスタディで 30 症例を調べた英国の報告では，初診を担当した general practitioner のうち rAAA と診断できたのは 38％で，最も多い誤診は尿管結石（24％）としている[1]．

誤診される代表的な疾患は以下の 3 つ．

- 尿管結石
- 卵巣捻転
- 急性腰椎症

いずれも急性発症で強い腹痛（背部痛）でありながら腹膜刺激症状を伴わない疾患であり 3 徴の 1 つを満たす．ということは，これらの疾患を最初に診断したら必ず「あれ？　もしかしたら rAAA？」と考えた方がよいかもしれない．

2 破裂性腹部大動脈瘤の診断と治療方針（Diagnosis & Strategies）

初期診断と早期の手術がすべての疾患であり，時間が遅れればその分救命率が下がってゆく．

「Classic triad があれば，rAAA と診断するための検査は何も必要ない．手術場へ直行」というのが先人の教えである．現代なので補助的に検査をすることは当然あるが，原則はこうと認識しよう．

表 1 が教科書的な治療方針[2]．手術は施設によっては血管内治療（EVAR: endovascular aneurysm repair）が可能であろう．

実際問題として，破裂性腹部大動脈瘤のうち現場で死亡せずに病院にたどり着くケースは造影 CT 検査ができることが多い（図 1, 図 2）．本邦の CT 検査のアクセスのよさも一因している．一方で，造影 CT 撮影後，循環動態が悪化するという事態も経験する（造影剤のプッシュで一気に血管内ヴォリュームが増えて出血を助長するため？）．動脈瘤の状態を把握するメリットと検査に要

9. 破裂性腹部大動脈瘤

表1 rAAAの症状と治療方針

腹痛(背部痛)	ショック	拍動性腫瘤	臨床診断	方針
YES	YES	YES	rAAA	ただちに手術場へ
YES	YES	NO	rAAA 強く疑う	AAAの存在がわかっていれば手術 わかっていなければ超音波 もしくは外科医スタンバイの上でCT
YES	NO	YES	rAAA 可能性あり (切迫破裂/感染性瘤)	CT
YES	NO	NO	rAAA 可能性低い (肥満ならば可能性あり)	CT

する時間など，様々な要素を加味して施設毎にアルゴリズムを作っておくのもよいかもしれない．

ちなみに，初期治療としては，ラージボア（＞18G以上）の末梢輸液ラインをとって補液を行うと同時に血液検査を提出し，十分な輸血を準備（必要なら開始）する*．以下の処置は破裂を助長する可能性があるので<u>救急室では行ってはならない</u>とされている（覚醒下で行わない方がよいという意味であろう）．

- フォーリーカテーテルの挿入
- NGチューブの挿入
- CVラインの確保
- 持続動脈ラインの確保

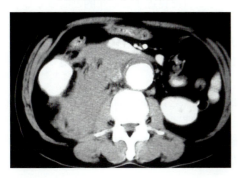

図1 ■ 腹部CT：破裂性腹部大動脈瘤の例
右後腹膜に血腫の広がりを認める．

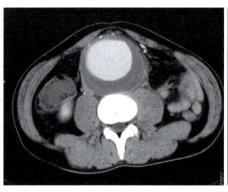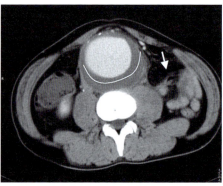

図2 ■ 腹部 CT：微細な破裂の所見
図1は誰の目にも明らかな破裂だが，こちらは微細な所見しかない．腹部瘤内の壁在血栓の内側と外側に CT 値の差があるのに気付くだろうか？（図右白線より外側が微妙に白い＝ CT 値高い）これは crescent sign といって破裂の際に見られる所見の1つである[3]．後述の切迫破裂ではなくすでに破裂している．後腹膜にも若干の肥厚（図右矢印）を認める．

＊最初のオーダーとしては「濃厚赤血球10単位，新鮮凍結血漿10単位」など，実際追加でもっと必要なことが多いだろう．

3 腹部大動脈瘤手術後の合併症 (Complications)

1 早期合併症

　死亡率のきわめて高い疾患なので，術後合併症などあげればきりがない．ここで知っておくべき早期合併症は骨盤内臓の虚血．人工血管置換やステント挿入に伴って内腸骨動脈の血流が低下する場合がある．とくに S 状結腸／直腸の虚血が問題で，動脈瘤を救命できてもこれを見逃すと致死的となってしまう．AAA の手術全般における結腸虚血発生率は 2.2％と高率ではないものの，rAAA の際はリスクが高くなる（ハザード比 4.07）と報告されている[4]．急性期を鎮静下に管理している場合が危険であり，最も重要な所見である"腹痛"をキャッチし難くなる．
　S 状結腸および直腸の血流は下腸間膜動脈系と内腸骨動脈系の2系統から栄養されており，いずれか1系統が正常ならば通常大丈夫なのだが，動脈瘤があるほどの方はそもそも全身の動脈硬化があるためにすでに閉塞している小動脈があっても不思議でない．唯一の供給源となっていた動脈が手術により絶た

れた場合に虚血壊死となる．下腸間膜動脈を再建していない場合には危惧がやや高まるであろう．

また，以前にS状結腸／直腸の手術をしている場合には，多くにおいて（とくに癌の手術ならば）下腸間膜動脈はすでに切断されている．このようなケースでははじめから内腸骨動脈系しかなく，とくにケアすべきであろう．

術後の強い腹痛，あるいは ICU ケア中の代謝性アシドーシスなどの際には真っ先に思い浮かべねばならない．

②晩期合併症

稀であるがこれは知っていた方がよいという晩期合併症も1つある．以前に腹部大動脈瘤に対して人工血管置換術の既往のある患者さんが吐血で来院した場合．人工血管の近位の吻合部がトライツ靱帯の辺りで十二指腸上行脚部と瘻孔を形成して上部消化管出血の原因となることがある[5]（腹部大動脈十二指腸瘻：aortoduodenal fistula，図3）．稀ではあるが致死的な合併症であり，消化管出血は後腹膜への破裂出血と違ってタンポナーデ効果がない．瘻孔タイプの出血の場合，最初前兆的な出血があり，その後本格的な大出血となるパターンをとることが多い．大量出血後では緊急手術をしてもなかなか救命は困難である．

治療法は画一しておらず，

血管操作として

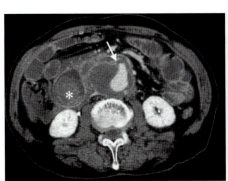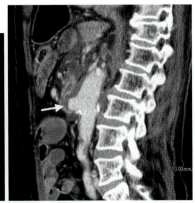

図3■腹部 CT：腹部大動脈十二指腸瘻（aortoduodenal fistula）
矢印に腹部大動脈から十二指腸につながる瘻を認める．十二指腸（＊）内は新鮮血栓を示唆するCT値の高い血塊で充満している．

- 直接縫合閉鎖
- 人工血管置換
- Extra-anatomic bypass（出血部の上下で大動脈を縫合閉鎖し，鎖骨下動脈などから皮下を通して下肢の血管へ人工血管でバイパスする）
- 血管内治療（ステント）

などがあり，
　腸管側からの操作として

- 十二指腸縫合±大網被覆（手術時に出血が止まっていて十二指腸大動脈瘻の部が一時閉鎖して両者が分離できた場合に十二指腸壁を縫合した上で間に大網を敷いておく）
- 十二指腸離断
- 十二指腸部分切除

などの方法がある．これらのいずれかもしくは組み合わせで治療されている．
　人工血管置換された吻合部の発症が最多[5]なので，ステント治療がメジャーになってきた近年ではさらに稀な合併症となってゆくことが予想される．

4 特殊なタイプの大動脈瘤（Atypical aneurysms）

1 切迫破裂（Impending rupture）

　破裂性腹部大動脈瘤のもう1つの問題は「切迫破裂」という状態があること．突然の腹痛で精査すると腹部大動脈瘤がある，けれど画像的には破裂の所見はない，腹痛と動脈瘤は関係あるのだろうか？？　というシチュエーション．もし切迫破裂であった場合に，画像で破裂してないから大丈夫といってしまうと，近い将来に破裂をきたして死んでしまうかもしれない．すでに血管壁に亀裂をきたしているが管外に出血がなく画像で捉えられない状態と解せる．ほっておけばそう遠くないうちに破裂し，それが1時間後なのか1週間後なのかはわからない．
　一方で，腹部大動脈瘤手術は未破裂であっても手術死亡率4％を有する大きな手術であるので，もし腹痛と動脈瘤が関係なかった場合には手術のリスクだけを背負い込むことになる．

- 今まで感じたことがない痛みなのか？
- 腹痛を説明する他の疾患はないか？

のいずれにも「Yes」であって破裂してもおかしくないサイズの瘤があり，破裂瘤の死亡率が高いことと，痛みの原因は動脈瘤でない可能性があることを納得してもらえるなら時間を待たずに手術をすべきであろう．

腹部 CT が進歩した現代でもこの問題は画像的にはクリアできない．「画像所見がないことが切迫破裂の所見」だからだ．文献によっては図 2 で示した crescent sign を切迫破裂の所見としてあげているものもある[6]．

2 感染性大動脈瘤（Infected aortic aneurysm）

かつて mycotic aneurysm と称されていた．

感染性動脈瘤自体は腹部にかぎらずどの部位でも起こり得る．大動脈では胸部での報告が多い．腹部大動脈の場合には腹痛が出現することもあるが，破裂しないかぎり強い痛みとしては表現されず，発熱だけが症状となることもあろう．サイズに関係なく破裂の危険があることが非感染性と異なる．

①Primary：瘤のない壁がまず感染してから感染部が拡張して瘤化するタイプ
②Secondary：動脈瘤が感染するタイプ

の 2 種類あるが，①は稀．

画像（CT）的特徴としては

- 嚢状，房状のいびつな型の動脈瘤
- 周囲軟部組織の炎症所見
- 瘤内もしくは血管周囲のエア像
- 動脈周囲の液貯留

など．

抗菌薬治療単独よりも手術＋抗菌薬治療の方が救命率は高い．感染部は切除しなくてはならないのだが，通常のようにグラフト置換するとこれがまた感染源となる危惧があるので，切除した動脈は断端として閉じてしまい，extra anatomic bypass（axillo-bifemoral bypass：腋窩と大腿動脈を皮下でバイパスする）などの処置が選択されることもある．

③炎症性大動脈瘤(Inflammatory aneurysm)

全大動脈瘤の数％．外膜が著明に肥厚することを特徴とする．腹部 CT にて肥厚した外膜の厚さ＞ 1cm が画像的定義となる[7]．周囲の軟部組織の炎症，線維化，周囲臓器(十二指腸/尿管)への癒着とこれによる症状，水尿管など．感染性との鑑別が重要となる．これ自体も正直単一の clinical entity としてはやや弱い気がするのだが，近年 IgG4 関連疾患としての大動脈周囲炎(図 4)が取り上げられるようになった[8]，こちらは一般的に薬物療法(ステロイド)の対象となる．

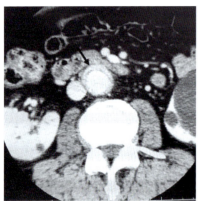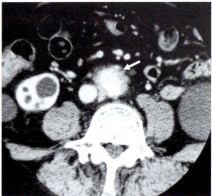

図4 ■ IgG4 関連疾患としての大動脈周囲炎の CT 像
大動脈外周囲膜の肥厚(左黒矢印)と周囲の毛羽立ち(右白矢印)を認める．大動脈は軽度拡張にとどまっている．

■参考文献

1) Acheson AG, Graham AN, Weir C, et al. Prospective study on factors delaying surgery in ruptured abdominal aortic aneurysms. J R Coll Surg Edinb. 1998; 43: 182-4.

2) Wahlberg E, Olofsson P, Goldstone J. Emergency vascular surgery — a practical guide. Springer; 2010.

3) Mehard WB, Heiken JP, Sicard GA. High-attenuating crescent in abdominal aortic aneurysm wall at CT: a sign of acute or impending rupure. Radiology. 1994; 192: 359-62.

4) Moghadamyeghaneh Z, Sgroi MD, Chen SL, et al. Risk factors and outcomes of postoperative ischemic colitis in contemplrary open and endovascular abdominal aortic aneurysm repair. J Vas Surg. 2016; 63: 866-72.

5) Rodorigues C, Casaca R, Mendes JC, et al. Enteric repair in aortoduodenal fistulas: a forgotten but often lethal player. Ann Vasc Surg. 2014. 28; 756-62.
6) Gish DS, Baer JA, Crabtree GS, et al. Impending aortic aneurysm rupture—a case report and review of the warning signs. J Community Hosp Intern Med Perspect. 2016; 26: 32217.
7) Pennell RC, Hollier LH, Lie JT, et al. Inflammatory abdominal aortic aneurysm: a thirty-year review. J Vas Surg. 1985; 2: 859-69.
8) Kasashima S, Zen Y, Kawashima A, et al. Inflammatory abdominal aortic aneurysm: close relationship to IgG4-related periaortitis. Am J Surg Pathol. 2008; 32: 197-204.

第 2 章 熟知すべき代表的な外科疾患

嵌頓ヘルニア

Incarcerated Hernia

　腹痛で扱うヘルニアには「内ヘルニア」と「外ヘルニア」があるが，ここでは外ヘルニアのみを扱う．内ヘルニアの臨床像は腸閉塞であり病歴と身体所見および単純X線といった初期診療のみで原因まで診断するのは困難である．高度な画像検査かあるいは術中所見として診断がつくのみであろう．したがって，初期診断としての内ヘルニアは「絞扼性腸閉塞の疑い」との認識があれば必要にして十分．一方，外ヘルニアは身体所見のみで確定診断可能であり診断の目的で画像検査に進む必要のない疾患といえる．

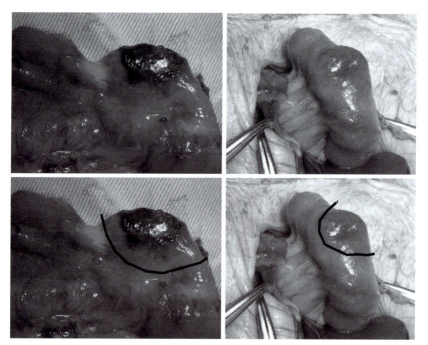

図1 ■ リヒター型（Richter type）ヘルニア
左は切除を要した例，右は切除を要しなかった例．ともに下段の黒線部が絞扼されていた．

嵌頓するヘルニア門にはある程度サイズに制限がある．あまりに大きなヘルニアは嵌頓しにくい．指1～2本が入るくらいのサイズに多く経験している．

病態としての嵌頓ヘルニアはおもに2種類に大別できる．

①Closed loop type：ヘルニアサック内に腸管ループが腸間膜ごと嵌り込んでいる．分類でいえば"extrinsic & closed loop"となる．門で絞扼されているので絞扼性腸閉塞そのものともいえる．絞扼されているのでヘルニアの部分が痛い．通常の絞扼性腸閉塞との違いは絞扼腸管が腹腔内にないので，壊死や穿孔を起こしても腹膜炎にはならない（重症化しないという意味ではない）．

②Richter type（図1）：嵌り込んでいるのは腸管壁の一部（通常腸間膜対側）なので嵌頓部分の腸間膜は嵌り込んでいない．分類でいえば"extrinsic & single obstruction"となる．絞扼されていないのでヘルニアの部分は自発痛としてはあまり痛くない．Closed loopでないからといって緊急性がない訳ではなく，時間経過をすれば嵌り込んだ部分の壁が直接圧迫で壊死する．おもに大腿ヘルニアと閉鎖孔ヘルニアで起こる．

1 嵌頓ヘルニアの病歴（History）

来院するのは2パターンある．

①嵌頓の痛みがメイン：急な痛みと局所の膨隆で来院する．若年者．鼠径ヘルニア/腹壁ヘルニアに多い．Closed loop typeのパターン，嵌頓した部位が痛いので早期に来院することが多い．

②腸閉塞がメイン：臨床像は腸閉塞．高齢・痩せた女性・大腿ヘルニア/閉鎖孔ヘルニアに多い．嵌頓部分はあまり痛くないので，嵌頓早期に受診するのは稀．その後時間が経って腸閉塞の症状（間欠的な腹痛・嘔吐）が出現してから来院する．

たびたび診断が遅れて問題となるパターン．注意すべき患者群としては，
- 機嫌の悪い乳幼児：詳細を訴えられない．
- 高齢痩せ形の腸閉塞（とくに女性）
- 肝硬変

右側のヘルニアが嵌頓しやすいとの報告もある[1]．

2 嵌頓ヘルニアの身体所見/早期診断/鑑別疾患
（Physical examination, Early & Deferential diagnosis）

　局所の痛みがメインで来院する場合には診断は容易である．ヘルニア部に腹腔内に還納不能な硬結を触れ，身体所見のみで確定診断できる[2]．嵌頓ヘルニアを疑うかどうかがすべてであって，この疾患と他の疾患を横に並べて鑑別するというシチュエーションはあまりない．

　嵌頓ヘルニアを診察する際の注意点として3つ．

　1つ目は，腹痛で来院した患者さんに鼠径ヘルニアを見つけた場合に，たびたび腹痛の原因とヘルニアが結び付けられてしまうことがあるがこれは必ずしも正しくない．

　腹部疾患による腹痛がある場合は腹圧が上昇しているのでもともと鼠径ヘルニアがあるならばヘルニアが脱出していても不思議でない．容易に還納可能ならば嵌頓ではない．

　2つ目は，「還納不能」と「嵌頓」の違いを理解すること．大きな鼠径ヘルニアに入り込んだ大網がヘルニアサック内に癒着していることがある．ヘルニアは常に脱出していて還納されることはない．この場合，還納不能ではあるが，痛みを伴わないのであれば嵌頓ではない．小児であれば陰嚢水腫や精索水腫で同様の所見となる（これらは部屋を暗くしてヘルニアにライトを当てると透光性があるので診断可能）．

　3つ目は，②のRichter type．腸閉塞で来院するので，腸閉塞の鑑別に常にヘルニアを入れておくことが重要だ．頻度的には全腸閉塞の10％程度と少なくない．鼠径部は常に下着で隠されていることが多いのでおざなりの診察では見落とされることもある．幼児ではオムツを外して全裸での診察が原則．高齢者の腸閉塞（とくに手術歴がないとき）では必ずパンツを脱がせて鼠径部を確認しよう．

3 嵌頓ヘルニアの検査/確定診断（Examination & Definitive diagnosis）

　確定診断は病歴と身体所見でついているので，例外的なケース*を除いて診断目的での画像検査（CT/超音波）は不要である．鼠径ヘルニアと大腿ヘルニアの区別[3] もしくはヘルニア内容臓器の同定が可能だが，治療方針は変わらない．まして，検査でヘルニアに気づくようでは診察の手順そのものを見直した方がよいかもしれない．嵌頓ではなく，鼠径ヘルニアの症状はあるものの身体

所見では存在が確認できない場合（occult groin hernia）に対しては画像検査（超音波もしくは CT）が有用とされている[4]．外ヘルニアのうち唯一体表からわかり難いのが閉鎖孔ヘルニアで，これに対しては画像診断が有用といえる．CT でも確認できるが，超音波検査も有用であり，恥骨上枝に直角にプローベを当てるとヘルニアが確認できる（図 7，後述）．通常嵌頓部の画像所見としては，

- 腸管が拡張・緊満している
- 壁肥厚している
- サック内に液貯留（浸出液）がある

嵌頓を診断してそれで諸手をあげて喜んではいけない．さらにその原因（etiology）にまで頭を巡らせる必要がある．腹圧がかかる基礎疾患が誘因となっていることがあり，ときにこちらの方が重要であったりする．

- 前立腺肥大
- 神経因性膀胱
- 進行大腸癌
- 肝硬変 / 腹水貯留
- 慢性呼吸器疾患（COPD / asthma など：頻回咳により腹圧がかかる）

など．

*例外的なケースとは？

　もともと非還納性のヘルニアがあって，サイズ変化ははっきりしないが痛みがあるような場合，もしくは比較的最近ヘルニア修復術を受けたあと，鼠径から陰嚢部がすでに腫れていたところに痛みが強くなった……というような場合．つまり，鼠径部の腫大があって，かつそれが非還納性であるとわかっていたようなケースは画像的判断が必要となることがある．

4 嵌頓ヘルニアの治療方針（Strategy）

　発症早期ならば整復．整復不能ならば手術を施行する．何時間まで徒手整復可能かは明確なラインがある訳ではない．小腸虚血時間を考慮すると通常 6〜8 時間〜最長 12 時間くらいが目安かと思われる．虚血壊死した小腸を腹腔内に還納すると腹膜炎と敗血症につながる[5]ので「strangulated hernia*」は整復の適応がないとされているが，実際問題として整復可能なヘルニアは壊死に至っておらず，血行障害が高度に進んだ場合には整復不能なことが多い．基本的に無理な整復は行うべきではない．以下の状況では整復をトライせずに手術

を考慮する．

- 嵌頓時が明確でかつすでに長時間経ている（＞6〜8時間）．
- 腸閉塞の症状がある（すでに12時間以上経っている）．
- 嵌頓部（の陰嚢）皮膚に発赤を認める（腸管壊死のサイン）．

嵌頓した腸管が壊死に陥ってもそこは腹腔内と交通していないので腹膜炎にはならない．反跳痛や筋性防御がないからといって腸管壊死していないとはいえない．

整復には徒手整復とそうでない方法がある．徒手整復ではない方法としては

- 冷やす（cold pack：タオルにくるんだ氷袋などでヘルニアを冷やす）
- 鎮静（sedation：泣いて腹圧が上がる乳児にはとくに有用）
- 体位（20°のTrendelenburg位にしてヘルニアに重力をかける）

などがありこれらを組み合わせで行う．〜30分くらい待たないと冷却による浮腫の減弱や重力の効果を期待できないとされている．このため救急室で戻らなくて焦って「ダメだ手術！」と決めたら手術場にゆく頃戻っていたりすることもある．

徒手整復では「両手を用い」「ゆっくりと一定の圧で」ヘルニア門に向けて圧をかけてゆく．この操作は5〜15分かけて行う．

- いきなり全部を整復しようとせず，まず門に近い側を圧迫する
- 外側鼠径ヘルニアの場合，片手で浅鼠径輪を深鼠径輪に近づけるように緊張をかけて（2つの輪を直線化する），もう片手でヘルニアを圧迫する（図2）．

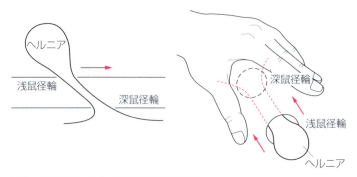

図2 ■ 外側鼠径ヘルニアの徒手整復法の例

整復に成功した場合にも，高率に再発するため早期に待機手術を行う．
*欧文で「incarcerated hernia」と「strangulated hernia」を区別している場合がある前者は嵌頓全般を称し，後者はこのうち血行障害があるものをいう．ただし，どの時点から「strangulated」なのかを区分するのは容易ではない．あえていえば，初診時腸閉塞症状がある場合や，嵌頓部の皮膚発赤などは strangulation として，明らかに症状があって還納できない鼠径ヘルニアがあるにもかかわらず，通常ならば壊死している時間（〜12時間）を過ぎても強い症状にならずに経過しているような場合を incarceration といえるかもしれない．

5 各種腹壁ヘルニア（Ventral Hernias）

1 鼠径ヘルニア（Inguinal hernia）

間接ヘルニア（indirect hernia）と直接ヘルニア（direct hernia）があるが両者を区別する必要はない．この2つと次項の大腿ヘルニアを合わせていう場合を"groin hernia"としている．ちなみに，間接ヘルニアが腹膜鞘状突起遺残によって起こるもので，名前は"間接"だがこちらの方がメジャーである．

嵌頓は局所の痛みで来院するため多くは診断に苦慮しない（図3）．直接型でも間接型でも起こる．乳幼児の際が問題で，ときに気づかずに長い時間を経過してしまうこともある．月齢が小さい方が嵌頓しやすい．

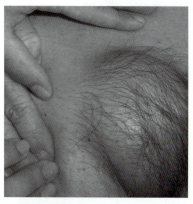

図3 ■ 嵌頓鼠径ヘルニアの体表所見
硬くなった膨隆部があり診断は容易である．

2 大腿ヘルニア（Femoral hernia）

痩せた高齢女性の腸閉塞パターンが最も多い．嵌頓といっても鼠径靭帯のすぐ下にほんの小さく出っ張るだけなので，小さな場合は知識がないと見逃されるかも？（図4，5）．

第 2 章　熟知すべき代表的な外科疾患

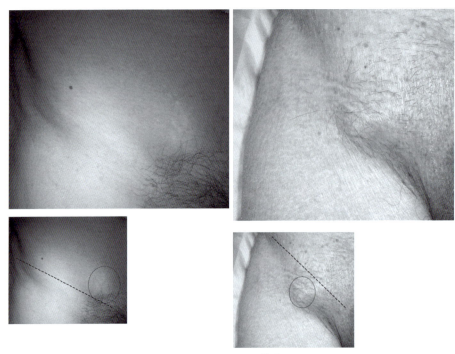

図4 ■ 嵌頓鼠径ヘルニアと大腿ヘルニアの体表所見の比較
膨隆部（○）が鼠径靱帯（点線）の頭側（鼠径ヘルニア）か尾側（大腿ヘルニア）で区別できる．

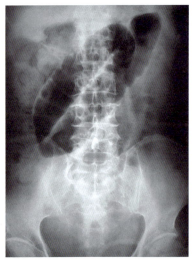

図5 ■ 嵌頓大腿ヘルニアの腹部 X 線
小腸閉塞の所見を呈する．このような X 線所見を呈する「手術歴のない高齢痩せ形女性」の鼠径部を確認すると，図 4 のような所見が見つかるかもしれない？

③ 臍ヘルニア (Umbilical hernia)

　肥満者や肝硬変例に多い．小さな臍ヘルニアはさほど膨隆しないので視診ではわからないことがある．とくに皮下脂肪が厚いとわかりにくいので，手術歴のない肝硬変の腹痛例では臍を触る習慣をつけておこう．触ればピンポン玉のような硬い瘤りを触れる（図6）．実際に肝硬変例で臍ヘルニアが嵌頓した場合には，標準治療としては手術なのだが肝硬変の程度によっては手術死亡率が高率となる．Endsgate liver disease で全身状態的に手術は無理があるという場合も珍しくない．このようなケースに対して嵌頓した臍ヘルニアのサック内の腹水を吸引することによって還納できたという報告例がある[6]．

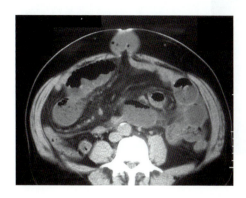

図6 ■ 臍ヘルニアの例
臍部に球形のヘルニアサックを認めるが，腹壁から膨隆はしていない．腹腔内の小腸は拡張しておりすでに腸閉塞となっている．

④ 閉鎖孔ヘルニア (Obturator hernia)

　特徴的に下肢の症状：患肢の大腿内側〜膝内側の痛み＝ Howship-Romberg 徴候を呈する．身体所見と知識だけで自信をもって診断できる疾患である．ぜひとも皆様の first case でズバリ当てていただきたい．皮膚の神経領域は個人差があるので典型的な部位の痛みとはならないことがある．繰り返す臀部痛として診断されたケース[7] もある．体表からヘルニア部を触れ難い部位であるが，罹患者はみんなガリガリにやせているので，しっかり触診すると触れることもある．恥骨上枝に垂直に超音波プローベを当てると確認できる（図7）．腸閉塞になってから診断されるケースがほとんどだが，嵌頓早期に診断できた場合には徒手整復は不可能ではないと思われる．超音波ガイド下に整復したとの報告もある[8]．

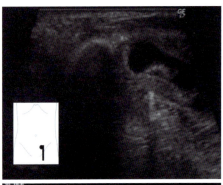
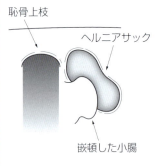
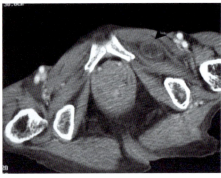

図7 ■ 閉鎖孔ヘルニアの超音波/CT 所見
恥骨上枝に交差するように超音波プローベを当てると，恥骨から外側に向かって液体貯留を伴うヘルニアサックを認める．このサック内にヘルニア門に嵌り込んだ小腸．

5 腹壁瘢痕ヘルニア（Incisional hernia）

　報告にもよるが開腹手術の〜10％程度に起こるとされている[9]．とくに創部にSSIが発生した場合には頻度が高い（23％）[10]．腹壁瘢痕ヘルニアは比較的大きなヘルニアとなるので嵌頓を起こし難い，嵌頓するのは一定のサイズのみとなる．まぎらわしいのは腹壁瘢痕の部分の癒着によって腸閉塞となることがあり（図8），このようなときにはヘルニアは嵌頓してなくても還納できない．

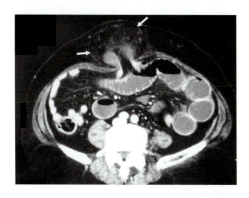

図8 ■ 腹壁瘢痕ヘルニアの例
ヘルニアサック（矢印）とサック内の液貯留を認める．腹腔内の小腸は拡張しておりすでに腸閉塞となっている．

6 傍ストーマヘルニア（Parastomal hernia）

　部位がストーマ脇ということであり，基本的には腹壁瘢痕ヘルニアと一緒（図9）．なかなかそのようなケースは本邦ではお目にかかれないと思うが，傍ヘルニアストーマ修復のためにまず体重減少をはかろうとして胃内バルーン（gastric baloon）を留置したらバルーンの入った胃がヘルニア内に嵌頓したとの報告がある[11]．また，傍ストーマヘルニアがある人は腹壁瘢痕ヘルニアになる確率が通常の7倍とも報告されている[12]．このヘルニアがある人はなかなか受難のようだ．緊急手術で作成されたストーマは発症リスクである[13]ので急性腹症の緊急手術を多く手掛ける施設ではめずらしくないかもしれない．

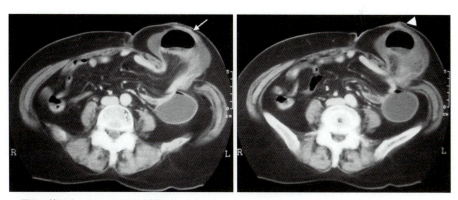

図9 ■ 傍ストーマヘルニアの例
ストーマは拡張していないので画像では確認しにくい．右矢頭がストーマ部，左矢印部がストーマにつながる結腸．サック内には液貯留がある．

7 白線ヘルニア[14] (Epigastric hernia)

もともと白線部の筋膜が薄く弱い場合に起こりやすい．典型例では比較的若年（～50歳）の心窩部に起きる．俗語的で申し訳ないが，「恰幅がいい人」に多い．部位的に考えれば，嵌頓するならばヘルニア内容は胃もしくは大網であろう．白線ヘルニアと似たような状態に diastasis recti がある．これは白線が菲薄化したために腹部が凸となるのだが，筋膜欠損はないのでヘルニアではない．したがって，嵌頓もしない．

8 スピーゲルヘルニア[15] (Spigelian hernia)

腹直筋の外側縁（半月線）からのヘルニア．傍腹直筋切開が腹壁瘢痕ヘルニアになり易いのはもともとヘルニアになり易い部位だからである．

9 坐骨ヘルニア (Sciatic hernia)

発症頻度はかなり低い．骨盤底の大坐骨孔もしくは小坐骨孔によるヘルニア．高齢女性に多く，小腸がヘルニア内容の場合，場所は違えど臨床像としては閉鎖孔ヘルニアと同じ．ただし，ヘルニア内容としては卵巣や卵管などが多いとされている[16]．このため，腹痛の原因にもなるが臀部の違和感や坐骨神経痛といった症状や，尿路感染の原因ともなり得る．

■参考文献

1) Andrews NJ. Presentation and outcome of strangulated external hernia in a district general hospital. Br J Surg. 1981; 68: 329-32.
2) Rosenberg J, Bisgaard T, Kehlet H, et al. Danish Hernia Database recommendations for the management of inguinal and femoral hernia in adults. Dan Med Bull. 2011; 58: C4243.
3) Suzuki S, Furui S, Okinaga K, et al. Differentiation of femoral versus inguinal hernia: CT findings. Am J Roentgenol. 2007; 189: 78-83.
4) Robinson A, Light D, Kasim A, et al. A systematic review and meta-analysis of the role of radiology in the diagnosis of occult inguinal hernia. Surg Endosc. 2013; 27: 11-8.
5) Smith G, Wright JE. Reduction of gangrenous small bowel by taxis on an inguinal hernia. Pediat Surg Int. 2004; 11: 582-3.
6) Alonso S, Donat M, Carrion L, et al. Umbilical paracentesis for incarcerated umbilical hernia in patients with end-stage liver disease. Hernia. 2016; 20:

531-3.
7) Takada T, Ikusaka M, Ohrira Y, et al. Paroxysmal hip pain. Lancet. 2011; 377: 1464.
8) Kawashima H, Hiroshige S, Kubo N, et al. Therapeutic strategy for incarcerated obturator hernia using preoperative manual reduction and laparoscopic repair. J Am Coll Surg. 2018; 226: 891-901.
9) Mudge M, Hughes LE. Incisional hernia: a 10 year prospective study of incidence and attitudes. Br J Surg. 1985; 72: 70-1.
10) Bucknall TE, Cox PJ, Ellis H. Burst abdomen and incisional hernia: a prospective study of 1129 major laparotomies. Br Med J. 1982; 284: 931-3.
11) Limani P, Steinemann DC, Clavien PA, et al. Parastomal hernia incarceration due to migrated intragastric balloon. Hernia. 2013; 17: 133-6.
12) Timmermans L, Deerenberg EB, Lamme B, et al. Parastomal hernia is an independent risk factor for incisional hernia in patients with end colostomy. Surgery. 2014; 155: 178-83.
13) Arumugam PJ, Bevan L, Macdonald L, et al. A prospective audit of stomas—analysis of risk factors and complications and their management. Colorectal Dis. 2003; 5: 49-52.
14) Lang B, Lau H, Lee F. Epigastric hernia and its etiology. Hernia. 2002; 6: 148-50.
15) Skandalakis PN, Zoras O, Skadalakis JE, et al. Spigelian hernia: surgical anatomy, embryology, and technique of repair. Am Surg. 2006; 72: 42-8.
16) Losanoff JE, Basson MD, Gruber SA, et al. Sciatic hernia: a comprehensive review of the world literature (1900-2008). Am J Surg. 2010; 199: 52-9.

コラム1　イレウス撲滅運動

　個人的にほそぼそとであるが"イレウス撲滅運動"というのをしている．"イレウス"という病気を撲滅しようというのではない．"イレウス"と診断する医者をなくそう運動である．まったく流行る気配はないので読み飛ばしていただいて結構だが，ちょっとは気になるという方にその理由を以下に説明する．

　せっかく病院に入院しているのに診断がつくのが遅れて治療が後手後手に回ってしまった，という苦い経験は医師なら誰しもあると思う．いわゆる hospital delay である．私は外科なので他科から紹介を受けるケースが多いが，このなかで hospital delay の症例の初期診断によく「イレウス」とつけられている．

　本邦でイレウスという語彙は広く流用している．多くは腸閉塞を意味し，さらにそれ以外の疾患も含めた概念となっている．機械的イレウス，機能的イレウスと分類されたりもしている．しかしながら，この分け方は国際的には一般的でない．欧米の教科書ではイレウスというと，腸閉塞は含まないことになっている．

　すなわち，

- intestinal obstruction＝腸閉塞：閉塞部位の存在が必須．etiology が種々あるが1つの疾患体系
- adynamic ileus＝paralytic ileus＝ileus＝麻痺性イレウス：1つの疾患体系ではなく様々な疾患によって二次的に生じた病態

と理解されている．両者は1つの概念を分類したものでなく，次元の異なる別概念である．たまたまX線像が似ているに過ぎない．

　つまり，「イレウス」は「発熱」や「むくみ」，「胸水貯留」などと同じく原因疾患によって引き起こされた病態に過ぎないのだから，本来こから診断が始まるはずなのに，イレウスと診断をつけて何となく保存治療をしていたら……というケースが後を絶たない．

　教授の前でプレゼンするときに「診断は何ですか？」と聞かれて，「発熱です!!」と胸をはる人はいないはずだ．

コラム1　イレウス撲滅運動

　診断がよくわかってないなら「よくわからない腹痛, 要精査」とする方がいい. X線みたら小腸ガスが目立つので「イレウス」と診断つけて保存治療などとしておくと, ときにとんでもないことになる. 本書では「イレウス」という言葉を使わずに疾患を説明している. 私自身, 医者になってからイレウスという言葉は一度も診断名に対して用いたことがないが, そのこと自体に不具合を感じてないどころか使わない方がはるかにすっきりしていると感じている.

　(ただし, 例外が2つあって「絞扼性イレウス」と「胆石イレウス」. 前者は「strangulation obstruction」なので「絞扼性腸閉塞」と訳せばよいのだが, 後者は欧文でも「gallstone ileus」となっているので「胆石イレウス」のみサイトでも疾患名として扱っている.)

　ことの本質は言葉の問題ではなく診療の技量の問題なので, 腹部疾患に精通していれば言葉の定義なんてどうでもいい. でも, 人が言葉を使ってしか考えることができない以上, 初学者が言葉に引きずられてしまうことはあると思われる.

穿孔性虫垂炎
大腸穿孔
上腸間膜動脈閉塞症
急性膵炎

　これは私が経験した「イレウス」の診断で保存治療され, 亡くなられた患者さんの本当の診断名である. もしイレウスという語彙がなく, 「診断がよくわからない」としてもう少し早く手が打てれば……このうちの1人でも死なずに済んだのではないかと思ってしまう……

　ところが, 上には上がいるのか, あるいは下には下がいるのか?「サブイレウス」などという語彙もときに目にする. イレウスすら, 非常に曖昧でよくわからない言葉なのに (sub?"亜"の意味だろうか?), さらに曖昧にしてどーする!!　と思ってしまう.

　善意に解釈すると「partial obstruction」のことか?　とも思えるが, 実際の使用例を見ると全然違っていて, いわゆる「診断のつかないよくわからない腹痛」に対して用いられていることが多い.

　こうなるともはや言葉の問題ではなく, 基本的な診療に対するスタン

コラム1　イレウス撲滅運動

　スの問題であるように思われる．診断の過程とはベールを剥がすがごとく，1つ1つを明確にしてゆくことにある．それなのに，曖昧なものをさらに曖昧にするとは「よくわからないからいっそ曇りガラス越しにして完全にわからなくしてしまえ！」というような逆行する行為か，あるいは「わからない」というのも何だから何かあてはまる適当な語はないか？　というようなその場しのぎ的な行為のように思えてならない．
　わからないことをわからないということは非常に大事なことで，わからないなら，手を換え品を換え解明する努力をしようかな？　とか，わかりそうな人に聞いてみようか？　という発想も起きるが，なまじわかったような気になっていると「とりあえずこれでいいか」となってしまう．
　こうしてまた「イレウス」あるいは「サブイレウス」の診断のもとhospital delay が生まれてゆくことであろう．

第 3 章
外科的疾患の鑑別となる疾患

第3章 外科的疾患の鑑別となる疾患

急性憩室炎

Acute Diverticulitis

　欧米では左側結腸に多い（70%）とされるが，本邦では右側結腸に多い（75%）．このため常に急性虫垂炎との鑑別が問題となる．憩室炎の発症機序は明確にわかっているわけではない．以前は糞石による憩室の閉塞が寄与している（虫垂炎や胆嚢炎と同様の機序）と考えられていたが，現在は憩室壁に小さな穿孔（microperforation）を起こしているとの意見が趨勢である[1]．憩室壁は粘膜しか有しておらず薄いので，内腔圧の上昇や糞石の長期接触で穿孔すると推測されている．穿孔といっても結腸垂や腸間膜内といった脂肪組織に覆われた部位であることが多いので，これらに囲まれた部位のみの炎症にとどまる．すなわち，局所的な小膿瘍がこの疾患の本態と考えられる．実際に憩室炎の際に腸管外のエア像が見えることはめずらしくなく，その多くが保存治療に反応する．

　保存的治癒し得る「非複雑性：uncomplicated diverticulitis」と膿瘍形成や腹膜炎に進展する「複雑性：complicated diverticulitis」に区分され，ここでは非複雑性を中心に話を進めることにする．

1 急性憩室炎の病歴（History）

　憩室自体は後天的であるので，基本的には中年以降の病であり小児にはない．罹患者の平均年齢は60歳くらい[2]．ただし，若年化が進んでいて[3]食生活の欧米化に伴ってか？ 本邦でも20歳代の発症もめずらしくなくなった．

　欧米では罹患部位にS状結腸が多く，左下腹部痛が典型的だが，本邦をはじめアジアでは右下腹部が多いとされている[4]．腹痛は緩徐にはじまる間欠痛（gradually onset intermittent abdominal pain）を呈する．痛みの部位は病変部により様々だが，はじめから病変部位の痛みとして自覚し，虫垂炎のような痛み部位のシフトは典型的ではない．発症から来院までは数日を要していることが多い．この理由として，吐き気や嘔吐を呈することが少なく，食欲低下を通常認めないことがあげられる．問診時に「今食事が出されたら食べる気がする

か？」と問うと多くは「食べられる」と答える．全体傾向として若年層（30〜40歳代）に増えており，十把一絡げにはできないが外食やファストフード，スナック菓子などのジャンクフード系を好む人に多い．炎症の程度によるが，高熱を呈することもめずらしくない．

2 急性憩室炎の身体所見（Physical examination）

まず視診にてお腹がいわゆる"メタボ"であることが憩室炎を示唆する．明瞭な圧痛と反跳痛を認めることを特徴とする．強い圧痛の範囲は限局しており，最強点は子供の握りこぶしかそれより小さい程度．虫垂炎と違って局在性が"縦長"にならずほぼ円形となる．漿膜を有さない部位の憩室の場合には反跳痛はなく，圧痛も腹壁側からだとわかり難いことがある（腹壁が厚いため）．このような場合には側腹部から圧痛を確かめると所見がとりやすいことがある．病態的には限局した小膿瘍（前頁参照）なので，腹部全般に及ぶ所見：腹部膨満，腸雑音の低下，筋性防御，などは呈さない．圧痛範囲に沿って腫瘤状に硬結を触れる場合には限局性膿瘍形成が想定される[5]．

自発痛よりも所見（圧痛・反跳痛）が強い，という印象を受ける．

3 急性憩室炎の初期診断と鑑別疾患（Early & Defferential diagnosis）

反跳痛が通常はあるため，急性虫垂炎・下部消化管穿孔などの手術が必要な疾患との鑑別が必要となる．また，下部消化管穿孔の原因が大腸憩室ということもある．したがって，典型例以外は手術が必要な他の疾患を初期診断として診療を進めてゆき，大腸憩室炎をむしろそれらの鑑別疾患において，検査が進む段階で診断できればよい．

具体的な鑑別としては病変部位によって異なる．
＜右下腹部の場合＞
- 急性虫垂炎
- 骨盤腹膜炎（女性）

＜右上腹部〜心窩部の場合＞
- 急性胆嚢炎
- 上部消化管穿孔*

＜左上腹部の場合＞
- 虚血性大腸炎
- 急性膵炎

＜左下腹部の場合＞
- 下部消化管穿孔＊（高齢者）
- 骨盤腹膜炎（女性）

などがあげられる．

＊憩室炎の病態は「小穿孔」なのだが，周囲を脂肪組織に囲まれていて炎症は腹腔内に広がっていないので，ここでは緊急手術を要する所謂「消化管穿孔」と区別をしている．

最大の鑑別疾患は急性虫垂炎であり，非複雑性憩室炎と非穿孔性虫垂炎として比較すると限局した圧痛と反跳痛を有する点が共通点であり差異としては表1のとおりとなる．

表1 憩室炎と虫垂炎の比較　＊40歳以下では男性に多いとの報告がある[6]．

所見	憩室炎	虫垂炎
年齢	成人	全年齢
性差	若年では男性に多い	性差ない
経過	数日	半日〜1日
自発痛	弱い	強い（顔しかめる）
食欲	ある	ない（悪心・嘔吐ある）
痛みの移動	ない	ある
圧痛範囲	円形	棒状

4 急性憩室炎の検査 (Examinations)

1 血液検査

非特異的で診断には寄与しない．炎症の程度に応じて炎症反応の上昇が見られる．

2 画像検査

①単純X線

特異的な所見は存在しない[7]．憩室内の石灰化した糞石が見える場合もある

が，憩室があるという意味にすぎず，憩室炎である可能性を上げる要素にはなるが，虫垂炎とは違って糞石が見えたから即診断とはゆかない．

②超音波検査

介在する腸管などがなければ，憩室炎は超音波で明瞭に捉えられることが多い．大腸から球形に突出する低エコー域として認められ，その内部にエアを示唆する高エコー域があり，ケースによっては音響陰影を有する糞石を認める．さらに，低吸収域の周囲のエコー輝度が上昇している（脂肪織の炎症所見）（図1）．

副所見としては，憩室に連続する大腸壁が全層性かつ全周性に肥厚している．肥厚した大腸はせいぜい 10cm くらいの短い範囲であり，30cm 以上連続して壁肥厚があるなら憩室炎以外を考えた方がよい．

憩室炎の診断における超音波検査の感度特異度は CT とほぼ同等だが，他病変の検索には CT が有用と報告されている[8]．典型例かつ非複雑性にはよい検査といえるだろう．

③腹部 CT 検査

憩室炎における CT の感度特異度はいずれも 95％程度と高く[8]，他病変の描出も可能であるため，はじめから他疾患と鑑別が併存しているとき・超音波検査が十分でないとき・複雑性を疑っているときには有用といえる．

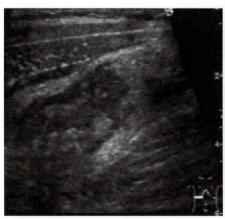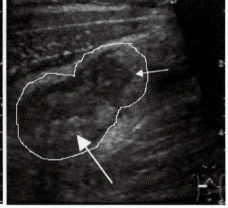

図1 ■ 腹部超音波：上行結腸憩室炎の例
結腸の短軸像を捉えている．結腸壁は全周性に壁肥厚しており（右図，大矢印），内側腹側に凸出する中心高エコーを含む低エコー域を認める（右図，小矢印）．低エコー域の周囲は脂肪織の炎症を示す高エコー域で囲まれている．肥厚した結腸と憩室炎が"雪だるま"のような形を呈する（右図，白線）．

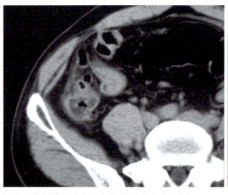
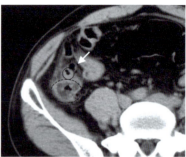

図2 ■ 腹部造影 CT：上行結腸憩室炎の例
破線が全周性に壁肥厚した結腸，実線が炎症の憩室を示す（右図）．白矢印は憩室外のエアの可能性がある．

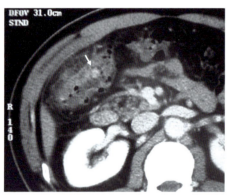

図3 ■ 腹部造影 CT：肝湾曲部憩室炎の例
結腸壁の肥厚と，糞石（矢印）を認める．壁や憩室の構造は判別できない．

　直接所見としては大腸の壁外に凸出する構造（糞石の存在）と周囲の脂肪織の濃度上昇（CT値の上昇），管外エア（extraluminal air）の存在など，間接所見としては病変部付近に限局した大腸壁の全層性肥厚，周囲結腸の憩室の存在，後腹膜の液貯留などがある（図2）．超音波と比較したCTの特性として全体視野がよい反面，細かい病変の描出に劣る．このため腫れた憩室そのものは捉えきれず，限局した大腸壁肥厚と周囲脂肪織濃度上昇をもって診断していることも多い（図3）．

5 急性憩室炎の確定診断（Definitive diagnosis）

　複雑性はさておき，非複雑性憩室炎は保存治療に反応する予後のよい疾患で，

軽症では抗菌薬治療すらいらないのでは？　との意見もある[9]．憩室炎の確定診断はいかにすべきか？　が問題ではなく，手術が必要な他の疾患，とくに虫垂炎との区別が重要．臨床経過や身体所見で憩室炎の特徴が示せないのであれば，画像所見で「大腸が腫れている」ケースを安易に憩室炎と早期診断せずに，虫垂炎や下部消化管穿孔（とくに大腸癌による）を常に意識した方がよいだろう．

6 急性憩室炎の重症度評価と治療（Staging & Management）

1 重症度評価

　評価の目的は2つある．1つは外来治療可能か，入院が必要か，について．もう1つは保存治療でよいか手術が必要かについて．

　評価の方法は2方向からのアプローチが必要で，1つは疾患自体の重症度で，これは Hinchey 分類が有名だ（表2）．

表2 Hinchey 分類（第2章 5 下部消化管穿孔でのものと少し異なる）

分類	内容
ステージ1	小さく，部位の限定した大腸脇か腸間膜内の膿瘍（いわゆる非複雑性）
ステージ2	明瞭な膿瘍形成
ステージ3	穿孔性憩室炎による汎発性腹膜炎
ステージ4	憩室を介して腹腔内につながる大きな穿孔があり，便性腹膜炎となったもの

　この分類的にはステージ1が「非複雑性」それ以上が「複雑性」となる．形態的な重症度分類を示している．非複雑性は外来治療が基本だが，以下に抵触する場合には入院治療を考慮する[10]．

- 高熱や白血球高度上昇など強い炎症反応
- 経口摂取ができない
- 身体所見で汎発性腹膜炎の状態を呈す
- 通院治療を開始して48〜72時間後に改善傾向がない[11]

などは重症度を高める要素となる．
　もう1つは患者さんの基礎状態であり，

- 高齢
- 免疫不全
- 重篤な基礎疾患

などがあげられる．高齢を何歳にするかは一定の見解はない．複雑性は原則入院治療となる．

2 治療

　非複雑性で健康成人であれば入院治療を要しない．経口抗菌薬治療によく反応する疾患である．健康成人であれば，"反跳痛が強い"だけでびっくりして入院させる必要はない．
　軽症例では抗菌薬治療すら不要とする意見もある[9]．
　推奨されている内服治療薬は以下のとおり．
ciprofloxacin　500mg　1日2回＋metronidazole　500mg　1日3回
あるいは
amoxicillin-clavulanate（875mg/125mg）　1日2回
（本邦での処方としては）
オーグメンチン配合錠250＋サワシリン250　1回2錠ずつ
　　　　　　　　　　　　　　　　　　　　　　　　1日3回　など
　　　　　　　　　　　　　　　　　　　　　　　　　　　7～10日間
最初の1～2日程は，クリアリキッド（水，お茶，スポーツ飲料，経口補液）とし，その後低脂肪低タンパク食から徐々に通常食に移行させている．
　1 重症度評価に示す重症度あるいは基礎状態によっては入院治療を選択する．

　入院となった場合の抗菌薬の選択としては
ampicillin-sulbactam 3g IV 6～8時間毎
などとなっている．軽快すれば途中から経口薬にして通院治療に切り替えることも可能であろう．
　Hinchey分類のステージ2となる膿瘍形成では，経皮的ドレナージ術が第1選択となり，ステージ3，4はカテゴリーとしては"下部消化管穿孔"であるので，治療は下部消化管穿孔としての手術が必要となる（第2章 5 参照）．

Hincheyのステージ4を憩室炎とすることについては，筆者は異論がある．というのも臨床で遭遇するHincheyのステージ4（憩室に大穴があいて便性腹膜炎を呈する）のほとんどのケースが突然発症で，先行する腹痛や発熱といったイベントがない．つまり，憩室炎が増悪してその結果穿孔したとは考えにくい病歴が多い．手術所見としては大穴があいた憩室のそばにそのサイズの硬い糞便を認めることがあり，病態機序としては宿便穿孔と同様と考えている．一方で，先行する腹痛発熱があったその後に汎発性腹膜炎となったケースの手術所見では穿孔性虫垂炎のように膿性腹水が主であるHincheyのステージ3を多く経験する．炎症が続いていたために憩室穿孔部が周囲臓器でパッキングされていて，消化管内容がダイレクトに漏れていないと推測する．つまり，憩室炎の最重症型はHincheyのステージ3で，Hincheyステージ4は憩室炎が増悪した結果ではなく，憩室内の比較的大きな糞便を宿便とした宿便穿孔であると考え，用語としては"憩室穿孔"として区別している．

③待機手術は必要か？

ひとたび憩室炎を起こした場合，1/3がその後再発せず，1/3が軽度の腹部症状を自覚し，1/3が再発する．穿孔や瘻孔などの重大な合併症は約4％に発症するとされる．

また，以前は再発した憩室炎は初発のものと比べて合併症率が60％と高く，死亡率も2倍高いとの意見があり，再発したらその後待機手術を推奨するとの意見があった．しかしながら，その後の研究で両者に差はないとする発表があり，原則的に待機手術はしないでよいとされている[12]．65,000人以上を調べた最近の研究でも入院を要する再発は10％程度で待機手術を勧めていない[13]．

7 患者教育 (Patients education)

①疾患について

「けいしつえん」といわれても患者さんには何のことだかさっぱりわからない．

図示するなどして大腸憩室について説明し，繰り返す可能性があることを話しておく．とくに盲腸から上行結腸の場合には今後右下腹部痛が起きたときには常に虫垂炎との鑑別が必要である旨を理解していただくようにする．

2 抗菌薬についての注意

　Metronidazole は嫌酒薬である disulfiram*と同様の作用を有する．治療中は飲酒すると気分不良や吐き気を催す．保存治療で多くは 2〜3 日で症状は軽快するが，治療期間は 7〜10 日続くため，よくなっても治療期間中はお酒を飲まないように指導しよう．

> * disulfiram 様作用のもう 1 つは凝固障害である．ワーファリンと同様の作用を有し，ビタミン K が入らない状態（入院で絶飲食）で使用すると凝固能が延長する場合がある．同様の機序は一部のセフェム系（cefmetazole，cefoperazone など）でも見られる．抗菌薬使用中の凝固障害の説明として「大腸菌が〜」などの記載が見られるが，実際の臨床で経験する抗菌薬による凝固障害のほとんどは「disulfiram 様作用」によるものであり，抗菌効果によるものではない．

3 食事内容について

　再発の予防のため，食物繊維を多めに摂取して高タンパクを控えるよう指導しているが，これをサポートする十分なデータがあるわけではない．種やナッツは憩室に詰まって炎症を誘発するとの推測から，控えるように（あるいは注意して食べるように）との意見があるが，こちらもサポートするよいデータはない．

4 大腸検査の意義

　憩室炎として治療したが実は大腸癌だったということもあり，大腸検査を勧める意見がある[14]．時期としては治癒後 2〜6 週を経てとなっている．初発で癌年齢に達した人で大腸検査をしていないならば勧めてよいだろう．20 代に勧めるかどうかは考えてしまうが……．

8　特殊な憩室炎

1 複雑性憩室炎（Complicated diverticulitis）

　タイプおもに 2 つ．考え方としては穿孔性虫垂炎と同じだ．

①限局性膿瘍形成

　穿孔したものの，周囲組織にシールオフされて腹部全般には広がっていない．Hinchey のステージ 2．経皮的ドレナージでの奏効が期待できる．

②汎発性腹膜炎

穿孔による炎症波及が限局せず，汎発性腹膜炎へと進展したもの，Hinchey のステージ 3．

2 憩室穿孔（Free perforation of diverticula）

Hinchey のステージ 4 に示す便性腹膜炎．先行する憩室炎の症状なく発症するパターンであるので，**6 2**で記したようにこれを憩室炎に分類するのは抵抗がある．臨床的には宿便性穿孔（stercoraceous perforation）とまったく同じであり，重症度死亡率ともに Hinchey のステージ 3 に分類される汎発性腹膜炎より高い．

3 小腸憩室炎（Small intestinal diverticulitis）

小腸にも憩室はある．大腸との違いは憩室ができる部位が腸間膜側（腸間膜内）にかぎられ，腸間膜対側にはできない．小腸憩室があれば小腸憩室炎は起きるが，臨床像は大腸憩室炎と大きく異なる．小腸憩室炎（とくに空腸憩室）はフリーに穿孔して汎発性腹膜炎となる[15]．穿孔は近位空腸に多い[16]ため突然の上腹部痛として発症する．終末回腸の憩室炎は結腸憩室炎とほぼ同様の臨床像を呈する．空腸憩室炎と回腸憩室炎の違いは解剖学的な構造の違いにあると筆者は考えている．空腸は腸管周囲の脂肪織が少ないので炎症部がシールオフされにくい．一方で，回腸の直動脈周囲は脂肪織が豊富なため炎症部がシールされやすいと考えられる．小腸憩室の様相を見ると，憩室炎の発症が憩室穿孔（microperforation）からはじまっているとする最近の考え方の方がしっくりくる．

4 メッケル憩室炎（Meckel's diverticulitis）

メッケル憩室自体は小児の下血の原因として有名だが，憩室炎はおもに成人～高齢者に発症する[17]．メッケル憩室は胃粘膜を有することがあり，小腸粘膜との境界部位に潰瘍をつくる．繰り返す潰瘍などでこの部位が狭窄をきたした際に憩室内容が淀んで感染につながる．発症機序のイメージとしては虫垂炎と同様で，穿孔することもある[18]．炎症を起こしたメッケル憩室の先端が腸間膜などに癒着することによってできた小孔に小腸ループが入り込んで腸閉塞を起こすこともある[19]．

5 十二指腸憩室炎（Duodenal diverticulitis）

　十二指腸は広義の小腸憩室としては最頻で，十二指腸乳頭部付近に最も多い．高齢者ではしばしば大きな憩室となり，憩室炎を起こす[20]．ときにこの炎症が膵内胆管を圧迫して胆管炎を惹起する（Lemmel syndrome）とされるが，その存在意義については異論もある．

6 虫垂憩室炎（Appendiceal diverticulitis）

　虫垂にも憩室ができ，炎症を起こす[21]．ひとたび炎症を起こすと容易に穿孔するので，臨床的は"穿孔性虫垂炎"と区別はない．手術して切除標本を開くと粘膜が壊死しておらず虫垂間膜側に憩室があってこれが穿孔しているのを確認できる．年間100〜200例虫垂切除術をしていると1〜2例は見かけるのでごくめずらしい疾患ではないと思うが，記載が少ないのは単に皆さんが気に留めていないだけと思われる．

■参考文献

1) Rege RV, Nahrwold DL. Diverticular disease. Curr Probl Surg. 1989; 26: 133-89.
2) Etzioni DA, Mack TM, Beart RW Jr, et al. Diverticultis in the United States: 1998-2005: changing patterns of disease and treatment. Ann Surg. 2009; 249: 210-7.
3) Nguyen GC, Sam J, Anand N. Epidemiological trends and geographic variation in hospital admissions for diverticulitis in the United Sates. World J Gastroenterol. 2011; 17: 1600-5.
4) Jacobs DO. Clinical practice. Diverticulitis. N Engl J Med. 2007; 357: 2057-66.
5) Parks TG. Natural history of diverticular disease of the colon. Clin Gastroenterol. 1975; 4: 53-69.
6) Acosta JA, Grebenc ML, Dobemeck RC, et al. Colonic diverticular disease in patients 40 years old or younger. Am Surg. 1992; 58: 605.
7) McKee RF, Deignan RW, Krukowaski ZH. Radiological investigation in acute diverticulitis. Br J Surg. 1993; 80: 560-5.
8) Lameris W, van Randen A, Bipat S, et al. Graded compression ultrasonography and computed tomography in acute colonic diverticulitis: meta-analysis of test accuracy. Eur Radiol. 2008; 18: 2498-511.
9) Dutch Diverticular Disease 3D Collaborative Study Group. A multicenter

randomized clinical trial investigating the cost-effectiveness of treatment strategies with or without antibiotics for uncomplicated acute diverticulitis (DIABOLO trial). BMC Surg. 2010; 10.23.
10) Etzioni DA, Chiu VY, Cannom PR, et al. Outpatient treatment of acute diverticulitis: rate and predictors of failure. Dis Colon Rectum. 2010; 53: 1-5.
11) World Gastroenterology Organisation (WGO). Practice Guidelines 2007. Diverticular disease. Available at http://www.worldgastroenterology.org/guidelines/global-guidelines/diverticular-disease/diverticular-disease-english (Accessed 12 October 2018).
12) Chautems R, Ambrosetti P, Ludwig A, et al. Long-term follow-up after first acute episode of sigmoid diverticulitis: is surgery mandatory?: a prospective study of 118 patients. Dis Colon Rectum. 2002; 45: 962-6.
13) Sayed C, Radley S, Mytton J, et al. Risk of recurrent disease and surgery following an admission for acute diverticulitis. Dis Colon Rrectum. 2018; 61: 382.
14) Lau KC, Spilsbury K, Farooque Y, et al. Is colonoscopy still mandatory after a CT diagnosis of left-sided diverticulitis: can colorectal cancer be confidently excluded? Dis Colon Rectum. 2011; 54: 1265-70.
15) Spasojevic M, Naesgaard JM, Ignjatovic D. Perforated midgut diverticulitis: revisited. World J Gastroenterol. 2012; 14: 4714-20.
16) Kubota T. Perforated jejunal diverticulitis. Am J Surg. 2007; 193: 486-7.
17) Novoa RA, Shaffer K. Meckel's diverticulitis presenting with abdominal pain and angina. Radiol Case Rep. 2015; 6: 166.
18) Singal R, Pandit S, Gupta S, et al. Perforated Meckel's diverticulum: a diagnostic dilemma. J Coll Physicians Surg Pak. 2011; 21: 649.
19) Singh GS, Shigh O. Loop formation of Meckel's diverticulum causing small bowel obstruction in adults: report of two cases. Ulus Travma Acil Cerrahi Derg. 2011; 17: 567-9.
20) Salah W, Harrison ME, Faigel DO, et al. Acute duodenal diverticulitis treated with endoscopic therapy. Gastrointest Endosc. 2014; 80: 522-3.
21) Kubota T, Omori T, Yamamoto J, et al. Sonographic findings of acute appendiceal diverticulitis. World J Gastroenterol. 2006; 12: 4104-5.

2 急性膵炎

Acute Pancreatitis

1 急性膵炎の病歴（History）

　強い上腹部痛なので比較的早期に受診することが多い．発症様式は"acute onset"を呈する最も典型的な疾患[1]なので，本人が痛みを自覚してから最強痛となるまで10分ほどを要する．スイッチを入れたように最強痛がきた（sudden onset）場合や，痛みのピークまでに何時間もかかった場合は膵炎らしくない．「なんか変だ，お腹痛い，と思ってから痛くてどうしようもなく痛くなるまで数分から10分くらいの間隔がありましたか？　それとも（誰かが）スイッチを入れたように一瞬で最強の痛みが来ましたか？」のように聞くとよい．痛みの程度は強く，本人から「痛みを何とかしてくれ！」と要求されることが多い．腹膜刺激症状があるので，尿管結石のように身をよじって痛がることはできず，同じ姿勢で我慢している．ただし，我慢しきれないのでたびたび体位変換をする．悪心，嘔吐は90％程度で伴う[2]．

　痛みの部位は通常心窩部を中心とし背部に放散するが，炎症の波及状況によって痛みの部位の広がりは異なってくる．背部痛は50％に認める[3]．後腹膜や腸間膜を炎症による浸出液が流れてゆくことにより左側腹部や右下腹部痛が主訴となることもある[4]．痛みは数日間持続するので，数時間でよくなってきた痛みなら急性膵炎の可能性は低い．強い腹痛はほぼ全例にあるが，腎移植後，腹膜透析中などでは痛みが出にくい場合があることが知られている．

　2大原因はアルコールと胆石であるので，アルコール摂取歴と胆石の既往を聴取する．ただし，大酒家ほど控えめにいう傾向がある（ようするに嘘）ので酒量については家人に聞いた方がいいかもしれない．アルコールによる発症機序ははっきりしているわけではないが，飲酒してから発症までには1〜数日を要するので，前夜飲んでないので違うということにはならない．

2 急性膵炎の身体所見（Physical examination）

1 膵炎自体の所見

　腹部は膨満して腸雑音は低下しており，心窩部から左上腹部にかけて（ようするに膵臓のある場所）圧痛を認める．重症例では反跳痛や筋性防御が出現し汎発性腹膜炎の状態を呈する．このため上部消化管穿孔と誤診されることがある．圧痛の最強点は膵臓の部位なのだが，炎症による浸出液（活性化膵酵素を含む）は後腹膜や腸間膜を伝わってゆき，これにより様々な部位に圧痛を認める．膵体部から尾部の炎症が強ければ Toldt の fusionfascia の背側を浸出液が伝わって左側腹部を痛がる（図1 ①）．出血性膵炎（hemorrhagic pancreatitis）では浸出液は血性であり，視診上出血斑として認める（Grey Turner's sign：側腹部，Cullen's sign：臍周囲）が出現率は数％と低い．膵鉤部に炎症が強いときは（腸間膜根部は膵鉤部から右下腹部にかけて走行しているため）右下腹部に圧痛を認め，虫垂炎と誤認されることもある[4]（図1 ③）．

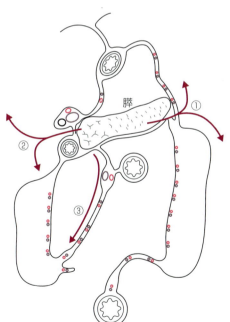

図1 ■ 膵臓と腸間膜の関係
膵尾部側の炎症が強いときには結腸の背側を伝わって左側腹部に炎症が波及する（①）．頭部からは十二指腸背側を伝わって右側腹部に波及する（②）．鉤部からは小腸間膜根部を伝わって右下腹部に波及することがある（③）．

2 全身症状および併存症の症状

重症度によって症状は様々となる．発熱は重症の多くに見られる．頻脈，低血圧，乏尿，呼吸不全，意識障害などが出現し得る．黄疸は，胆石性の場合は胆管炎を併発している可能性があるが，結石以外にも膵頭部の腫脹が強いケースでは胆管圧排によって閉塞性黄疸をきたし得る．アルコール性膵炎の場合には基礎にアルコール性肝障害があることが珍しくない[5]．一般的に肝硬変など高度肝機能異常をきたすレベルでは，膵も慢性膵炎のベースがあって（acute on chronic）萎縮が進んでおり，急性膵炎は重症化しないことが多い．

3 急性膵炎の初期診断と鑑別疾患（Early and differential diagnosis）

強い上腹部痛という意味では，鑑別診断としては

- 上部消化管穿孔
- 胆石疾患
- 急性胃炎（出血性びらん，アニサキス）

など．

最大の鑑別疾患は上部穿孔（逆もまた真なり）で，問診における最大の鑑別点は"sudden onset"なのか"acute onset"なのかに尽きる．「急に痛くなったか？」などとは決して聞いてはならない（答えは Yes に決まってる）．病歴で示したごとく，sudden なのか acute なのかを区別できる質問をしよう．

胆石との鑑別は最強点の部位および背部痛の位置（胆石：右，膵炎：正中〜左），痛みの持続期間（胆石発作であれば数時間で軽快，膵炎は数日続く）など．

4 急性膵炎の検査（Examinations）

1 血液検査

他の多くと異なり，数少ない血液検査が有用な腹部疾患の１つである．目的はおもに２つあり，

1つ目は膵炎の診断に特異的な検査項目
2つ目は重症度評価を行うための項目

①診断に対する検査項目

大きく分けて 3 つある.

- 膵逸脱酵素（Pancreatic enzyme）
- 酵素以外の膵由来物質（Nonenzymic pancreatic secretory products）：PAP，TAP など
- 非特異的指標（Nonspecific markers）：IL-6, 8, 10，TNF など

膵逸脱酵素のアミラーゼ（血清/尿中）とリパーゼが最も汎用されている．これ以外の膵酵素，酵素以外の物質，非特異的指標は研究施設で多く使われているが一般病院ではおもに外注検査となるため実臨床での使用は難しい．

＜アミラーゼについて＞

血清アミラーゼ値は有用な検査だが，上昇＝膵炎ではなく，逆に正常＝膵炎の否定でもない．さらには上昇と重症度は比例しないという特徴がある．

アミラーゼ上昇をきたす病態は種々あるが機序はおもに 3 つ．

1) 膵由来のアミラーゼが上昇するパターン
2) 膵外由来のアミラーゼが上昇するパターン（唾液腺や卵管由来の疾患に多い）
3) 腎クリアランスの問題

膵由来の血清アミラーゼ値が上昇するのは再吸収による．すなわち，膵炎にて膵組織は破壊され周囲に流出したアミラーゼが再吸収される．あるいは，膵管の閉鎖（胆石膵炎など）があり膵管および腺細胞に高圧がかかり再吸収される（このタイプは著明な高アミラーゼ値となる）．したがって，「腸液が再吸収される状況」か「膵管出口がふさがれるような状況」にあれば膵炎でなくとも上昇する．腸管虚血では粘膜が機能しなくなることによる壁からの再吸収が，腸穿孔では腹膜からの再吸収があり得る．また，腸閉塞では膵液の行き場がなく圧がかかる．腎不全ではアミラーゼのクリアランスが下がることによって血清値が上昇する可能性があり，家族性高アミラーゼ血症では anomarous な IgG にアミラーゼがくっついて糸球体濾過可能な分子量を超えたため尿中の排泄が低下する（治療の必要なし）．

血清アミラーゼ値は発症後 6〜12 時間で上昇し，半減期は〜10 時間程度である．したがって，発症早期や，発症から時間が経っている場合には異常値とならない可能性がある．ベースに慢性膵炎による膵萎縮がありそもそものアミ

ラーゼ分泌量が少ないと変化が微弱でわかりにくい．
　数値そのものは重症度に比例しないが，3〜5日経っても下がりが悪いときは重症化あるいは合併症（仮性嚢胞など）を反映していることがある．
＜リパーゼについて＞
　急性膵炎における血清リパーゼ値は，感度が血清アミラーゼ血よりやや高く，特異度は同等（感度：amylase／lypase＝75％／88％，特異度：amylase／lypase＝92％／91％）であり，発症から上昇するまでの時間がアミラーゼより短時間（4〜8時間）で，半減期は長い[6]．アミラーゼ同様非特異的上昇があり感度・特異度も劇的な差ではないので臨床的意義は大きく変わらない．同時測定する意義は低くいずれかを測ればよいだろう．上昇期間が長いので，遅れて来院したケースではリパーゼが有用との意見がある[7]．
＜中性脂肪およびコレステロール＞
　高脂血症は急性膵炎の原因の1つでもあるが，急性膵炎の結果（一時的な）高コレステロール血症となることがあるため一度の検査での判定は困難である．

②重症度評価のための検査
　次項で示す重症度評価のために種々の血液検査が必要となる（**5**参照）．

2 尿検査（尿沈渣・尿化学）

　目的は腎機能の評価と尿中アミラーゼ値の評価．
　急性腎不全は危惧すべき初期合併症の1つであり，血尿や円柱などが出現しているならばすでに脱水からATN（急性尿細管壊死）へと進展している可能性がある．
　尿中アミラーゼ値を測る意味は発症からの時間の推測と他疾患の否定である．尿中アミラーゼ値は血中アミラーゼ値よりもピークのタイミングが遅れるので，例えば，腹痛の発症から少し時間が経ってから来院した場合，身体所見で腹部に圧痛があり血清アミラーゼ値が正常な場合，尿中アミラーゼ値が上昇していれば，発症から少し時間を経た膵炎との推測が可能となる．
　また，家族性高アミラーゼ血症の場合には血清アミラーゼ値は高値であるが尿中アミラーゼ値は正常となる．

3 単純X線

　腹部単純X線では有名な2つの所見がある．非特異的所見であるため陽性

をもって診断とすることはできず，陰性をもって否定することもできないが，所見の意味を理解しておくことは悪くない．

- Sentinel loop sign：膵臓周囲に麻痺した小腸像の出現（膵炎による麻痺性イレウス）
- Colon cut off sign：高度に腹側に腫大した後腹膜が横行結腸ガスを左右に押しやり，中央部が「カット」して見える（図2）

慢性膵炎では膵管に沿って石灰化が見られることもあるが，なくても違うとはいえない．

胸部X線でも1/3になんらかの所見があるといわれる．所見の出方には2つ意味があり，

- 局所の影響：炎症が左上腹部に波及することにより，胸水，底部無気肺など
- 全身反応：肺浸潤陰（ALI/ARDSなど）

などを評価する．

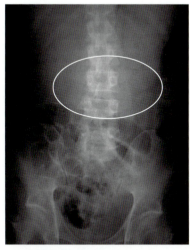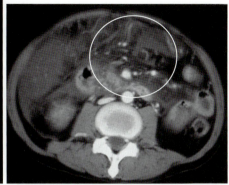

図2 ■ 腹部単純X線（CT）
図左の腹部単純X線は臥位で撮影されたものである．白線で示す上腹部はX線透過性が上昇しており，普段見える横行結腸ガスが見えない．図右は同症例のCTだが，炎症して肥厚した後腹膜と腸間膜組織が腹前壁にまで達していて（白線）ガスを含んだ腸管が入るスペースがない様を示している．「colon cut off sign」の例．

4 腹部CT（単純・造影）

　腹部CTにて確定診断を行う．膵臓は腫大し，辺縁が不整になり（場合によっては膵臓の原型がわからない……），周囲に液貯留を認める（図3）．さらに，Toldtのfusion fasciaの下層を伝わって腎臓の上から結腸の背側へ浸出液が流れ込んでいる像が見られる．軽症例で膵尾部や膵頭部のわずかな炎症の場合には，膵臓自体にほとんど変化が見られず，左右のいずれかの腎筋膜上のわずかな浸出液のみが唯一の所見であることもある（図4）．壊死性膵炎では造影効果が失なわれた部分を認める（図5）．

　CTで必ず確認しなくてはいけないのは胆石/総胆管結石で，このため必ず単純も行う．十二指腸乳頭部に結石が嵌頓した総胆管を認めれば胆石膵炎の診断となる．ただし胆管炎と違って膵炎では胆石の嵌頓は引き金にすぎず，結石が流れたからといって軽快するとは限らない．したがって，診察した時点ですでに総胆管に結石がなくても胆石性は否定できない．

　Atlanta 分類[8] での定義
　造影CTでの所見によって膵炎の用語が定義されている．これによると膵もしくは膵周囲の組織壊死を伴うものを"necrotizing pancreatitis"，伴わないものを"interstitial edematous pancreatitis"としている．

　CTでの重症度評価法
　（CT severity index[9] = CTSI）があり重症度基準の1つとなっている（表1）．単純CTでの所見と造影CTでの壊死率をそれぞれ点数化して6以上を重症と

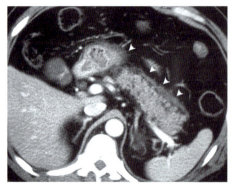

図3 ■ 中等症の例
腹部CTにて膵周囲に浸出液（矢頭）を認める．

している．本邦独自のものとしては厚生労働省研究班による「造影CT Grade」があり，Grade 2以上を重症としている．

以下のごとく……（表2）．

CTの欠点として，初診時から重症で腎機能低下があった場合に造影剤を使用しにくい．

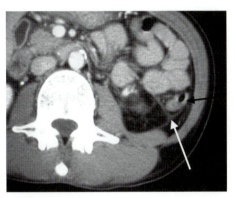
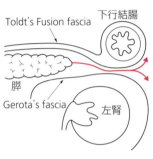

図4 ■ 極軽症の例
左図は膵よりも尾側のスライスを示している．膵自体には主たる所見がなく，矢印に示すような極々わずかな後腹膜の浸出液を認めるのみである．右図のシェーマは膵レベルの断面図を示す．膵は下行結腸のToldt's fusion fasciaと左腎のGerota's fasciaに挟まれた部位にあるので，ここから出た浸出液は赤矢印が示すごとく「逆T字」に広がる．病歴と所見が合うならばこのわずかな所見でも急性膵炎と判断できる．

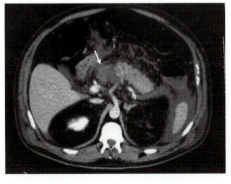

図5 ■ 壊死性膵炎の例
腹部造影CTにて造影効果が低下した部位（矢印）を認める．

表1 CTSI: CT severity index

Grade	単純 CT の所見	Score
Grade A	軽微な膵炎所見，辺縁スムーズで実質は一様	0
Grade B	膵腫大，辺縁不整，実質は一様でないが，周囲に炎症は波及してない	1
Grade C	Bの所見＋膵周囲の炎症所見	2
Grade D	Cの所見＋1カ所の膵周囲液貯留	3
Grade E	Cの所見＋複数の液貯留もしくはガスの存在	4

Necrosis pancreas ＝造影効果を認めない部分（%）	Score
0	0
＜33	2
33〜50	4
50 ≦	6

表2 造影 CT Grade〔厚生労働科学研究費補助金 難治性膵疾患に関する調査研究 平成20年度報告書（研究代表者：下瀬川徹）より引用〕

1. 炎症の膵外進展度
   - 前腎傍腔　　0点
   - 結腸間膜根部　1点
   - 腎下極以遠　2点

2. 膵造影不良域
   - 膵を便宜的に3つの区域（頭部/体部/尾部）に分け判定する
   - 各区域に限局している場合，または膵の周辺のみの場合　0点
   - 2つの区域にかかる場合　　　　　　　　　　　　　　　1点
   - 2つの区域を占める，またはそれ以上の場合　　　　　　2点

1＋2 合計
- 1点以下　Grade 1
- 2点　　　Grade 2
- 3点以上　Grade 3

5 腹部超音波

　腹部超音波における急性膵炎の診断能力は CT に劣る．軽症から中等症の場合，膵実質が腫大して低エコー域（hypoechoic）となり，境界が不明瞭となる．重症では膵実質を同定することがほとんどのケースで不可能であり，副所見から膵炎を推定することとなる．すなわち，膵臓があるべき部位*に見えずこの部が低エコー域として捉えられ，周囲とくに両側の腎筋膜上に炎症性の fluid がたまっていることから膵炎を疑うこととなる．

　腹部超音波検査の目的は腫大した膵の観察というよりは，2 大原因の 1 つである胆石を見つける意義の方が大きい．数ミリ程度の胆石が胆嚢内に散在し，アルコール性の可能性がない場合には胆石性を強く疑う要素となる．また，胆管炎が併発することもあり得るので，胆道系の拡張の有無もチェックしておきたい．

　*膵臓があるべき部位とは：前後方向では胃体部および幽門部の背側で大動脈の腹側，左右方向で十二指腸下降脚の左側で脾門部の右側，頭尾方向で腹腔動脈の尾側で上腸間膜動脈の頭側．以上のメルクマールに囲まれた部位に膵臓があるはずなので，膵臓を探すのではなくこれを囲む臓器を目安にする．

5 急性膵炎の確定診断と評価 (Definitive diagnosis & Evaluation)

　画像診断にまで進めば，軽症例で診断に迷うことはあっても重症例で確定診断できないことはまずない．次に必要なのは，原因検索と重症度評価となる．

1 原因 (Etiology)

　膵炎の etiology は多彩であり，細かく分類しだすときりがないが，ほとんどがアルコール性（alcoholic pancreatitis）か胆石性（stone pancreatitis）であるので，まずこの 2 つのうちのいずれか？　かを考える．治療方針が異なる部分があるので etiology の評価ははじめの段階で必要だ．アルコール性ならば，アルコールせん妄の予防を考慮せねばならず，胆石性ならば胆石に対する処置を検討する必要がある．

　アルコール摂取歴がなく，胆嚢内に胆石があれば胆石性を強く疑うが，画像で胆石が指摘できないこともある．胆石性を示唆する指標としては，

- 年齢＞ 50 歳以上

- 性別: 女性
- s-Amy ＞ 4,000
- ALT ＞ 100
- γ-GTP ＞ 300

胆石膵炎である可能性

1項目: 5%以下
2項目: 50%
3項目以上: 90%

　その他の原因は様々ある（表3）が，2大原因と並列に鑑別するのはよい方法といえないであろう．常に気に留めておくべきはERCPくらい？　ちなみにどのテキストにも必ず書いてある"特発性"，これって要するに原因不明ってこと??　それとも，何の原因がなくても発症するってことが解明されたということ??　イレウスと一緒で，医者が偉くて知らないことなど何もない（と

表3 アルコールと胆石以外の膵炎の原因（Etiology）

原因	備考
ERCP後	診断的ERCPの3%，治療的ERCPの5%で発症
脂質異常症	膵炎の1〜4%　triglyceride＞1,000mg/dLで発症リスク大
薬剤	膵炎の1%
高カルシウム血症	副甲状腺機能亢進に伴う高カルシウム血症の1%程度で発症
感染症	ウイルス性　Mumps, herpes科, hepatitis B 細菌性　　Mycoplasma, Legionella, Leptospira, Salmonella 真菌性　　Aspergillus 寄生虫　　鉤虫
先天性	pancreatic divism
血管疾患	血管炎症候群（SLE, PN）
手術	胃癌手術に伴うリンパ節郭清
妊娠	
タバコ	アルコール摂取陽性率が高いため単独因子かどうか不明
低体温	

思い込んでいた）時代の名残り（つまり，わからないということを認めたくないがための用語）のような気がして筆者が嫌いな語彙の1つである．

　低体温と膵炎もしくは高アミラーゼ血症との関連もときどき話題となるが肯定・否定両者の意見が混在する[10, 11]．実際に炎症があったとしても臨床的に問題となるレベルであるかどうかは懐疑的だ．

2 重症度評価（Severity）

　初診の時点で重症化するかどうかの判断が難しいのが急性膵炎の特長で，このためいくつかの重症度判定法（scoring system）が提唱されている．

　最も有名なものに Ranson's criteria（表4）があるが，この欠点は48時間後でないと判定できないため，初期の判断材料とならない．ICU時の膵炎重症度評価としては APACHE II score が汎用されている．20に達するとかなり重症であり，予想死亡率は35％程度．計算は煩雑だが今はスマートフォンやタ

表4 Ranson's criteria

	Not gallstone associated	Gallstone associated
admission		
age	> 55yr	> 70yr
WBC	> 16,000/μL	> 18,000/μL
Blood glucose	> 200mg/dL	> 200mg/dL
LDH	> 350IU/L	> 400IU/L
AST	> 250IU/L	> 250IU/L
initial 48hr		
Ht decrease	> 10%	> 10%
BUN elevation	> 5mg/dL	> 2mg/dL
Ca	< 8mg/dL	< 8mg/dL
PaO$_2$	< 80mmHg	
BE	> 4mEq/L	> 5mEq/L
Fluid resuscitation	> 6L	> 4L

No.of Ranson's sign	Mortality
0-2	0%
3-4	15%
5-6	50%
> 6	70-90%

ブレット用のアプリもあるのでこういったカリキュレーターを使うとよい.

重症例は ICU での治療が望ましい. 入院後時間が経ってからあわてて ICU に駆け込むなんてことはないようにしたい.

一般的な重症の指標として,
Ranson score $\geqq 3$
APACHE II score $\geqq 8$
臓器不全

- ショック（収縮期血圧＜90mmHg）
- 呼吸不全（$PaO_2 \leqq 60mmHg$）
- 腎不全（初期補液後の Cr ＞ 2）
- 消化管出血（＞500cc／24hr）

局所合併症の存在（necrosis／abscess／pseudocyst）などがあげられている.

本邦独自のものとしては「厚生労働省急性膵炎重症度判定基準」がある. 表5 の各項目が予後因子で各1点とする. 3点以上が重症と判定される.

表5 急性膵炎の重症度判定基準〔厚生労働科学研究費補助金 難治性膵疾患に関する調査研究 平成20年度報告書（研究代表者：下瀬川徹）より引用〕

① Base Excess ≦-3mEq/L またはショック（収縮期血圧 ≦ 80mmHg）
② $PaO_2 \leqq 60mmHg$（room air）または呼吸不全（人工呼吸管理が必要）
③ BUN ≧ 40mg/dL（または Cr ≧ 2mg/dL）または乏尿（輸液後も1日尿量が400mL以下）
④ LDH ≧基準値上限の2倍
⑤ 血小板数 ≦10万/mm^3
⑥ 総 Ca 値 ≦7.5mg/dL
⑦ CRP ≧15mg/dL
⑧ SIRS 診断基準*における陽性項目数 ≧3
⑨ 年齢 ≧70歳

＊SIRS 診断基準項目：(1) 体温 ＞38℃または＜36℃, (2) 脈拍数 ＞90回/分, (3) 呼吸数 ＞20回/分または $PaCO_2$ ＜32mmHg, (4) 白血球数 ＞12,000/mm^3 か＜4,000mm^3 または 10％幼若球出現

これらはいずれも, 多数の検査結果を利用しているのですぐに算定できないことも多い. もっと簡単な重症度評価法としては BISAP（Bedside index of severity in acute pancreatitis）score がある（表6）.

表6 BISAP (Bedside index of severity in acute pancreatitis) score

項目	評価
腎機能・脱水	BUN>25mg/dL
意識レベル	GCS<15
炎症反応	SIRSの有無
年齢	>60歳
画像所見	画像で液貯留を認める

各項目を満たすごとに1ポイント付与.
0〜2点 は低死亡率 <2%
3〜5点 は高死亡率 >15%

　経時的にみた場合の重症度指標としては Atlanta 分類（表7）[8]がわかりやすい．つまり，一般病棟で何にも問題なければ軽症，いったん ICU に入ったが翌日退室できれば中等〜重症，2日後の時点でまだ ICU にいたならば重症．

表7 Degrees of severity of acute pancreatitis
(Banks PA, et al. Gut. 2013; 62: 102-11[8]より引用)

category	definition
mild acute pancreatitis	lack of organ failure and local/systemic complications
moderately severe acute pancreatitis	transient organ failure – organ failure that resolves within 48 hours and or local or systemic complications
severe acute pancreatitis	persistent single or multiple organ failure (>48 hours)

　いろいろ評価法があるということは要するに決定的なものが何もないことを意味する．すなわち，膵炎の重症度評価は「すべきであるが難しい」というのが現状であろう．学ぶべきは，入院の時点で安易に「大丈夫そう」と思わないことではなかろうか．

6 急性膵炎の治療（Management）

　いまだ疾患特異的な有効治療が何もないのが現状で，best supportive therapy (BST) に徹するしかない．すなわち，呼吸/循環を管理し，感染症に留意し，適切な栄養を行う．昔も今も様々な特殊治療が試されているがエビデンスレベルの高いものがない．特殊治療に専念して BST が疎かになっては本末転倒と

いえる．主要学会からのガイドラインとしては

- American College of Gastroenterology（ACG）
  ACG Guideline: Management of Acute Pancreatitis 2013[12]
- American Gastroenterological Association（AGA）
  AGA Institute Guideline on Initial Management of Acute Pancreatitis 2018[13]

などから出されており（各学会のホームページからダウンロード可），

本邦では諸学会＋厚生労働省研究班から「急性膵炎ガイドライン」が出されている．

1 対症的治療（Supportive therapy）

以下を行えばよいということではない，その"質"を高めてはじめて"best" supportive therapy といえる．

①腸管安静（Bowel rest）

重症例に対して入院時から食事をすることは現実的ではないが，栄養で述べるとおり治癒するまで食事を摂取しないということはむしろスタンダードではなくなった．超急性期は通常 NPO（絶飲食）となるが，時期を見て栄養を再開する．

②補液（Volume resuscitation）

病態のメインが脱水*であるので，治療の本丸は補液である．特異的治療のない膵炎であるが，何がメインか？　と問われれば初期は補液に他ならない．不適切な輸液が壊死性膵炎になりやすいとの指摘もある[14]．初期から細胞外液で十分な輸液を……ということは共通理解であるものの，どれくらいが適正という量があるわけではない．初期48時間は250〜300mL/h（5〜10mL/kg/h）がよいとする意見もあれば[15]，最初の30分で20mL/kgをまず入れて，その後8〜12時間は3mL/kg/hという意見もある（熱傷のパークランド公式に似ている）．決まりはないようなので，後述の適正尿量の維持を目標として入れていくしかないだろう．

　*脱水

　　急性膵炎では「脱水」とよくいわれるが初学者にはいったいなぜ脱水になるのかしっくりこないであろう．脱水というからには，長時間の水分制限か，あるいは水分の体外への喪失がなくてはならない．急性膵炎の患者さんは発症直

前まで普通に飲食しているし体外への喪失もなさそうだ．いったいどこの水分が失われているのか？

その答えは患者さんの腹部の所見とCTにある．重症膵炎の患者さんの腹部は高度に膨満している．これをCTで見てみると後腹膜を中心に広範囲に浮腫性変化を認める．ときに腸間膜までも浮腫性変化をきたしている．これら腹膜は広げてみると意外に広い面積を有している．仮に腹膜の表面積が2平方メートルあったとしてこれらが5mmずつ肥厚したとするとこれだけで10Lの水分が必要となる……（このような脱水形態をinternal fluid shiftという）．

すなわち，急性膵炎の脱水はおもに後腹膜の浮腫のために水分が喪失しているのである．逆にいえば，初診時に腹部が膨満しCTで広範な後腹膜の浮腫性変化を認めた場合は，はじめから積極的にvolume負荷を行わねばならない．

③呼吸・循環管理/各種モニター（Hemodynamic monitoring）

ひとたびICUに入室すればフルモニターではあるものの，あえて項目をあげるならば以下のとおり．

1）呼吸（とくに酸素化）
炎症反応による影響で左は胸水貯留や無気肺になりやすい．これに加えて大量補液が行われるため低酸素に留意する必要がある．

2）末梢循環・脈拍・血圧
脱水によるショックの他，後述の腹部コンパートメント症候群でもショックとなり得る．

3）尿量
補液量が適正であるかどうかを判断する指標となる0.5〜1mL/kg/hの維持が目標．

4）電解質・血糖
電解質ではしばしば低カルシウムが問題となる．高血糖に対しては膵炎自体でも惹起されるが，静脈栄養を選択した場合には二次的な問題ともなり得る．

5）膀胱圧
腹部コンパートメント症候群が危惧される場合には膀胱圧で腹腔内高圧（IAH: intraabdominal hypertention）をモニターする．

④鎮痛（Analgesia）

オピオイドの経静脈使用が推奨されている．腎機能低下に影響を受けないという意味ではフェンタニルが使いやすいかもしれない．

⑤感染対策（Preventing infective complication）

　ひとたび感染性の壊死性膵炎となれば死亡率が飛躍的に高くなる．1/3 ほどが sterilized から infectious へと移行するといわれている．典型例では 10 日を過ぎて顕著化することが多く，これを防ぐことが死亡率の低下につながると考えられている．現在，膵炎のタイプや重症度にかかわらず（重症壊死性膵炎であっても）予防的抗菌薬を使用しないことが主要ガイドラインで推奨されている[12, 13]．以前のガイドラインでは予防的抗菌薬使用を部分的に可としていたものも存在したが，それらの根拠としていた研究でも壊死性膵炎が感染するのを防げたという結果は得られていなかったので一定の結論に至った形となっている．

⑥栄養（Netrition）

　重症膵炎であっても早期（第 5～7 病日）から栄養を開始することと，行うのであれば TPN（完全静脈栄養）ではなく，内視鏡的に挿入した経鼻空腸チューブを用いた EN（腸管栄養）が推奨されている[16]．

⑦アルコール離脱症候群対策（Alcoholic withdrawal prophylaxis）

　アルコール性の場合は忘れずに行わないとひどい目に遭うかもしれない．入院時普通に会話していた温厚な人が……しばしば豹変する．離脱による agitation（要するに暴れるのは……）は断酒して 72～96 時間後くらいがピークとされる．

＜予防例＞

　diazepam 5mg IV 8 時間毎　この量で開始してまったく眠らないようなら dose up を考慮している．

⑧PUD の予防（Stress ulcer prophyraxis）

　胃酸を抑制することが膵炎そのものの予後には影響しないとなっており，あくまで一般的な PUD 予防に準じて行うに過ぎない．

②時系列でみた併存症および合併症に対する治療

　急性膵炎では軽症の場合は数日で症状軽快し，何事もなかったかのように退院してゆく．一方で，重症の場合には時相に応じて様々な合併症が出現するので，この順に記してゆくことにする．

＜初日に考えること＞

①胆石性膵炎に対する ERCP（ERCP for stone pancreatitis）

　膵炎が発症するには一時的な胆石の嵌頓があればよいので胆石膵炎でも来院

時にはすでに胆石は通過してしまっていることもある．ACG では，「重症胆石膵炎で依然として乳頭部に結石が嵌頓しかつ胆管炎を併発している」場合を urgent（24 時間以内）ERCP ＋ sphincterotomy の適応としている．それ以外は待機的に行う．

＜入院～2，3日で起こること＞
②腹部コンパートメント症候群：Abdominal compartment syndrome（ACS）
　重症膵炎の超急性期（～数日）に遭遇する最も致死的合併症の１つである．最近の教科書では記載を見かけるが，従来あまり強調されてこなかった．対処しないと致死的であるが，適切に対処すれば解除可能な合併症である．
　腹部から骨盤部の緊満，乏尿，ショック，下肢の網状斑（mottling skin）などから疑う．膀胱内圧＞25mmHg が Grade IV の ACS であり徐圧のための開腹をする目安となる．ACS によるショックは輸液治療やカテコラミンには反応しないので，重症時には躊躇なく判断しなくては救えない．治療としては開腹して一次的閉腹法（TAC: temporary abdominal closure）を行って減圧を図る．
　WSACS（The Abdominal Compartment Society）が定義と診断・治療についての推奨を出している（http://www.wsacs.org/）[17]．

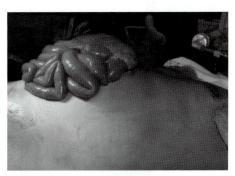

図6 ■ ACS に対して開腹した例
腹腔内に内圧が高く内臓脱出となる．

＜～1 週間で起こること＞
　この時期にしばしば問題となる項目として発熱があげられる．次項の通り，急性膵炎では感染合併症が大きな問題となる．ただし，感染合併症が生じるのは 10～14 日以降といわれており，壊死性膵炎で 1 週間発熱が続いたというだけでいきなりドレナージ……というのはよい判断ではない．敗血症を疑う場合には超音波ガイド下に穿刺して培養を提出するとよいだろう．

＜2〜4週目で起こること＞
③膵炎に伴う液貯留の評価と考え方

膵炎の周囲の液体貯留は超急性期を過ぎたあとのメインの問題となる．液貯留と感染の関係が重要だ．用語については，Atlanta分類[8]に基づいて使用するのが最もわかりやすいのでここでも引用する（図7）．以下図7に沿って解説する．

図7は4分割されていて，右列と左列は壊死の有無で区別され，上段と下段は液貯留周囲に壁があるかどうかで区別されている．ただし，実際に壁があるかどうか画像を見てもはっきりするわけではないので，これを便宜上4週間としている．無論，症例によっては4週間経っても壁を形成していないこともある．

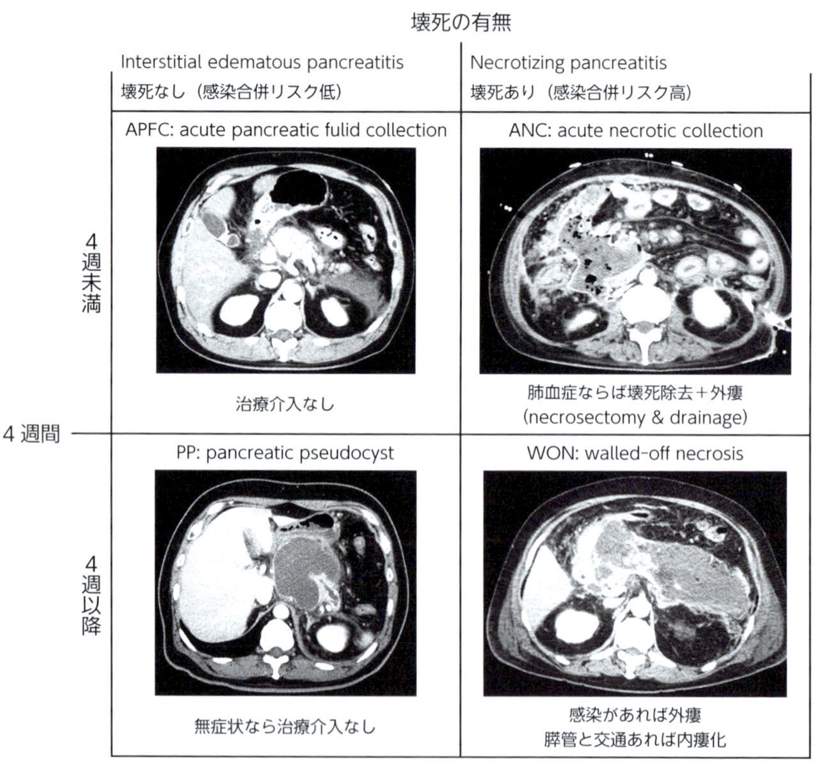

壊死の有無

	Interstitial edematous pancreatitis 壊死なし（感染合併リスク低）	Necrotizing pancreatitis 壊死あり（感染合併リスク高）
4週未満	APFC: acute pancreatic fulid collection 治療介入なし	ANC: acute necrotic collection 肺血症ならば壊死除去＋外瘻 (necrosectomy & drainage)
4週以降	PP: pancreatic pseudocyst 無症状なら治療介入なし	WON: walled-off necrosis 感染があれば外瘻 膵管と交通あれば内瘻化

図7 ■ アトランタ分類による液貯留の考え方

1）APFC（acute peripancreatitc fulid collection）

　　壊死の有無にかかわらず，初診での画像では膵周囲に液体があることしかわからないのでほとんどのケースで APFC と判断される．

　　壊死の有無が判断されると，壊死がないタイプ（interstitial edematous pancreatitis）では膵周囲は液体のみで先と同様 APFC であり，液貯留に対して治療介入する必要はない．

2）PP（pancreatic pseudocyst）

　　APFC は多くのケースでそのまま軽快して次の段階に進まないが，主膵管に損傷があるなど，液貯留が多いとその後周囲に壁を形成して 4 週後には仮性囊胞（PP）となる．この用語は昔からと一緒だが，壊死がないものに限定されている．仮性囊胞は以前はサイズや存在期間で治療適応としていたが，現在は無症状や軽微な症状に対しての治療介入は不要とされている[18]．有症状では内視鏡的ドレナージがファーストチョイスとなる．

3）ANC（acute necrotic collection）

　　壊死があると液貯留内が均一でなく低吸収域（壊死した膵組織やけん化した脂肪成分）が混じってくる．ガスが内部にあれば感染があるとしてよい．これが上段右の ANC．かつては膵膿瘍（pancreatic abscess）と表記された．液貯留周囲にまだ壁ができていないので，仮にこの段階で感染が証明されたとしてもドレナージ（壊死物質除去 = necrosectomy）のタイミングはできるだけ遅らせた方が無難．待てるのなら 4 週間待った方がよいとされている[19]．敗血症自体が致死的となってしまった場合には手術せざるを得ないが，周囲組織から出血し難渋する覚悟を要する．一見 CT ではほぼ液体のように思

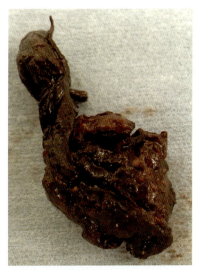

図8 ■ 壊死性膵炎のデブリス
感染性の ANC から WON となり外科的ドレナージ（necrosectomy）した際のデブリス．蝋のようなねっとりした脂肪の塊で，とてもカテーテルでドレナージされるような代物ではない．

えても，壊死性膵炎と評価されているならば，内容は液体とは程遠いデブリスで，とても細径カテーテル（ピッグテイルなど）でドレナージできる代物ではない（図 8）．
4）WON（walled-off necrosis）

ひとたび壁が形成されれば，ドレナージの方向は外瘻ではなく内瘻（消化管：胃・十二指腸・小腸）が望ましい．仮に感染がなくても，重症壊死性膵炎でここに至るケースでは主膵管が損傷し，周囲に膵炎が常に貯留した状態となってしまっているので産生される膵液を消化管に戻す経路が必要となる．感染コントロールの外瘻ドレナージ方法については欧州で行われた PANTER trial[20] 後，内視鏡を用いた後腹膜経由の step up approach が文献的に示されている[21]．ただし，内視鏡的アプローチは外科的後腹膜アプローチに比べて死亡率や合併症率で優位ではなかったとする報告もある[22]．目的は救命であり，筆者はおもに外科的後腹膜アプローチを行っている．

＜4〜8 週目で起こること＞
④仮性動脈瘤（からの出血）

壊死性膵炎の致死的合併症として知られる．自然発症もあるが，ANC や WON に対して内視鏡や外科的な治療介入をした後に経験することが多い．ほとんどのケースで胃十二指腸動脈が出血源となる（図 9）．この時期の腹腔内は高度な炎症性癒着となっていて開腹手術での止血はほぼ不可能．コイル塞栓などによる IVR が適応かつ有効となる．

＜数カ月以後の問題＞
⑤静脈血栓症

すべての大きな問題は片付いているはずなのに，なかなか患者さんの具合がよくならない，腹痛が続いている，下痢が続いている，食事が進まない，体重が増えないというときに脾静脈や上腸間膜静脈が血栓閉塞することを経験する（図 10）．とくに門脈から上腸間膜静脈にかけて閉塞すると慢性的な腸管うっ血をきたすので前記のような症状となる．脾静脈閉塞の場合には多くは無症状でときに胃静脈瘤の原因となる（第 2 章 8 急性腸管虚血 10 上腸間膜静脈血栓症の Subacute or chronic SMVT に該当する）．

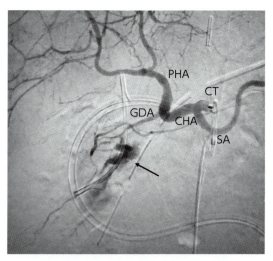

図9 ■ 壊死性膵炎後の仮性動脈瘤（腹腔動脈造影）
胃十二指腸動脈領域に仮性動脈瘤を認める（矢印）.
CT（celiac trunk：腹腔動脈）
CHA（common hepatic artery：総肝動脈）
PHA（proper hepatic artery：固有肝動脈）
SA（splenic artery：脾動脈）
GDA（gastroduodenal artery：胃十二指腸動脈）

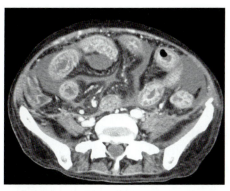

図10 ■ 急性膵炎後の門脈血栓に伴う症例のCT
壊死性膵炎発症3カ月後，subacute SMVTに伴う腸管浮腫と腹水を認める.

③経験的もしくは有効性の確立していない治療（Experimental therapy）

　特異的治療がないために，様々な治療法が提唱され時間とともに消えてゆくものがある．以下はかつてとりあげられたことはあったが，現在グローバルス

タンダードという基準では行われていない治療.

- タンパク分解酵素阻害薬（メシル酸ナファモスタットなど）
- タンパク分解酵素阻害薬および抗菌薬の動注療法
- 腹腔洗浄（腹膜灌流）
- ソマトスタチン製剤
- 腎機能ではなく炎症を対象とした血液浄化法（CHDF など）

4 胆嚢摘出術 (Cholecystecotmy)

　胆石性膵炎の場合，膵炎が軽快すれば，同じ入院中に胆嚢摘出術を施行する．軽症ならば 1 週間以内，重症ならば回復次第行う．短期再発率が高い[23]ので「いったん退院して落ち着いてから後日行う」のは勧められない．この際，疾患が胆石性膵炎との判断であれば，術前に（画像で確認できる）胆石がないからといって手術しなくてよい理由にはならない．

＜個人的印象＞
　超重症壊死性膵炎のフルコースはこんな感じ．原因はアルコール性で 40 歳前後の男性が多い．
　　初日　：強い腹痛とショック，呼吸不全→気管挿管して ICU へ，大量補液
　　2 日目：乏尿/急性腎不全→血液浄化
　　　　　　ショックが遷延，ACS →開腹して一次的閉腹法（TAC: temporary abdominal closure）
　　〜1 週間：ACS の改善は不十分のため腹部は open abdomen となる
　　　　　　（吸収性メッシュによる一時閉鎖を行っている*）
　　3 週間〜：急性期を乗り切って病棟に出るころになると，高熱が続く
　　　　　　　→　壊死膵とその周囲が膿瘍化している（膵膿瘍）
　　　　　　　→　後腹膜ドレナージ（ラージボアのチューブを挿入）
　　6 週間〜：開放した腹部創が全面肉芽化したため植皮を行う
　　　　　　　腹壁は意図したヘルニアとなっている（planed ventral hernia）
　　3 カ月〜：リハビリも進みようやく退院
　　6 カ月〜：元気になったところで腹壁再建術を行う
　　　　　　　（modified component separation method を用いている）
　すっかり元気になって完全社会復帰できるにはおよそ 1 年を要する．

*Open abdomen の管理・腹壁閉鎖については種々の方法が提唱されていて標準化されていない分野であるので，施設毎に慣れた方法で管理しているのが現状と思われる．

■参考文献

1) Abdullach M, Firmansyah MA. Diagnostic approach and management of acute abdominal pain. Acta Med Indones. 2012; 44: 344-50.
2) Banks PA, Freeman ML; Practice Parameters Committee of the American College of Gastroenterology. Practice guidelines in acute pancreatits. Am J Gastroenterol. 2006; 101: 2379-400.
3) Banks PA. Acute pancreatits: diagnosis. In: Lankisch PG, Banks PA. Pancreatitis. New York: Springer-Verlag; 1998. p.75.
4) Hsia HC, Shoung LK, Chen ML, et al. Acute pancreatitis complicated with periappendicitis. Zhonghua Yi Xue Za Zhi (Taipei). 2002; 65: 619-21.
5) Dutta SK, Mobrahan S, Iber FL. Associated liver disease in alcoholic pancreatitis. Am J Dig Dis. 1978; 23: 618-22.
6) Yadav D, Agarwal N, Pitchumoni CS. A critical evaluation of laboratory tests in acute pancreatitis. Am J Gastroenterol. 2002; 97: 1309-18.
7) Gwozdz GP, Steinberg WN, Wemer M, et al. Comparative evaluation of the diagnosis of acute pancreatitis based on serum and urine enzyme assays. Clin Chim Acta. 1990; 187: 243-54.
8) Banks PA, Bollen TL, Dervenis C, et al; Acute Pancreatitis Classification Working Group. Classification of acute pancreatitis—2012: revision of the Atlanta classification and definitions by international consensus. Gut. 2013; 62: 102-11.
9) Balthazar EJ, Robinson DL, Megibow AJ, et al. Acute pancreatitis: value of CT in establishing prognosis. Radiology. 1990; 174: 331-6.
10) Rocha-Santos V, Ferri OC, Pantanali Ca, et al. The effect of profound hypothermia on pancreas ischemic injury: a new experimental model. Pancreas. 2014: 43: 946-50.
11) Stiff RE, Morris-Stiff GJ, Torkington J. Hypothermia and acute pancreatitis: myth or reality? J R Soc Med. 2003; 96: 228-9.
12) Tenner S, Baillie J, DeWitt J, et al. American College of Gastroenterology guideline: management of acute pancreatitis. Am J Gastroenterol. 2013; 108: 1400-15.
13) Crockett SD, Wani S, Gardner TB, et al. American Gastroenterological Association Institute Guideline on Initial Management of Acute Pancreatitis. Gastroenterology. 2018; 154: 1096-101.
14) Brown A, Baillargeon JD, Hughes MD, et al. Can fluid resuscitation prevent

pancreatic necrosis in severe acute pancreatitis? Pancreatology. 2002; 2: 104-7.
15) Tenner S. Initial management of acute pancreatitis: critical issues during the first 72 hours. Am J Gastroenterol. 2004; 99: 2489-94.
16) Mirtallo JM, Forbes A, McClave SA, et al. International consensus guidelines for nutrition therapy in pancreatitis. JPEN J Parenter Enteral Nutr. 2012; 36: 284-91.
17) Malbrain ML, Cheatham ML, Kirkpartrick A, et al. Results from the International Conference of Experts on Intra-abdominal Hypertension and Abdominal Compartment Syndrome. I. Difinitions. Intensive Care Med. 2006; 32: 1722-32.
18) Cui ML, Kim KH, Kim HG, et al. Incidence, risk factors and course of pancreatic fluid collections in acute pancreatitis. Dig Dis Sci. 2014; 59: 1055-62.
19) Clancy TE, Ashley SW. Current management of necrotizing pancreatitis. Adv Surg. 2002; 36: 103-21.
20) Besselink MG, van Santvoort HC, Nieuwenhuijs VB, et al. Minimally invasive 'step-up approach' versus maximal necrosectomy in patients with acute necrotizing pancreatitis (PANTER trial): design and rationale of a randomized controlled multicenter trial [ISRCTN 13975868]. BMC Surg. 2006; 6: 6.
21) van Santvoort HC, Besselink MG, Bakker OJ, et al. A step-up approach or open necrosectomy for necrotizing pancreatitis. N Engl J Med. 2010; 362: 1491-502.
22) van Brunschot S, van Grinsven J, van Santvoort HC, et al. Endoscopic or surgical step-up approach for infected necrotizing pancreatitis: a multicentre randomized trial. Lancet. 2018; 391: 51-8.
23) Hemandez V, Pascual I, Almela P, et al. Reccurence of acute gall stone pancreatitis and relationship with cholecystectomy or endoscopic sphincterotomy. Am J Gastroenterol. 2004; 99: 2417-23.

第 3 章　外科的疾患の鑑別となる疾患

3 急性腸炎/感染性下痢症

Acute Enteritis/Infectious Diarrhea

　まず「胃腸炎」という診断名を捨てよう，そんな病気はない．多くの場合において胃炎と腸炎は成因が異なり前者は非感染性，後者は感染性である．"腹痛があるけどたいしたことない"という場合によく使われるこの語だが，いわゆる"ゴミ箱診断"であり，要するに「腹痛の原因はよくわからない」といっているのとほぼ同義である．

　初期診断において病変の主座（メインの臓器）を特定することはきわめて重要な行為であるが，「胃腸炎」と診断した瞬間，この重要行為を破棄してしまっている．胃なのか腸なのかで想定する疾患は全然違う．

　ここでは小腸もしくは大腸が主座である疾患を対象とする．

1 急性腸炎の病歴（History）

　「食歴」と「旅行歴」を聞くのは感染性腸炎を念頭においている．基本的事項だが順守率は必ずしも高くない．

　以下の2点について多くの一般人が誤解しているので食歴を聞く側が逆にこのことを知っておかなくてはならない．

① 「食あたり」は食べた直後に起こる．
　→　実際は食後数日経ってからの発症の方が多い．
　留意事項：食歴は1週間前までさかのぼって聞く必要がある．
② 同じ物を食べた別人は何ともないのでその食べ物は原因ではない．
　→　集団発生する方が稀であり，同じ物を食べても全員発症するわけではない．
　留意事項：患者さんは自分だけしか食べていないものを想定している．

　一般的にウイルス性に比べ細菌性の方が重症であり，下痢の程度/血便/発熱といった症状も細菌性の方が顕著である．

　病変部が口側に近いと嘔吐が出現しやすく，肛門側に近いと下痢が出現しや

すい．ウイルス性とくに Norwalk virus の場合には近位空腸が主座であるので嘔吐を伴いやすく，下痢が出にくいか発現のタイミングが遅い．小児で有名な Rotavirus は小腸の広範囲が主座であるため下痢が顕著となる．その他，病原特定できない多くの軽症ウイルス性腸炎（とされる）では回盲部が主座であることが多い．病原性大腸菌ではその名のとおり大腸が主座となる．

Yercinia 属では臨床像として「腸間膜リンパ節炎」や「終末回腸炎」を呈することがあるので虫垂炎と鑑別を要する．

＜重症例のキーとなる病歴＞

- 下痢の回数と量
- 食事摂取の可否
- 血便の存在
- 高熱の存在

2 急性腸炎の身体所見（Physical examination）

- 圧痛部位が局在しない
- 圧痛部位に再現性が乏しい
- 反跳痛がない

の3つともに揃う場合にはじめて腸炎が上位にあがる．

炎症範囲はびまん性であるため圧痛部位は限局しない．また，小腸は可動性があるので圧痛部位に再現性が乏しい．多くの急性腸炎はウイルス性であり，通常腸炎は粘膜を主体とした炎症である．漿膜にまで炎症が及んでいなければ反跳痛は出現し難い．

細菌性腸炎で重症型の場合は病変の主座が回盲部～大腸のため，圧痛部位には再現性がある．虫垂炎とは圧痛の範囲が異なるが鑑別は慎重である必要がある．

3 急性腸炎の初期診断と鑑別疾患（Early & Differential diagnosis）

感染性腸炎の症状として腹痛は必須ではない．下痢／嘔吐／発熱　が主であるので「腹痛」に対するアプローチとしての「急性腸炎」の診断は除外診断以外はあり得ない．

除外診断を行うということはどういうことかというと，何の疾患を除外したのかをカルテに明記することである．除外した疾患を即答できないならアプローチはやり直しで，そのやり方ではいつまで経っても見逃しが減らない．

4 急性腸炎の検査（Examinations）

1 便培養（Stool culture）

多くの場合において，便培養の結果が返ってくる頃には本人はすでによくなっており，早期診断にも治療にも役立たないことが多い．しかし，ときに病原性の高い疾患であったり症状が長期化する場合もあるので可能なかぎり提出すべきであろう．

2 グラム染色（Microscopic examination）

細菌性腸炎が疑われる患者さんの便をグラム染色（便スメア）して検鏡していたら「便は細菌がいるのが普通なので検鏡しても意味ない」といわれたことがあるが，日頃から感染性腸炎疑いの便グラム染色を見ていれば細菌性腸炎の際には白血球が多く含まれているのに気づくのでこれだけでも診断の一助になる．便スメアを見る本来の目的は別で，"gull wing"（カモメの翼のような形のグラム陰性桿菌）を見つけることにある．これさえ見えればキャンピロバクター腸炎（*Campylobacter* enteritis）と一発診断できる．

3 画像検査

下痢がメインで典型的な急性腸炎（感染性下痢症）が強く疑われるのであれば画像検査は不要．腹痛が主訴の場合には"腸炎"は除外診断となるので，除外対象となる疾患に必要な検査を行うことになる．

5 急性腸炎の確定診断（Definitive diagnosis）

腹痛が軽度で下痢が主である場合は感染性下痢症の可能性が高い．腹痛がメインである急性腸炎の確定診断の方法などない．鑑別疾患を否定することによってのみ診断される（除外診断）．症例毎に否定すべき疾患は様々となるが，回盲部を主座にする腸炎は多いので，急性虫垂炎を否定しなくてはいけないケースは多い．とくにエルシニア腸炎は強い腹痛を伴って虫垂炎として手術されることがあり"pseudoappendicitis"というあだ名がつけられている．

下痢をしていて腹痛が強くなければ（腸炎だから）安心……かというと必ずしもそうではない．骨盤内直腸付近に炎症性病変（膿瘍）があると刺激性に下痢を生じる．原因としてよくあるのは虫垂炎穿孔後の骨盤膿瘍，女性ならばこれに骨盤腹膜炎（PID）も入る．このようなケースではよくよく聞いてみると大量の水様下痢ではなく「しょっちゅうトイレにいくが少量ずつしか出ない」テネスムス症状かもしれない．

代表的な細菌性腸炎の原因食物／潜伏期間／主症状を表1に示す．

表1 急性腸炎を起こすおもな病原菌

菌種	原因	潜伏期間	腹痛	他の症状	随伴疾患
*Salmonella**	卵・乳製品	24時間	弱い	水様下痢	
Campylobacter	鶏製品	72時間	強い	下痢±血便	関節炎・GBS
*Vibrio**	海産物	〜3日	弱い	水様下痢	
Yercinia	牛乳・水	96時間	強い	下痢・発熱	
EHEC	牛肉	96時間	弱い	血便	HUS／TTP
ETEC	海外旅行者	〜2日	弱い	水様下痢	
S. aureus	時間が経った食物	6時間	強い	嘔吐，下痢(-)	

＊腸チフスを除くサルモネラ，コレラを除くビブリオ

6 急性腸炎の治療方針（Management）

1 対症療法（Supportive therapy）

脱水，腹痛，下痢，嘔吐などの症状への対症療法が中心である．対症療法といっても"薬の効能書き"だけを頼りにした治療はいただけない．腹痛にブチルスコポラミン，嘔吐にメトクロプラミドなどの使用を現場で目にすることがあるが，前者は鎮痙薬であって鎮痛成分は含まれていない．後者は中枢性の制吐薬だが蠕動亢進薬でもある．痛みはあるけれど蠕動が弱くなっている人にブチルスコポラミンや，吐いているが蠕動亢進している人にメトクロプラミドが使われるようでは医学とはいえない．ましてや両者が併用されているケースもあり，蠕動を抑えたいのか亢進させたいのかわからなくなってしまっている．鎮痙が痛みの軽減に寄与する場合はよいが，そうでないなら痛みに対しては鎮

痛作用のある薬剤の方が効果に期待ができる．嘔吐に対しても，水様嘔吐ならば薬物よりもドレナージ（経鼻胃管）が有効なこともある．対症療法といえどもあくまで病態に即した治療を行いたいものだ．

　下痢や嘔吐がおもな場合は脱水が病態となる訳なので，まずはしっかりと補液することが重要であろう．漫然と行うのではなく，脱水量を計算で推定してから補正に対する輸液計画を立てよう．循環をよくせずしてその他の症状に振り回されていては本末転倒だ．

2 抗菌薬について（Antibiotics）

　何かと批判の多い本邦での抗菌薬の濫用であるが，腸炎に対する使用もその1つといえる．ウイルス性と思うならば不要であり，細菌性を疑う場合でも有効性を示唆する文献は限定的である[1]．Toxin による腸炎（S. aureus など）では infection というよりは poisoning であり，機序的にも抗菌薬が奏効するとは考え難い．多くは self limited disease（ほっとけば治る病気）であることを認識した上で，限定使用されるべきであろう．

抗菌薬使用基準（Criteria）例[2-5]

- Traveler's diarrhea で 38.5℃以上の発熱もしくは敗血症を疑う症状を伴うとき
- 免疫抑制状態があり，頻回の血便・発熱・腹痛・テネスムス症状があるとき

使用する薬剤としては fluoroquinolone が推奨されている．

　本邦では O-157 が有名になったが，EHEC が起因菌であった場合には HUS への移行および死亡率が上昇する可能性があるため抗菌薬の使用が推奨されていない[6]．

■参考文献
1) Pichler HE, Diridl G, Stickler K, et al. Clinical efficacy of ciprofloxacin compared with placebo in bacterial diarrhea. Am J Med. 1987; 82: 329-32.
2) Guerrant RL, Van Gilder T, Steiner TS, et al. Practice guidelines for the management of infectious diarrhea. Clin Infect Dis. 2001; 32: 331-51.

3) Dryden MS, Gabb RJ, Wright SK, et al. Empirical treatment of severe acute community-acquired gastroenteritis with ciprofloxacin. Clin Infect Dis. 1996; 22: 1019-25.
4) Wiström J, Jertborn M, Ekwall E, et al. Empiric treatment of acute diarrheal disease with norfloxacin. A randomized, placebo-controlled study. Swedish Study Group. Ann Intern Med. 1992; 117: 202-8.
5) Shane AL, Mody RK, Crump JA, et al. 2017 Infectious Diseases Society of America Clinical Practice Guidelines for the Diagnosis and Management of Infectious Diarrhea. Clin Infect Dis. 2017; 65: e45-80.
6) Wong CS, Jelacic S, Habeeb RL, et al. The risk of the hemolytic-uremic syndrome after antibiotic treatment of *Escherichia coli* O157: H7 infections. N Engl J Med. 2000; 342: 1930-6.

第 3 章 外科的疾患の鑑別となる疾患

非感染性腸炎

Non-Infectious Enteritis

1 虚血性腸炎（Ischemic colitis）

　高齢者の左腹痛が主訴となることが多い．脾湾曲部が罹患部位として多いのでここを中心とした結腸に圧痛を有する．発症時に血便（鮮血）を認めるが下

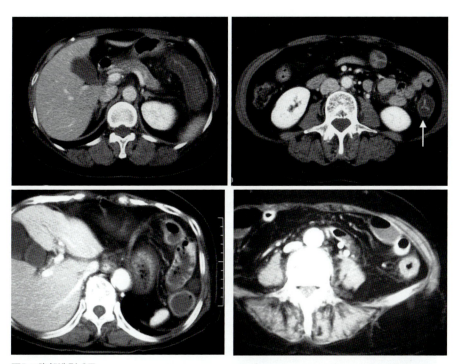

図1 ■ 腹部造影 CT
脾湾曲部結腸に高度の浮腫性肥厚を認める（図左上）．下行結腸の短軸断では造影された粘膜と粘膜下浮腫のつくりだす，いわゆる「Mercedes-Benz sign」を認める（図右上矢印）．下段（図左下，図右下）は偽膜性腸炎（*Clostridioides difficile* 関連腸炎）の画像である．同様の部位に壁肥厚を認めるが非特異的であり，虚血性腸炎の"粘膜下浮腫"がいかに特長的かはわかる．

血は繰り返し続くことはない(出血が続くなら"虚血"ではない). 強い反跳痛を呈することはなく, 初期に外科的疾患とされることは少ない. 古典的には下部消化管造影や内視鏡での診断となっていたが, 画像診断の進歩によりCTや超音波検査で診断可能となった(図1).

多くは保存治療にて軽快するが, ～10%が壊死性大腸炎/結腸壊死(gangrenous ischemic colitis/colonic infarction)へと増悪する.

左側結腸(S状結腸が多い)に狭窄を伴う進行大腸癌が存在する場合に, その口側20cmくらいの範囲が虚血性腸炎を呈することがあり「obstructive colitis」として知られている*. このためischemic colitisを疑った場合にはその肛門側に大腸癌がないかどうか留意する. とくに病変が典型的な位置(脾弯曲)よりも肛門側にあり罹患範囲が短い場合には近くに大腸癌の存在も念頭におく.

*Obstructive colitisは確立した疾患というよりはそのような概念を提唱する文献もある……というレベルにとどまっている. 狭窄となるほどの進行大腸癌があった際にその口側結腸が肉眼的画像的に浮腫性肥厚しているのを見ることがあるためこのような概念があるものと思われる[1].

2 薬剤性腸炎 (Drug induced colitis)

臨床像はischemic colitisと同様である. 原因薬剤としてはNSAIDsが多い.

3 炎症性腸疾患 (IBD: inframmatory bowel disease)

診断がされていないクローン病がときに腹痛で来院し外科的疾患の鑑別となることがある. 若年者の小腸型のクローン病の場合で, 下痢や血便などの症状

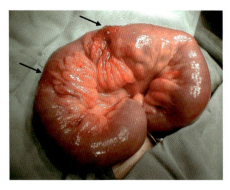

図2■クローン病の術中所見
強い腹痛にて試験開腹となった例, 後にクローン病と判明した. 回腸に真っ赤な炎症性変化が非連続性に存在する(矢印).

よりも腹痛が先に出現した場合には虫垂炎と誤認されることもある．画像診断では腸管の非特異的炎症所見であり，もし急性期に手術をすると小腸に非連続性の発赤部位が散在する所見を認める（図2）(skip lesion)．

潰瘍性大腸炎（UC：ulcertive colitis）では toxic megacolon が外科適応として有名であるが，これ以外にも劇症型（fulminant UC：～3％）では穿孔を併発し緊急手術の適応となることがある．

4 血管炎に伴う腸炎 (Vasculitis related enteritis)

膠原病などの基礎疾患に伴って腸管病変を併発することがある．とくに血管炎が主である疾患の際に起きやすい．病態としては「潰瘍」あるいは「虚血性腸炎」として発症し，部位や範囲は様々である（図3）．SLE や RA での報告が多い．SLE に伴うものは lupus enteritis[2,3] として知られ，ときに強い腹痛を生じるため surgical abdomen と混同されることもある．炎症自体は内科的治療に反応するが，増悪して穿孔や壊死に至ることもあるので，注意を要する．

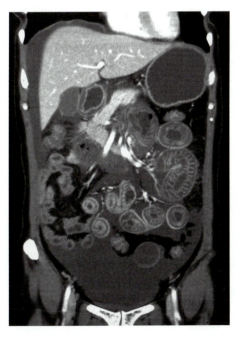

図3 ■ 血管炎症候群に伴う腸炎（CT像）
腹痛が主訴で来院し，のちに SLE と診断された症例の初診時の造影 CT．広範な小腸の浮腫性肥厚と腹水を認めている．

5 好中球減少性腸炎（Neutropenic enteritis）

白血球減少症に伴って発生する．罹患部位として回盲部が多く，穿孔などの重篤な合併症を伴うこともある[4]．

6 好酸球性腸炎（Eosinophilic enteritis）

名前は有名だが，病態そのものは十分に解析されていない．半数ほどが何らかのアレルギー疾患を有するか伴っていると考えられている．30〜50歳男性に多いとされる[5]．

■参考文献

1) Chang HK, Min BS, Ko YT, et al. Obstructive colitis proximal to obstructive colorectal carcinoma. Asian J Surg. 2009; 32: 26-32.
2) Kishimoto M, Nasir A, Mor A, et al. Acute gastrointestinal distress syndrome in patients with systemic lupus erythematosus. Lupus. 2007; 16: 137-41.
3) Kwok SK, Seo SH, Ju JH, et al. Lupus enteritis: clinical characteristics, risk factor for relapse and association with anti-endothelial cell antibody. Lupus. 2007; 16: 803-9.
4) Sastre J, Diazrubio E, Alanso M, et al. Neutropenic enteritis−2-cases report and literature-review. Oncol Reb. 1994; 1: 1211-5.
5) Talley NJ, Shorter RG, Phillips SF, et al. Eosinophlic gastroenteritis: a clinicopathological study of patients with disease of the mucosa, muscle layer, and subserosal tissues. Gut. 1990; 31: 54-8.

第3章 外科的疾患の鑑別となる疾患

5 アニサキス症

Anisakiasis Gastritis / Entritis

　胃アニサキス症は内視鏡治療として有名で，最近は腸アニサキス症も急性腹痛の原因として理解されるようになってきた．

　アニサキス症は袋形動物門，線形動物綱，蛔虫目，ヘテロケイロス科に属すAnisakis と Pseudoterranova によって発生する幼虫移行症である．原因幼虫には Anisakis I〜IV 型と Pseudoterranova A 型，B 型がある．その生活史はスジイルカに成虫寄生し，虫卵は第2期幼虫まで育つとオキアミに補食される（第2〜3期幼虫寄生）．さらにオキアミがスルメイカ，マアジ，サンマ，マサバなどに補食されこれらがさらにタラなどに補食され（第3期幼虫寄生），最終的にはスジイルカに補食されて成虫寄生となる．

　アニサキス症の原因となるのは Anisakis I 型が最も多く，次いで Pseudoterranova A 型，Anisakis II 型の順になる．Anisakis I 型はサバから感染する率が高く，Pseudoterranova A 型はタラ，オヒョウなどから感染することが多い．

　報告例による Anisakis 幼虫寄生率は以下のようである．

　オキアミが北洋に生息するため北洋に生息するかあるいは北洋まで回遊する魚類・イカ類に保有率が高い．温暖水域を回遊するかあるいは近海に定着する魚・イカ類は保有率が少ない．マイワシは0％となっているが近年イワシでの感染報告は多々ある．

　幼虫は高温に弱く，60℃数秒で死亡する．低温には強く2℃では50日生息するが-20℃では数時間で死亡する．〆サバでは十分な感染力を有している．Anisakis I 型は胃アニサキス症・腸アニサキス症ともに

種類	感染率
スケトウダラ	100%
サクラマス	100%
マダラ	96%
ニシン	77%
マアジ	51%
ヒラサバ	81%
スルメイカ	42%
サンマ	5%
マイワシ	0%
カツオ	90%
ゴマサバ	55%
マグロ	0%
イシガレイ	0%
ヤリイカ	0%

（吉田幸雄．図説 人体寄生虫学．南山堂；1993．p.88 より引用）

起こし得るが Pseudoterranova A 型はほとんど胃アニサキス症のみである．ただし，後述のように治療法が異なる訳ではないので生物学的分類の臨床的意義はない．

生魚を食べる習慣のある本邦ならではの疾患なので，欧文の教科書やレビューには詳しくない．

臨床医が知っておく情報としては，アニサキスは（北洋に生息する）オキアミの体内にいるのでオキアミを食べるもしくはオキアミを食べた魚を食べる海洋生物ならば何でも可能性があることを知っておけばよい．逆にいえば，サバだって北洋を回遊しない地付きのものならばアニサキスがいる可能性は低い．

1 アニサキス症の病歴と身体所見 （History & Physical examination）

発症リスクのある海鮮物を食べてから，胃アニサキス症の場合は数時間後，腸アニサキス症の場合は 1～2 日後に発症する．ほとんどは軽症で，非特異的な腹痛として経過観察しているうちに軽快してしまい診断に至っていないと思われる．重症のケースでは急性胃炎・急性腸炎の症状を呈する．特異的な症状・身体所見は存在しないが病変部は 1 カ所のことが多いので，ある程度局在性のある圧痛と軽度の反跳痛を有する（炎症が粘膜にとどまらず壁全層に及ぶため）．腸アニサキス症で壁の浮腫や肥厚が高度な場合には二次的な小腸閉塞ともなることがある．この場合は罹患部の痛みに加えて腸閉塞の症状（間欠痛，嘔吐）が出現する．明らかな間欠痛があるにもかかわらず局在する反跳痛を有するという他の疾患ではなかなかない所見を呈する．

2 アニサキス症の検査と診断 （Examination & Diagnosis）

強い上腹部痛で病歴から胃アニサキス症が疑われたら，緊急内視鏡検査を施行する．血清学的には，好酸球増多症は 30％にとどまるので認められない場合にも否定はできない．既往感染がないと急性期にはアニサキス IgG 抗体価は上昇しないのでこちらも診断的意義は低い．好酸球を含んだ腹水の貯留が特徴的であるので腹水が採取できる場合には検査する意義がある[1]．自験例（といっても数例だが）では全例腹水好酸球の上昇を認めた[2]．

画像検査だけで診断するのは困難だが，胃アニサキス症では胃壁の浮腫を伴う高度な壁肥厚を認める．進行胃癌と違って全層性の造影効果はない．腸アニサキス症はその他のウイルス性，細菌性腸炎と違って炎症の範囲が狭いのを特長とする．多くの感染性腸炎は長い距離にわたって腸管の炎症所見を認めるが，

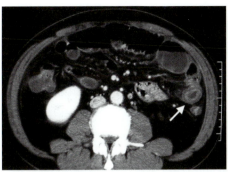 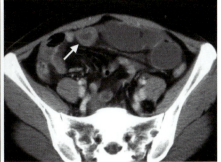

図1 ■ 腸アニサキス症のCT
局所的な小腸壁肥厚像を認める．粘膜と筋層が二重リングにエンハンスされて見える（矢印：個人的にダブルリングサインとよんでいる）．

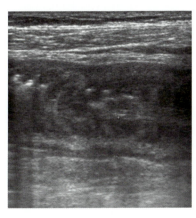

図2 ■ 腸アニサキス症の超音波
病変小腸の長軸像を示している．中央の高輝度のスポットが管腔内のエアなのでこれ以外の低エコー帯は高度に肥厚した壁である．これだけの肥厚が限局部位に起こる疾患もあまりない．

アニサキスでは強い腫れはせいぜい10〜15cm程度にとどまる．壁構造を保ったままに全層性の壁肥厚を認めるのでCT所見はやや特長的（図1）である．超音波でも部分的な高度の壁肥厚として捉えられる（図2）．

3 アニサキス症の治療（Management）

　基本的に外科的手術は必要ない．
　胃アニサキス症であれば内視鏡的に虫体の摘出を行うことが可能で早期改善につながる．ただし，1匹とはかぎらず，摘出せずとも治癒し得る．腸アニサキス症では，摘出は困難であるので対症療法（疼痛コントロール）となる．ときに小腸壁が肥厚し腸閉塞症状をきたすがこれも対症療法で十分であり，閉塞

を解除するための小腸切除は必要ない．数日〜1週間で虫体は死亡し症状は緩和する．

　虫体が腸壁を貫き，腹膜炎症状が強くなる場合があり，こういった場合には手術が必要となることがある[3]が，自然経過にて軽快した報告例もある．また開腹手術中に偶然好酸球性肉芽腫を見つけ，摘出してみると中心の核がアニサキス虫体の死骸だったという報告もある[4]．

4 アニサキス症のピットフォール

　近年この疾患の認知度は急上昇し，鮮魚売り場でもアニサキスを注意喚起する札を見かける．もともと日本に住み生魚を食べてきた人々にとって身近な疾患であったはずで，昔は「サバに当たった」くらいにいわれていたものが，開腹手術や内視鏡の発達とともに疾患概念が確立してきた．医療が進歩したために，ほっておけば治るものをあえて手術してしまったという皮肉な結果を生んだ疾患ともいえる．疾患の知識が増えることはよいことであるし，不要な手術を回避できるならばそれにこしたことはない．ただ，アニサキス症にはピットフォールがあることを知っておく必要がある．この疾患を診断するキーワードとして，

　　①生魚を食べた
　　②強い腹痛
　　③身体所見で腹膜刺激症状がある
　　④画像検査で小腸の高度壁肥厚と腹水の存在

の4つがあげられる．

　この4項目のうち，①を除いて考えると誰がどう考えても思いつくのは消化管穿孔（小腸穿孔？）にしかならない．刺身や寿司など日本では日常的に食されているので，たまたまそのタイミングで生魚を食べただけで疾患とは関係ないという可能性だって十分ある．しないで済む手術をしてしまうことと，しなくてはならない手術をしないことの両者の違いをしっかり認識する必要がある．

■参考文献

1) Okumura K, Kubota T, Lefor AK, et al. Increased number of eosinophils in ascites is associated with intestinal anisakidosis. J Helminthol. 2018; 9: 1-4.
2) 窪田忠夫，大森敏弘，山本穣司，他．腸アニサキス症の早期診断―5症例

の検討から. 診断と治療. 2007; 95: 145-9.
3) Sakanari JA, McKerrow JH. Anisakiasis. Clin Microbiol Rev. 1989; 2: 278-84.
4) 窪田忠夫, 永井基樹, 大森敏弘, 他. 興味ある超音波所見を呈した腹腔内アニサキス性肉芽腫の1例. Jpn J Med Ultrasonics. 2006; 33: 221-7.

急性潰瘍 / 急性胃炎

Acute Peptic Ulcer & Acute Gastritis

上腹部痛の鑑別だが，急性腸炎同様，除外診断的に考える疾患である．

1 急性潰瘍（Acute peptic ulcer）

胃／十二指腸が主座で幽門部と球部に多いが，近位空腸にも発生する．潰瘍があること自体で自覚症状を伴うことはむしろ少なく，潰瘍の70％は無症状とされている[1]．とくに高齢者では腹痛の原因となることは少ない[2]．増悪時あるいは合併症時に有症状となる．

増悪した場合の事象としては，

① 穿孔（Perforation）
② 穿通（Penetration）
③ 出血（Bleeding）
④ 胃出口部閉塞（Gastric outlet obstruction）

がある．

このうち強い腹痛となるのは穿孔と穿通であり，併存することもある．穿孔は「上部消化管穿孔」として別章で扱っている．穿通は幽門部および球部の後壁の潰瘍が膵頭部に穿通するパターンが典型だが，隣接臓器があればどの部位にも起こり得る．強い自発痛の原因になるが，反跳痛と筋性防御は伴わない．出血は通常痛みを伴わない．胃出口部閉塞も間欠的な大量嘔吐が症状で痛みは伴わない．

急性潰瘍の画像的所見は，CTや超音波で局在性のある浮腫性肥厚性変化として捉えられる．大きな胃潰瘍の場合には胃癌との区別が難しい．

2 急性胃炎（Acute gastritis）

胃炎全般については諸説／細分類がありここでは触れないことにする．強い痛みを生じるものとしてはおもに2つで，これ以外の胃炎は通常痛くないと

考えた方が無難であろう．

1 出血性びらん（Acute hemorrhagic erosion / Acute hemorrhagic and erosive gastropathy）

　本邦で AGML（acute gastric mucosal lesion）といわれている病態がこれにあたると思われる．臨床像としては消化管穿孔を危惧させる強い上腹部痛となることがある．粘膜病変なので通常圧痛のみで反跳痛や筋性防御を伴わないが，軽い反跳痛のあるケースは珍しくない．これは，胃壁と腹壁の間には遮るものが何もないので，反跳痛を確かめると胃壁ごと揺らされて陽性に出ると考えられる．部位を変えて確かめると汎発性腹膜炎でないことが確認できる．急性期に内視鏡検査をすると出血で黒く変化した粘膜病変を認めるが，所詮，粘膜病変なので回復には期間を要せず，数日後症状軽快してからの内視鏡検査では異常なしとなってしまうかもしれない．

　おもな誘因としてはアルコール[3]・NSAIDs[4]・化学療法・鉄剤[5] など．

2 胃アニサキス症（Anisakiasis gastropathy）

　5 アニサキス症参照．

　両疾患ともに画像的にはほとんど同じ．胃壁に全周性の浮腫性肥厚性変化を生じる．潰瘍との違いは壁肥厚の範囲が広いこと，胃癌との違いは粘膜浮腫がメインであること（胃癌の場合には全層性肥厚：全層性に造影効果を認める）．

　繰り返しになるが，初診の腹痛を診るときに，これらの疾患はあくまで除外診断であり，一発診断できても自慢にはならない．上部消化管穿孔／胆石疾患／急性膵炎／急性虫垂炎　などの否定が先となる．

■参考文献

1) Lu CL, Chang SS, Wang SS, et al. Silent peptic ulcer disease: frequency, factors leading to "silence", and implications regarding the pathogenesis of visceral symptoms. Gastrointest Endosc. 2004; 60: 34-8.
2) Hilton D, Iman N, Burke GJ, et al. Absence of abdominal pain in older persons with endoscopic ulcers: a prospective study. Am J Gastroenterol. 2001; 96: 380-4.
3) Franke A, Teyssen S, Singer MV. Alcohol-related disease of the esophagus and stomach. Dig Dis. 2005; 23: 204-13.

4) Minalyan A, Gabrienlyan L, Scott D, et al. The gastric and intestinal microbiome: role of proton pump inhibitors. Curr Gastroenterol Rep. 2017; 19: 42.
5) Haig A, Driman DK. Iron-induced injury to the upper gastrointestinal tract. Histopathology. 2006; 48: 808-12.

第3章 外科的疾患の鑑別となる疾患

7 強い腹痛を呈する内科的疾患

Medical Diseases with Severe Abdominal Pain

　この項で対象としているのは「一見して手術が必要な疾患を思わせる腹痛だが，実は内科治療がメインであるもの」．要するに negative laparotomy の etiology といったところ．これらを知ることは不要な開腹手術を減らすという意味がある一方，生半可余分な知識があるがために本来手術適応疾患であるものを内科的疾患と誤診することは negative laparotomy よりもはるかに罪が重いということを肝に銘じておかねばならない．ということは，知らなくてもよい??

1 上部消化管穿孔を疑わせる強い心窩部痛

　強い心窩部痛を訴え，身体所見上も上腹部に反跳痛を認める……が，典型的な「板状硬」とはいえないかなあ？……というとき

- 急性胃出血性びらん（acute hemorrhagic erosive gastropathy）
- 胃アニサキス症
  （いずれも圧痛部位では反跳痛も伴うこともあり注意を要する）

2 急性胆嚢炎を疑わせる右季肋部痛

　上腹部痛の患者さん．右季肋部に圧痛があり，右側胸部に叩打痛がある．画像検査（超音波・CT）をしたら胆嚢壁が肥厚している!!!　でも胆石はないみたい……というとき．強い圧痛を伴うものとしては，

- 急性アルコール性肝炎
- （痩せた女性の）右腎盂腎炎
- 肝湾曲部の大腸憩室炎
- 右肺炎 / 膿胸
- 多発肝転移

などがある．急性ウイルス性肝炎は通常腹痛を伴わないが，急性アルコール性肝炎は右季肋部痛を伴うことがある[1]．肝実質は痛みを感じないので，肝臓の痛みは被膜が緊張することによって生じる．短期間に腫大して被膜が引き延ばされると痛みが生じると考えられる．腫瘍の転移巣も通常無痛だが，急激に増大する際には痛みを伴うことがある．

　腎盂腎炎は通常背部痛と表現されるが，スリムな体型で前腹壁から腎への距離が短ければ腹痛として訴えることもある．

　痛みはさほどでないが画像上胆嚢炎のような所見を呈するものとして

- 急性肝炎（ウイルス性，薬剤性，アルコール性）
- SLE[2]
- 川崎病

などがある．これらは無論のこと「急性胆嚢炎」ではない．いずれも罹患部位は胆嚢ではなく肝臓である（肝うっ血）．肝実質と被膜の間には疎な結合織が存在しない，したがって，肝臓からの滲出液は肝被膜下には溜まらず，同じ被膜に覆われてかつ疎な結合織を有する胆嚢周囲の浮腫となる．一見胆嚢炎のような画像所見を呈するが，よく見れば壁しかも漿膜下の浮腫性肥厚で内腔自体はあまり緊満していない．肝臓は被膜下こそ浮腫は出ようもないが，グリソン鞘には浮腫性肥厚を認める．

　川崎病では胆嚢水腫（gallbladder hydrops）として知られているが，通常手術を要さない[3]．

3 虫垂炎を思わせる右下腹部痛

これは数かぎりなくあるので強い圧痛と反跳痛を有するものとして

- （若年女性）PID
- 盲腸憩室炎
- 回盲部炎（とくにエルシニア腸炎[4]）
- 急性膵炎（炎症性浸出液が腸間膜根部に沿って回盲部へ伝わるため[5]）

内科治療がメインではないが治療方針が変わってしまうものに

- 大腸閉塞（どこが閉塞してもラプラスの定理によって，壁の圧は盲腸で最大となり痛むのも盲腸）

がある．

4 汎発性腹膜炎を呈する広範な腹痛

 腹部が全体的に膨満しており自発痛として強い腹痛がある．身体所見では，"明らかな"反跳痛を認めるとき……
 このようなときでも内科的治療の奏効する疾患であることもある．
 これに含まれるものとしては

- 急性膵炎
- 急性腸炎（細菌性腸炎，偽膜性腸炎などの重症型）
- 特発性細菌性腹膜炎（SBP: spontaneous bacterial peritonitis）
- 血管炎に伴う虚血性腸炎（とくにSLE: lupus enteritis）
- 急性副腎不全[6]

などがある．腸管の血管炎は「 4 非感染性腸炎」参照．急性副腎不全も強い腹痛を引き起こすことがあり[7]，とくにアジソン病[8]や長期ステロイド服用者が休薬した際出現することがある．

■参考文献

1) Mathurin P, Lucey MR. Management of alcoholic hepatitis. J Hepatol. 2012; 56: S39-45.
2) Martinez D, Lower R. Case report: systemic lupus erythematosus (SLE) serositis mimicking acute cholecystitis. Clin Radiol. 1991; 44: 434-5.
3) Suddleson EA, Reid B, Wooley MM, et al. Hydrops of the gallbladder associated with Kawasaki syndrome. J Pediatr Surg. 1987; 22: 956-9.
4) Perdikogianni C, Galanakis E, Michalakis M, et al. Yersinia enterocolitica infection mimicking surgical conditions. Pediatri Surg Int. 2006; 22: 589-92.
5) Smith EK, Ek E, Croagh D, et al. Acute chylous ascites mimicking acute appendicitis in a patient with pancreatitis. World J Gastroenterol. 2009; 14: 4849-52.
6) Rao RH, Vagnucci AH, Amico JA. Bilateral massive adrenal hemorrhage: early recongnition and treatment. Ann Intern Med. 1989; 110: 227-35.
7) Saint AL, Morvan T, Maurette P. Adrenocortical insufficiency and abdominal pain. Ann Fr Anesth Reanim. 2010; 29: 494-6.
8) Wiltshire EJ, Wilson R, Pringle KC. Addison's disease presenting with an acute abdomen and complicated by cardiomyopathy. J Pediatr Child Health. 2004; 40: 644-5.

8

腹痛をきたす胸部疾患

Abdominal Pain Related to Thoracic Disease

　腹痛が主訴だからといって腹部臓器の疾患とはかぎらない．胸腔内臓器に起因するものもある．これらのほとんどは腹痛だけが唯一の症状ということはまずないが，腹痛を第一に訴える場合がある．

1 心筋梗塞/不安定狭心症（Acute myocardial infarction; AMI/Unstable angina）

　労作性のものは典型的だが，食後に症状が顕著化する冠血管疾患は相当数ある．バイタルオルガンではない腹腔内臓器は食事をしていないときは血流が少なく，食事に際してその血流量は急激に増加し，この血流量のシフトによって冠血流が低下する．

　リスクファクターを有する例で食事中あるいは食後急激に始まった心窩部痛，急に吐き気を催した……という場合にはやはり心筋梗塞の否定から始めるのが筋であろう[1]．ただし，最近はハイリスク患者さんが多いので，心筋梗塞もあるし腹部疾患（腸管虚血）もあるなんてこともあるかもしれない[2]．ST上昇しているから腹部疾患ではない……とはかぎらない??

2 大動脈解離（Aortic dissection）

　Stanford A型大動脈解離は mortality という意味ではさらに緊急性を要する疾患である（AMIの mortality は30％，aortic dissection は発症1週間以内で mortality 50％以上）．大動脈解離は血管病変であるので罹患血管によって全身に様々な症状を引き起こし得る．当然腹痛のこともある．ただし，腹部大動脈まで解離が及んでいても症状の多くは背部痛であり，腹痛を訴える際は解離そのものの痛みではなく，解離に伴って臓器虚血をきたしている可能性を念頭におかなくてはいけない．

　腹痛の話と関係なくなってしまうが……この疾患，「胸背部痛が症状の疾患」と思っていると，ときに大失敗のもととなる．A型解離の典型的な症状の1つとして「一過性意識消失」[3]がある．高齢者が突然気を失った（らしい

……)が病院にきたときにはすでに何も症状はなく，どこも痛くない．意識はクリア！　というときには要注意．このような患者さんを安易に帰宅させると……次に来院するときは CPA かもしれない？[3]　解離は分枝の動脈虚血を伴うことがある．裂けた瞬間に真腔の血流が一過性に低下し，頸動脈では意識消失発作の症状となる．痛みがない解離もある[4]．

　もう1つ注意が必要なのは「早期血栓閉塞型」といって解離した偽腔が早期に血栓で閉塞してしまうタイプ．いわゆる"フラップ"が見えないので解離ではないと判断されてしまうことがある．壁内血栓か解離かで迷うときは石灰化の位置に着目するとよい．石灰化するのは内膜なので，壁内血栓であれば石灰化は血栓の外側に位置するが解離では血栓の内腔側にある．ただし，造影CTだけでは血栓が早期のものか晩期のものか判断できない．こういうときに単純CTが有用で，早期血栓はCT値が上昇するため鑑別可能となる．血管病変CTの原則が「単純＋造影」である理由の1つだ．

　腹痛の話に戻る．A型解離は手術，B型解離は手術不要との紋切り型も危険．B型でも腹腔内臓器にゆく主要動脈が閉塞している場合には緊急手術を要する．とくに上腸間膜動脈が問題となる．

3　特発性食道破裂（Boerhaave's syndrome: Effort rupture of the esophagus）

　稀な疾患だが，初期診断の遅れは即死亡率の上昇につながるので注意を要する．罹患部位は通常胸部だが，上腹部痛・左季肋部痛として表現される場合もある[5]．

4　肺炎／胸膜炎／膿胸（Pneumonia / Preuritis / Enpyema）

　腹痛をきたす胸部疾患として知っていて損がないものに膿胸がある．とくに病変部が背側にある場合は支配領域の肋間神経が腹部に達するため，ときにこの部の強い痛みとして自覚することがある．肺炎による腹痛の報告は小児に多い[6,7]．

　上腹部外側あるいは側腹部痛の患者さんで腹部臓器に病変がはっきりしない場合で高熱を有する場合には鑑別に入れよう．

　虫垂炎と診断されて実は膿胸であった経験が複数回ある．

■ **参考文献**

1) Glancy DL, Ali MJ. Epigastric pain in a 63-year old woman. Atrial flutter with 2:1 atroventricular block; acute inferior myocardial infarction. J La State Med Soc. 2013; 165: 286-7.
2) Cheng L, Wu Y. Mesenteric ischemia and myocardial infarction associated with atrial fibrillation. Case Rep Cardiol. 2018; 2018: 7860397.
3) Gaul C, Dietrich W, Friedrich I, et al. Neurological symptoms in type A aortic dissection. Stroke. 2007; 38: 292.
4) Park SW, Hutchison S, Mehta RH, et al. Association of painless acute aortic dissection with increased mortality. Mayo Clin Proc. 2004; 79: 1252-7.
5) Jansen JC, van Dop WA, Fockens P, et al. Acute upper abdominal pain after excessive vomiting: Boerhaave's syndrome. Ned Tijdschr Geneeskd. 2013; 157: A6374.
6) Tsalkids A, Gardikis S, Cassimos D, et al. Acute abdomen in children due to extra-abdominal causes. Pediari Int. 2008; 50: 315-8.
7) Paul SP, Banks T, Fitz-John L. Abdominal pain in children with pneumonia. Nurs Times. 2012; 108: 21.

コラム2　ちゃんこ イレウス インターン

"イレウス"そろそろ，我々もこの言葉と決別する時期がきているように思う．読者にはすでに勘当にしてしまった方も多いであろう（と信じたい）．

冬になって「今日は寒いから鍋にしようかな？」とスーパーに買い物にゆくと，野菜コーナーにも肉のコーナーにも魚のコーナーにも，その横に鍋用のスープが並んでいる．最近はいろいろな種類があるが，必ずあるのが"ちゃんこ鍋"．この言葉が独り歩きしているようで，相撲部屋風の鍋＝ちゃんこと理解している人も多いが，実際の意味としては"ちゃんこ"とは相撲部屋でつくられる料理すべてを指すようだ．つまり，ちゃんこ番（食事係）がつくった料理はすべて"ちゃんこ"．

　カレーライス＝ちゃんこ
　エビフライ＝ちゃんこ
　チャーハン＝ちゃんこ
　ロールキャベツ＝ちゃんこ（作るかどうかはしらないが……）

てな具合だろうか？
　まったく同様に，

　癒着性腸閉塞＝イレウス
　大腸閉塞＝イレウス
　穿孔性虫垂炎＝イレウス
　急性膵炎＝イレウス
　腸管壊死＝イレウス
　急性腸炎＝イレウス
　術後吻合不全＝イレウス

もうそろそろ本当の名前でよんであげてもいいと思う．
私が初期研修をした病院では卒後1年目医師が"インターン"とよばれていた．医療制度の異なる米国では卒後1年目をインターンとよ

コラム 2　ちゃんこ イレウス インターン

んでいるようだが，社会一般ではインターンは"就業前実習"を意味し，つまり無資格者と捉えられる．日本では 1968 年までは医師国家試験受験前にインターンシップを行うことが義務付けられていて，実際に彼らはインターンとよばれた．所詮米国でだって，インターン：大したことできない人，っていう意味で使っているに違いないと思う．外科手術用の機械に"オクトパス"という臓器を牽引する道具があるが，これは助手の鉤引きを代用する機械である．このオクトパスの別名はなんと"iron intern"．実際のオクトパスのシャフト部分にこの言葉が刻印されている．かつてインターンであった私からすれば「馬鹿にすんなよ」という感じしかない．

　いまでこそ，病院には"やさしい"指導医がたくさんいる（そうでない病院の研修医の方には申し訳ないが……）が，昔はぶっきらぼうな人が多かった．中には横柄な指導医もいて「おい，インターン」などと我々をよぶ人もいた．これに抗って「自分の名前はインターンではありません」とはっきり口答えした同級生もいたが，彼のなんと偉かったことか．

　まあ，ちゃんこはさておいて，ちゃんとした名称でよんであげたほうがいいように思う．

第4章

頻度は低いが緊急手術（処置）が必要な疾患

第4章 頻度は低いが緊急手術（処置）が必要な疾患

破裂性腹腔動脈瘤
Ruptured Splanchnic Artery Aneurysm

　他の部位同様，腹腔内の各動脈にも動脈瘤が形成し，ときに破裂することがある．罹患部位としては圧倒的に脾動脈に多い（60％）（表1）．脾動脈瘤は女性に多く（女：男＝4：1），破裂例の20〜50％が妊婦とされている．妊娠中では妊娠後期（3rd trimester）に多い[1]．

表1 腹腔動脈瘤の頻度

脾動脈	60％
肝動脈	20％
上腸間膜動脈（根部）	5.5％
腹腔動脈	4％
胃/胃大網動脈	4％
空腸/回腸/結腸動脈	3％
膵十二指腸動脈	2％
胃十二指腸動脈	1.5％

　いかんせんケースは多くないのでデータとしても少ないのだが，動脈瘤の頻度もさることながら部位によって破裂のリスクが異なることが知られている（表2）．なかでも胃動脈/胃大網動脈瘤の破裂リスクが他に比較して高い．

表2 腹腔動脈瘤の破裂のリスク

胃/胃大網動脈	90％
肝動脈	20〜44％
腹腔動脈	13％

したがって，破裂性腹腔動脈瘤に遭遇するとしたら脾動脈，（左右）胃動脈，（左右）胃大網動脈である可能性が高いといえる．

動脈瘤からの出血は通常フリーに腹腔内に洩れるので，後腹膜出血のようなタンポナーデ効果は期待できず，大量出血となりやすい．このためひとたび出血すると死亡率は高く，脾動脈瘤破裂では全体で25％以上（妊婦では80〜90％），腹腔動脈瘤（celiac artery）破裂では50％以上，胃/胃大網動脈瘤破裂では70％と報告されている．これは破裂性腹部大動脈瘤に匹敵する数値である．

1 破裂性腹腔動脈瘤の病歴と鑑別診断（History, Physical, Differencial）

突然の持続する腹痛（sudden & continuous pain）ではじまり，冷や汗，頻脈などのショック症状で来院する[2]．破裂部位を中心に腹痛があるが通常身体所見は汎発性腹膜炎のそれとはならない．画像的には余裕があれば造影CTにて瘤の部位診断までできるが，余裕のないときは超音波にて腹水（腹腔内出血）を確認するにとどまるので診断は術中診断となる．

鑑別としては，同じく突然発症にて腹腔内出血をきたす以下の疾患となる．

- 破裂性腹部大動脈瘤
- 破裂性肝腫瘍（肝細胞癌：common，腺腫：若年女性，血管腫：稀，巨大囊胞：稀）
- 子宮外妊娠
- 卵巣出血

腹部大動脈瘤や肝細胞癌の場合には疾患の存在が認識されていることもある．子宮外妊娠，卵巣出血は対象者がかぎられる．それぞれの疾患で出血部位は異なり，腹腔動脈瘤の場合は上腹部正中〜左であることが多い．

2 破裂性腹腔動脈瘤の治療

術中にしかわからないことも多く，血行再建を伴わない結紮止血術が治療の原則となる．脾動脈瘤では通常脾摘出術を同時に施行する．総肝動脈/胃十二指腸動脈/胃動脈/胃大網動脈/膵十二指腸動脈瘤破裂に対しては結紮止血が可能である．腹腔動脈の起始部での結紮は通常可能であることが多いが，肝障害があるときは問題となり動脈瘤切除（aneurysmectomy）などが必要となる．空腸/回腸/結腸動脈を結紮した場合は領域の腸管切除を要する．上腸間膜動

脈ではときに結紮で大丈夫なこともあるが，通常血行再建（大伏在静脈や人工血管などのグラフト置換，あるいは腹部大動脈や腸骨動脈とのバイパスなど）を必要とする．

近年は上記のいずれに対しても血管内治療（動脈塞栓術/カバー付ステント挿入術）などが施行されている[3,4]．

■参考文献

1) Khurana J, Spinello IM. Splenic artery aneurysm rupture: a rare but fatal cause for peripartum collapse. J Intensive Care Med. 2013; 28: 131-3.
2) Sarigoz T, Carkit S, Topuz O, et al. Spontaneous rupture of right gastroepiploic artery aneurysm: a rare cause of hemorrhagic shock. Case report. Sao Paulo Med J. 2017. doi: 10.1590/1516-3180.2017.0070210417.
3) Bundy J, Srinivasa RN, Gemmete JJ, et al. Percutaneous embolization of a saccular omental artery aneurysm. Ann Vasc Surg. 2018. doi: 10.1016/j.avsg.2018.05.038.
4) Soares T, Castro-Ferreria R, Neto M, et al. Endovascular treatment of proper hepatic artery aneurysm—case report. Rev Port Cir Cardiotorac Vasc. 2017; 24: 171.

第4章 頻度は低いが緊急手術（処置）が必要な疾患

内ヘルニア

Internal Hernia

1 内ヘルニアの病態（Pathology）

腹腔内にある腸管のループが入り込める穴ならば何でも内ヘルニアの原因となる．生理的に誰でもあるもの，先天的なもの，後天的なもの，種類は問わない．穴のサイズとしては指2〜3本分くらいが嵌り込みやすいサイズといえる．穴が大きめであれば，ループは常に入り込んでいる状態で，こうした場合軽い症状が繰り返し起きていることもある．症状の程度は様々で，軽い腹痛程度のものから完全に虚血になって強い腹痛となるものまで幅が広い．

内ヘルニアをまとめるならば，病態としては腸閉塞でヘルニア門の締め付けが強ければ「絞扼性腸閉塞：strangulation obstruction」となる．形態的には「closed loop obstruction」であり，closed loop はヘルニア嚢内にパッキングされているので局所した範囲に拡張していない"小腸の塊"を認める．

2 内ヘルニアの診断と治療方針（Diagnosis & Management）

年間何万人もの患者さんが来院する救急病院でも1年間に数例（場合によっては1例あるかないか）しかないレアな疾患である．にもかかわらず，「内ヘルニアの疑いです」とのコンサルトをよく受ける．無論のことそのほとんどは内ヘルニアなどない．最近はCTの精度も高くかつ汎用されて目にする機会も多いので，読影技術自体も向上しているといえる（怪我の功名？）．その一方で，こうした遭遇頻度の低いマニアックな診断名が，CTの所見を頼りに鑑別の筆頭に出てくることも珍しくない．そんなときは「それはもしかして"ないヘルニア"（ヘルニアなんてないんじゃない？）じゃないの」と切り返すことにしている．要は何がいいたいかというと，症状の強い内ヘルニアは臨床像としては「strangulation obstruction」なのだから，この時点で手術との方針が決定する．内ヘルニアかどうかはわかっていなくても治療方針の変更はない．内ヘルニアだから緊急手術をするのではない，strangulation obstructionだか

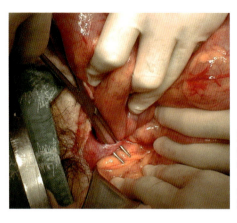

図1 ■ 子宮広間膜ヘルニアの術中所見
鉗子の部位が広間膜で，その欠損孔に小腸が嵌頓している．これだけ見ると肉眼所見としても「バンド閉塞」と何ら変わりない．画像などいわんやをやだ．要するに「内ヘルニア＝絞扼性腸閉塞」との認識でよいのである．

ら緊急手術をするのだ（図1）．緊急手術したら内ヘルニアだった，で十分．

　腹部疾患の expert はさておき，一般医にとって strangulation obstruction を保存治療可能な adheasion obstruction からしっかり区別できることが最も重要であり，それができれば内ヘルニアなど知らなくても構わないし困ることもない．疾患をより多く知っている方が診断や治療に役に立つとはかぎらない．

3 内ヘルニアの種類（Etiologies）

　ということでここからはマニアの世界．間違っても覚えようなどとは思わないで欲しい．

1 傍十二指腸ヘルニア（Paraduodenal hernia）

　内ヘルニア全体の約 50％[1] であり，さらに左傍十二指腸ヘルニアがそのうちの75％を占める．右と左の2タイプがあり，ともに先天的なヘルニア孔が存在する．

① 左は Landzert's fossa* がヘルニア嚢で小腸ループがここから入り込み，下腸間膜静脈および結腸動脈を含む下行結腸間膜の背側に位置する．形態的には幽門部の左斜め背側，上腸間膜動脈を挟んで膵頭部の対側（左側）に一塊となった小腸が後腹膜に存在する．

② 右は Waldeyer's fossa** がヘルニア嚢で，上腸間膜動脈の背側かつ十二指腸水平脚より尾側の位置に小腸ループが入り込む．形態的には上腸間膜動静脈に接する形でこれより右側に一塊となった小腸が後腹膜に存在する．

　*十二指腸上行脚が後腹膜に固定されておらず穴が空いていて，ここから後腹膜

につながる．Landzert's fossa 自体は2％に存在する．
**腸間膜の起始部に欠損孔がありここから後腹膜につながる．Waldeyer's fossa は1％に存在する．

2 傍盲腸ヘルニア（Pericecal hernia）

　内ヘルニアの13％[1]．いくつかサブタイプがあるが，詳細は割愛する．ヘルニア嚢は盲腸の背側に存在し，ヘルニア内容たる小腸の塊は（おもに回腸末端部）は盲腸の背側から上行結腸の右側に位置する．当然この部には圧痛を有するので，臨床的には虫垂炎との区別が重要となる．腸閉塞の原因としてはこのタイプが多いのであろうか？　古くは1930年代にもしっかりした報告がなされており[2]，近年では本邦での報告例も多い．

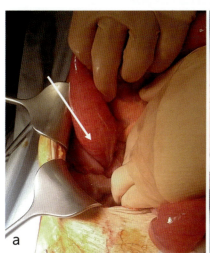 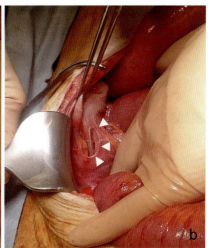

図2 ■ 盲腸後ヘルニアの術中所見
a：嵌頓した小腸（矢印）を示す．これを引き出して整復すると，b：盲腸の尾側から背側に向かうヘルニアを認める．矢頭がヘルニア門を示している．

3 網嚢孔ヘルニア（Winslow hernia）

　生理的に存在する網嚢孔（ウインスロー孔）がヘルニア門となる．内ヘルニアのうちの8％．ヘルニア内容としては2/3が小腸であり，残りは結腸，胆嚢などもときに入り込む．リスク因子としては，小腸腸間膜が長い/上行結腸間膜が遺残している/肝右葉が肥大している（結腸肝弯曲が尾側に変位し，小

腸が横行結腸を乗り越えやすくなる[3])．

　形態的には文字どおり網嚢腔に小腸塊があるのだが，画像（CT）では左傍十二指腸ヘルニアと区別し難い．鑑別としては傍十二指腸ヘルニアの場合はカプセルとなったヘルニア嚢が画像的に同定できるのに比べて，網嚢孔ヘルニアではカプセルははっきりしないことが多い．稀なケースとして肝十二指腸間膜の圧排で閉塞性黄疸をきたしたとの報告がある[4]．

4 S状結腸間膜ヘルニア（Sigmoid related hernia）

　これもサブタイプが3つあるが分類を知る必要はない．

　① Intersigmoid：S状結腸間膜自体がヘルニア嚢を形成する
　② Transmesosigmoid：S状結腸間膜に欠損がある
　③ Intramesosigmoid：S状結腸間膜前葉のみ欠損があり腸間膜内がヘルニア嚢となる．

　形態としては，S状結腸の背側，左側に小腸塊を認める．これも古くから報告がある[5]．

5 腸間膜ヘルニア（Transmesenteric hernia）

　先天的もしくは後天的に腸間膜に欠損孔がある場合にこれをヘルニア門として発症する．発症期には2つのピークがあり，35％は先天的な腸間膜欠損により小児期に発症する[6]．もう1つは医原性で，中～高齢者に多い．腸吻合をした後に腸間膜欠損部を縫合閉鎖することはひとえに腸間膜ヘルニアの予防のためである．近年は腹腔鏡手術が増えて，煩雑さや時間的問題で腸間膜欠損部を縫合閉鎖しないこともあるので，遭遇する機会は増えている．

　後天的なものとしてもう1つ，外傷で腸間膜損傷をした際に欠損孔となり数カ月～数年後に内ヘルニアの原因となることもある．

6 吻合後ヘルニア（Retroanastomotic hernia）

　術後に生じるという点では前記の腸間膜ヘルニア（医原性）と同じだが，原因は腸間膜欠損部ではない．胃手術や胆道手術などでRoux-Y再建をした際に持ち上げた小腸の腸間膜とその後ろのスペースがヘルニア門となる[7]（Petersen's hernia）．

　このタイプは術後早期に発症することが多く，50％は術後1年以内に発症

し，さらにそのうちの半数（25％）は術後1カ月以内に発症する．

7 子宮広間膜ヘルニア（Broad ligament hernia）

　先天的もしくは後天的に生じた子宮広間膜の欠損孔がヘルニア門となる[8]．サブタイプとしては，間膜の前葉後葉ともに欠損孔となっているものと，いずれか一葉のみ欠損して広間膜内にポーチを形成している場合がある．

　これに近いものとして，子宮卵巣の手術歴がある場合に子宮や広間膜が膀胱と癒着して膀胱子宮窩の間口が狭くなることによって発症したケースを何例か見た[9]．

■参考文献

1) Martin LC, Merkle EM, Thompson WM. Review of internal hernias: radiographic and clinical findings. AJR Am J Roentgenol. 2006; 186: 703-17.
2) Roller CS. Hernia of a loop of ileum into the retrocecal fossa, with complete intestinal obstruction. Cal West Med. 1935; 43: 151-3.
3) Orseck MJ, Ross PJ, Morrow CE. Herniation of the hepatic flexure through the foramen of Winslow: a case report. Am Surg. 2000; 66: 602-3.
4) Welaratne I, Nasoodi A. A rare cause of obstructive jaundice: cecal herniation through the foramen of Winslow. J Clin Imaging Sci. 2018; 8: 24.
5) Pomeranz AA, Steppacher LG. Transmesenteric hernia; report of a case with herniation through the sigmoid mesentery. J Mt Sinai Hosp N Y. 1952; 19: 465-72.
6) Willems E, Willaert B, van Slycke S. Transmesenteric hernia: a rare case of acute abdominal pain in children: a case report and review of the literature. Acta Chir Belg. 2017; 8: 1-4.
7) Camacho B, Lopes E, Roman J. Surgery and considerations for the repair of Petersen's space hernia after mini gastric bypass. J Mimim Access Surg. 2018; 14: 58-60.
8) Varela GG, Lopes A, Garcia JF. Broad ligament hernia-associated bowel obstruction. JSLS. 2007; 11: 127-30.
9) Sakamoto T, Lefor A. Laparoscopic reduction and closure of an internal hernia secondary to gynecologic surgery. Case Rep Surg. 2017; 2017: 5948962.

第4章 頻度は低いが緊急手術(処置)が必要な疾患

3 腸重積

Intussuception

腸閉塞の一形態だが，特殊な疾患なのでとりあげることにする．

小児の腸重積は有名だが，好発年齢は乳幼児で自身で腹痛を訴えられない．きっとお腹も痛いだろうが，そういえない(年齢ゆえ)のでプレゼンテーションとしては「痛み」ではなく「泣く」になってしまう．小児については別項で扱い，ここでは成人の腸重積についてとする．

成人腸重積は腸閉塞の原因の1%と稀な疾患である[1]．年間100例の腸閉塞に1例くらいの割合なので，通常数年に1回くらいしかお目にかからないと思われる．小児の腸重積と異なり多くの場合に重積の原因となる疾患が存在する．つまり，腸管内腔にある疾患を(腸が内容物と誤認するのか？)蠕動で押し出そうとした結果，口側腸管が肛門側腸管に嵌り込んでしまう(肛門側腸管が口側に嵌り込む場合もある：逆蠕動パターン)．好発年齢はとくにない．性差については男性が多いとする報告[1]もあれば，ほぼ同じとする報告もあり[2]はっきりしない．部位別では小腸/大腸のいずれにも発症する．小腸に多いとする文献[1]があるが，実際我々が臨床で目にする際にはあまり差を感じないと思われる．

重積の先進部となる腫瘍性病変は，小腸の場合は良性腫瘍ならば脂肪腫，悪性ならば転移性腫瘍などがあり，大腸の場合は良性はやはり脂肪腫，悪性は腺癌が多い．珍しい原因では，メッケル憩室，ポリポーシス(Peutz-Jeghers syndromeなど)がある．

1 腸重積の分類 (Classification)

数自体が少ないので分類にはあまり意味がない気もするが，重積する部位により以下のように定義されている．

① Entero-enteric：小腸の重積
② Colo-colic：大腸の重積
③ Ileo-colic：先進部は回腸で，上行結腸内に重積している

④ Ileo-cecal：バウヒン弁が先進部となって回腸が結腸内に重積している

また，重積する方向によって2分されている．

順行性（Antegrade）：口側が肛門側内に嵌り込む
逆行性（Retrograde）：肛門側が口側内に嵌り込む

2 腸重積の病歴（History）

　はじまりは"sudden onset"ではないが，比較的急性発症（acute onset）であり先行する症状は伴わない．重積した腸管は虚血状態であるので，病変部に一致して痛みを伴う（約80％）．

　大腸重積の場合には腸閉塞としての症状が出るまでに時間がかかるので，初期は痛みのために来院するので，いわゆる閉塞としての胆汁まじりの腸液を大量に嘔吐するという症状は出にくい．一方，小腸とくに空腸の重積では初期から嘔吐を伴う．痛みのためか嘔吐自体は腸重積全般に見られる症状（〜80％）なので，吐瀉物の内容も把握する必要がある．食物残渣のみの嘔吐や吐き気は強いが吐瀉物が少ないときは腸閉塞の典型的症状ではない．

　腹痛の性状は小腸重積と大腸重積でやや異なる．いずれも持続痛なのだが，小腸重積の場合はこれに蠕動した際の痛みが加わるので，持続痛に加えて間欠痛がある．大腸重積の多くは持続痛のみである．排便排ガスは典型例では消失するが，重積部が虚血になるためこの部位からの出血から血便を生じる場合もある（約30％），大腸重積の方が出現しやすい．

　また，決定的な症状で来院する前に同様の軽微な症状を自覚していることもあり，重積と解除を繰り返していたと解せる．

3 腸重積の身体所見（Physical findings）

　小腸重積の場合は基本的に「小腸閉塞」が臨床像となる．実際に腸重積の50％の初期診断は腸閉塞となっている[1]（間違っていないが"腸閉塞"と診断したならその原因：etiologyに言及しないといけない）．腹部の膨満は著明ではなく，腸雑音は通常亢進している．重積した腸管はそこそこ大きい腫瘤として触知でき，この部位に一致して圧痛がある．反跳痛は初期は有さない．大腸閉塞の場合には，大腸閉塞としての症状が出現する（〜数日かかる）前に重積

の痛みで来院するので，重積の所見しか有さない．重積した局所に痛みと腫瘤を触れる．

4 腸重積の初期診断と鑑別疾患（Early & Defferential diagnosis）

小腸重積は基本的に腸閉塞の原因（etiology）の鑑別ということになる．腸閉塞のパターンとしては1カ所の閉塞（single obstruction）であるので，最も典型的な癒着性腸閉塞と同様（明瞭な間欠痛）となる．違いは手術歴がない．間欠期にも痛みはある．局在した圧痛部位があること．同部位に一致して腫瘤を触れる*ことなど．ドレナージ操作（NGチューブなど）後，間欠痛は消失するが，局在性のある持続痛が続く点も異なる．

大腸閉塞では重積した局所の症状のみの場合が多いので，鑑別としては大腸癌の穿孔（穿痛）に伴う膿瘍形成など．小腸でも大腸でも範囲が広くなる腸炎は鑑別になりにくい．

*腫瘤が触れるのは5％程度との報告もある[1]．体型や部位によっても異なるであろう．

5 腸重積の検査と確定診断（Examinations & Diagnosis）

1 腸重積の画像（Images）

基本的に画像検査での検索となるが，単純X線では小腸ガスを伴う非特異的な所見にしかならない．小腸閉塞（single obstruction）では閉塞部位より肛門側のガスは排出されて，X線では大腸ガスが消失した像を呈する．しかし，腸重積では重積部の痛みのために早期に来院することが多いので，大腸ガスは排出しきれていない可能性がある（図1）．

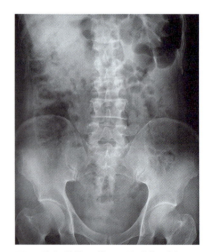

図1 ■ 腹部単純X線　回腸重積の例
小腸ガスが目立つが，大腸内にもガスを認める．閉塞は1カ所なのだがいわゆるsingle obstructionとしての所見ではない．

精密画像で腸重積を証明するのは比較的容易であり，CTもしくは超音波検査で重積部位を直接観察することによってほとんど診断がつく（図2）．いわゆる「target sign」として有名な所見であるが，大事なことは腸間膜（血管と脂肪織）が嵌り込んでいる像を捉えることである．腸間膜の厚みがあることによって重積が"嵌頓"となりこれによって重積（入り込んだ方の腸管）部に虚血を生じることになる（図3）．逆にいえばこの「腸間膜が引き込まれている」所見を示せなければ本物の腸重積とはいえない．

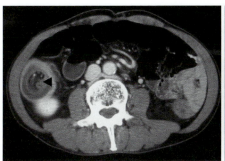 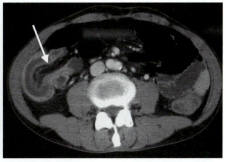

図2 ■ 腹部造影CT：回腸-上行結腸重積の例
二重リングのいわゆる"target sign"を認める．ただし，着目すべきは二重リングではなく，腸間膜が引き込まれている像である（右図白矢印）．さらに，成人腸重積は先進部に腫瘍性病変を有することが多い．このケースでは先進部に造影効果を認める腫瘍性病変があり（左図黒矢頭），腺癌を疑う所見である．

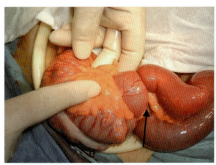 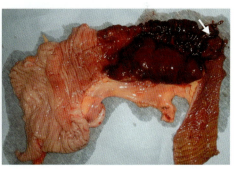

図3 ■ 図1症例の術中所見
左図：腸間膜が引き込まれている像を認める（矢印）．右図では重積の先進部に腫瘍性病変を認める（腺癌）．重積の内側の腸（回腸）はうっ血で変色している．一方，外側の腸（結腸）は腸間膜は関係ないので，うっ血や虚血の変化はない．

2 注意すべき状態（Differential diagnosis）

"target sign"という用語がひとり歩きしてしまっていることがあり，たまたま撮ったCTで"ターゲットサイン様"の画像を見せられて「腸重積では？」と相談されることが少なくない．これにはおもに2パターンある．

パターン1： 全層性に壁肥厚した腸管

腸壁のなかで粘膜と筋層は血流豊富層でありその間をなす粘膜下組織と小膜下組織は比較的疎な層である．このため炎症が全層性に及んだ腸壁は粘膜と筋層の血流が増加しこの部位が二重リングに造影効果をなしてターゲットサイン

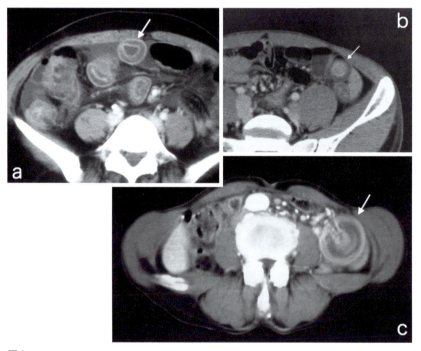

図4 ■
a： 腸壁の全層性肥厚によるターゲットサイン（腸アニサキスの例）
b： 臨床でときどきみかける"ターゲットサイン"と称される状態．ホンモノの重積（c）と比べると明らかにサイズが違う（両者は同縮尺）．きれいな同心円すぎるのも重積らしくない（重積なら腸間膜がはさまる）．多くは短時間に自然軽快する．直後にCTフォローしたことがあるが同様の所見はなかった．重積が自然に戻った，と説明されることもあるが個人的には蠕動を短軸方向に捉えた瞬間ではないかと思っている．

となる（図4）．この場合多くは臨床像は腸炎であり，閉塞症状を伴っていない．また，ターゲットサインも"本物"と比べると小さい（重積してないですからね）．

パターン2：腫瘍浸潤によって壁が変形している

原発巣でも転移でも起こり得るが，漿膜面に達した腫瘍が周囲の連続する腸壁を巻き込むように浸潤すると局所的に"重積様"に変形する．この場合，ほぼ無症状か軽微な症状に対して行われたCTでたまたま見つかる……．このような腫瘍はいずれは内腔を閉塞し症状をきたす予備軍であるのだが，CTだけ見て慌てて緊急手術をする必要はまったくない（図5）．個人的にはこのパターンを偽性腸重積（pseudointussusception）と称している．

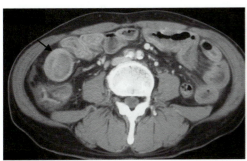 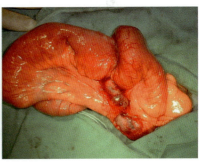

図5 ■ 偽性腸重積の例
左図は造影CT，矢印部は回腸だがターゲット様に見えなくもない．ただし，それ以外の腸管も全体的に浮腫状である．右図は術中所見，一見すると重積だがよく見ると腸間膜は引き込まれていない．転移性小腸腫瘍の例，回腸の腸間膜対側の部分は確かに部分的に重積している．これは漿膜に達した腫瘍が周囲を引き込んでいるためこのような変形となっている．ただし，あくまで腫瘍による引き込みなので部分的な変形にとどまっており，腸間膜を含めた全体が入り込みに至っていない．臨床的にも腸閉塞の症状（腹痛，嘔吐）は伴っていない．播種や進行癌でときどき見かける．

6 腸重積の治療（Strategy）

幼児と違って成人腸重積の場合には重積するための先進部（leading point：多くは腫瘍性病変）が存在することが多いので手術（重積部の切除）が原則となる．術前に，悪性腫瘍ではないことが判明している場合や，何らかの理由（すでに残存小腸が少ないなど）があり重積解除のみが施行されることもある．とくに若年成人で小児と同じく先進部を有さない回盲部の腸重積（ileo-colic

もしくは ileo-cecal）に遭遇することがある．このようなケースに対しては内視鏡的整復も試みられている[3]．

7 胃切除術後腸重積

病態としてどこまで認知されているのかは微妙であるが，胃手術後の腸重積という特殊なタイプが報告されている[4]．手術の何年後に発症してもよいのだが，胃切除術をして再建した胃空腸吻合部，あるいはそのやや遠位部の空腸で重積を起こすとされており，lead point となる先進部を有さない（腫瘍などはない）のが特長である．順行性も逆行性もあり得る．成因は定かではないのだが，胃手術以外で同様の部位に同様の重積が発生することがほとんどないため，手術が何らかの影響を及ぼしていると推測される．胃切除術といっても，切除胃と十二指腸を吻合した Billroth I 法での発症報告はほとんどないので，空腸を用いて再建した際にかぎられる．したがって，先行手術の再建法としては，胃全摘・Roux-Y・Billroth II 法などの場合となる．報告されている例を見るかぎりでは幽門側胃切除術で Billroth II 法と Brown 吻合で再建されているケースでの発症が多い[4]（図6）．

頻度は胃手術数千に1例との程度とされており[5]，術数十年後の発症もあるので1人の医師として経験するのは1回あるかないかくらいであろう．特長的な臨床症状として，重積が逆行性であった場合に虚血粘膜からの出血が吐血（鮮血というより暗褐色）となることがある（通常の幼児の腸重積の下血と同様）．

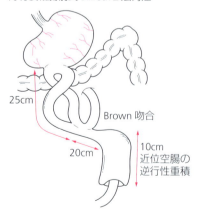

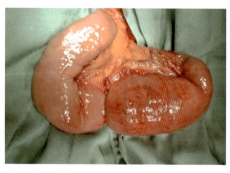

図6 ■ 胃切除後腸重積の例
左図はシェーマ，右図は重積した空腸を示している
(Averbach M, et al. Gastrointest Endosc. 2015; 81: 464-5[3] より)

治療としては，先のような胃手術部に近い重積でかつ逆行性の場合には内視鏡的に空気整復可能かもしれない．順行性あるいは胃空腸吻合部からの距離が遠い場合には手術が必要となろう．

■参考文献

1) Azar T, Berger DL. Intussusception. Ann Surg. 1997; 226: 134-8.
2) Yakan S, Calisakan C, Makay O, et al. Intussusception in adults: clinical characteristics, diagnosis, and operative strategies. World J Gastroenterol. 2009; 15; 1985-9.
3) Averbach M, Zago RR, Popoutchi P, et al. Adult ileocolic intussusception: endoscopic treatment. Gastrointest Endosc. 2015; 81: 464-5.
4) 窪田忠夫，大森敏弘，山本穣司．胃切除術後38年目に生じた逆行性空腸重積の1例．臨床雑誌外科．2006; 68: 715-9.
5) 成田　洋，船橋克明，吉富裕久，他．術後腸重積症について—成人の1例報告ならびに成人および小児開腹術後腸重積の対比．日臨外医会誌．1991; 52: 2125-31.

第4章 頻度は低いが緊急手術（処置）が必要な疾患

輸入脚症候群

Afferent Loop Syndrome

　これも特殊型の腸閉塞．
　米国のデータでは胃切除術でBillroth II 法再建（B-II 再建）後の1％に発症するとあるが実際そんな頻度で遭遇しない印象である．名称は聞いたことがあるが，実際あまりお目にかからない疾患の1つであろう．B-II 再建される頻度が少なくなっていることと，H_2 ブロッカーなどの制酸薬の出現で潰瘍治療としての胃切除術が減ったため近年は劇的に減っているとの報告もある[1]．

1 輸入脚症候群の解剖と生理（Anatomy & Physiology）

　胃手術後の再建小腸は十二指腸に向かう輸入脚（afferent loop）と大腸へと向かう輸出脚（efferent loop）の2系統がある．このうち，輸入脚がその吻合部付近で狭窄もしくは閉塞して十二指腸液（胆汁＋膵液）の流れが滞ることによって症状が出現する．

　狭窄によって流れが滞ってときどき思い出したように噴出し，その際に嘔吐を伴うようなケースを慢性輸入脚症候群，吻合部が完全閉塞して輸入脚がclosed loopとなってしまった状態を急性輸入脚症候群と称している．本項では緊急性の高い急性輸入脚症候群を扱うことにする．

　十二指腸の口側が断端となっている場合はすべて輸入脚を有している．したがって，再建法が幽門側胃切除術後の Billroth I 法もしくは胃全摘術後の小腸置換術以外の場合はすべての胃手術で輸入脚症候群を発症し得る＊．

　「Billroth II 法」「Billroth II 法＋Brown 吻合」「Roux-Y 法」と輸入脚症候群シェーマを示した（図1　上段 A: afferent loop ＝輸入脚，E: efferent loop ＝輸出脚）．輸入脚は空腸だが，ここを食物が通過するわけではないので役割としては消化管というより十二指腸液（胆汁＋膵液）の導管として存在している．

　この輸入脚が（狭義の）消化管とつながる部分で閉塞すると（図1　下段），十二指腸から産生される胆汁および膵液（両者で 1,000〜2,000 mL/日）が行

4. 輸入脚症候群

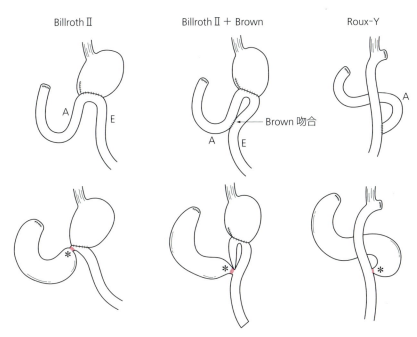

図1 ■ 輸入脚症候群の概略
A: Afferent loop, E: Efferent loop, ＊: 閉塞部位

き場を失ってしまい十二指腸〜輸入脚がパンパンにふくれてしまう．Closed loop obstruction の完成である．この状態が持続すれば膵液が腸管に流れなくなってしまうことにより，二次的に膵管の拡張および急性膵炎を併発する．一方胆汁の流れもうっ滞するはずなのだが，胆管の拡張および閉塞性黄疸はあまり経験しない．胆管の方が膵管に比べてキャパシティが大きいのであろうか（文献的には黄疸ありとしているものもある）．

〈注〉輸入脚とは B-II 再建で胃に流入する場合のみを示し Roux-Y の脚は輸入脚とはよばないとの意見もあるが，病態は同じなためここではすべて輸入脚症候群として扱っている．

2 輸入脚症候群の病歴（History）

胃の手術歴がなく，輸入脚が存在しなければ発症しない．ただし，胃の手術は病気が胃であるとはかぎらない．「30 年前に十二指腸潰瘍で手術をした」というならばそれは幽門側胃切除術かもしれない．近年は胃癌ではなく減量手

04: Afferent Loop Syndrome

術（bariatric surgery）として胃の手術を受けることもある．この際の術式でgastric bypass など輸入脚が存在するならば起こり得る[2]．

慢性輸入脚症候群（繰り返す腹部違和感と胆汁性嘔吐）が先行症状としてある場合もあるが，多くは acute onset で持続する強い上腹部痛として発症する．基本的な機序は腸閉塞であるので，閉塞が起きた時点では症状はなく，閉塞腸管が緊満してはじめて症状発現する．十二指腸もパンパンに張っており，前述の通り持続すれば膵炎も併発するので背部痛も出現してくる可能性がある．

注意を要するのは腸管（輸入脚）が閉塞することによって起こる疾患なのだが，"腸閉塞"の症状は呈さないということである．図1下段を見てもわかるとおり，食べ物が通る道としての消化管には閉塞はない．このため吐き気や嘔吐は出現し難く，あったとしても，いわゆる腸閉塞のような水様の大量嘔吐はしない．排便排ガスも消失しない．

3 輸入脚症候群の身体所見（Physical findings）

おもに十二指腸が緊満するので，右上腹部に限局性の乏しい圧痛がある．初期で反跳痛や筋性防御は出現しない．もし出現していればそれはパンパンに張った輸入脚がもはや破ける寸前（あるいは破けてる??）かもしれない．拡張しているのは輸入脚だけなので，腹部膨満もみられない．腸雑音は異常でないことが多い．これはパツンパツンの輸入脚は内腔にエアがないので音がせず，それ以外の正常腸管の音が聞こえるのみであるからであろう．

もし病歴聴取の段階で手術歴が判明しておらず上腹部に手術創があった場合にはしつこくその内容を聞くようにしよう．

4 輸入脚症候群の初期診断と鑑別疾患（Early & Defferential diagnosis）

稀な疾患であるので，初期診断の筆頭にあがることはむしろ好ましくない．強い上腹部痛であるので，一に上部消化管穿孔，二に急性膵炎を念頭におく必要がある．とりもなおさずこれらが輸入脚症候群の鑑別疾患となる．ただし，急性膵炎は輸入脚症候群の際に二次的に出現するので，胃術後例で急性膵炎を先に見つけた際に輸入脚症候群を見過ごさないようにしないといけない．膵炎と診断して保存治療を継続したら治療が遅れたとの報告もある[3]．

5 輸入脚症候群の検査と確定診断（Examinations & Diagnosis）

1 血液検査（Laboratory findings）

血液検査でこの疾患に得意的なものはない．膵炎を併発していることが多いので膵酵素（アミラーゼ，リパーゼ）の上昇を認める．

2 画像検査（Images）

①単純X線

胸部立位正面像は消化管穿孔のフリーエアのチェックのため施行する．腹部X線では輸入脚症候群に特徴的なサインがあるわけではない．Closed loopとなった輸入脚内は腸液が充満しガスがない状態で，図1下段に示すように口から肛門までの狭義でいう消化管には閉塞はないので小腸にガスは溜まりにくい．したがって，全体的にガスレスで，上腹部（とくに右側中心）にX線透過性が低下する（図2）．

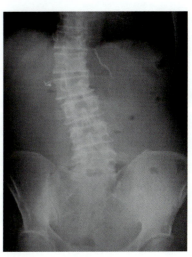

図2 ■ 輸入脚症候群の腹部X線（臥位）
全体的にガスレスでX線透過性が低下している．腹水が貯留しているかガスを含まず液体のみが充満した腸管ループの存在などを示唆する．

②腹部CT

十二指腸断端から輸入脚の吻合部までの間の腸管のみが拡張している像を認める．多くの例で，急性膵炎を併発しているのではじめにこちらに目がいってしまうと膵炎だけの診断となりかねないので注意が必要である．急性膵炎で麻痺性イレウスとなっている場合には通常麻痺小腸にはガスを含んでいるがclosed loopとなった輸入脚はガスレスなので区別は容易である．何より，腹部CTで拡張した小腸（すなわち，断面が正円形）を見つけたら必ずこれを追っかけて端がどうなっているか確かめないといけない．図3に輸入脚症候群のCT像を示す．診断のためのgold standardといってよいだろう[4]．

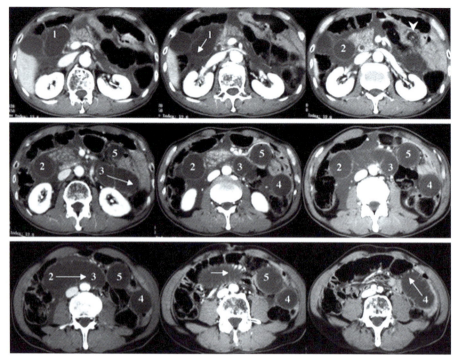

図3 ■ 輸入脚症候群の CT
細矢印から順に 1～5 へたどると，十二指腸断端から輸入脚吻合部の閉塞部（矢頭）まで容易に追うことができる．（診断のゲシュタルトとデギュスタシオン．金芳堂；2013. p.132-9[7]）より）

③腹部超音波

　輸入脚症候群の診断に超音波がよいとする文献[5,6]も散見する．拡張した腸管はガスを含まないので超音波で観察するにはきわめて適している．連続性を評価する際に途中でガスを含んでいると困難なことも多いが輸入脚症候群の closed loop は完全ガスレスなので走査するのは容易であり腹部超音波に慣れた人ならば十分診断できるはずだ．

　かつては上部消化管造影を行い，輸入脚が造影されないことをもって証明しようとする試みもあったが輸入脚は閉塞がなくても造影されないことが珍しくないため有用ではないとされている．内視鏡的に輸入脚の閉塞を確認したとの報告も散見するが，強い腹痛の最中での検査でありかつ「Billroth II ＋ Brown 吻合」や「Roux-Y」では輸入脚の吻合部までたどりつかない可能性があるので一般的検査とはいえないであろう．

6 輸入脚症候群の治療（Strategy）

　治療の基本は緊急手術である．閉塞部を解除して必要ならば輸入脚の再建（吻合）を行う．頻度の高いパターンである Billroth II 法後の輸入脚症候群に対しては，胃空腸吻合部分を切除して新たに Roux-Y 再建にする方法がよく行われる．

　一般的な治療ではないが以下の治療法がある．

> ①内視鏡的ドレナージ：内視鏡ガイドに輸入脚にドレナージチューブを挿入して減圧をはかる
> ②経皮的輸入脚ドレナージ（percutaneous enterostomy）：経皮的に輸入脚に直接ドレナージチューブを挿入する
> ③経皮経肝輸入脚ドレナージ：PTCD の要領でチューブを十二指腸内に先進させる

　内視鏡的に成功するととりあえず一時しのぎは可能かもしれない．経皮的ドレナージは急性輸入脚症候群というよりも，腫瘍性の輸入脚閉塞に対する緩和目的にて行われたという報告にとどまる．

7 輸入脚症候群の予後（prognosis）

　早期診断が治療のすべてであり治療開始が遅れると致死的となる．死亡率 57％との報告もある．死亡する原因はパンパンに張った輸入脚腸管が循環不全から壊死となるパターンと輸入脚腸管が破裂して腹膜炎となるパターンとがある．

　早期診断は初療に当たった医師にこの疾患概念があるかどうかにかかっている．多くに二次性の急性膵炎を併発するので，強い上腹部痛／膵酵素の上昇／CT にて膵周囲の液貯留などを見つけた際にこれをプライマリと誤認してしまうことが最大にしてありがちなピットフォールとなっている[3]．胃手術が昔の手術だったときにははじめの段階で何の手術を受けたのかの情報がないことも珍しくないだろう．これに陥らないためには，

- 膵炎の原因（etiology）がはっきりしない（胆石でもアルコールでもない）
- （慢性膵炎の既往がないのに）膵管が拡張している

・十二指腸水平脚が拡張している（通常の腸閉塞では見られない）

などの所見から，何かいつもの膵炎とは違う！　と感じられるかどうかにかかっている．

■参考文献

1) Burkhalter E. Incidence of gastrectomy in United States army hospitals worldwide from 1975 to 1985. Am J Gastroenterol. 1988; 83: 1231-4.
2) Kassir R, Blanc P, Lointier P, et al. Laparoscopic revision of an omega loop gastric bypass to treat afferent loop syndrome. Obes Surg. 2015; 25: 1976-8.
3) Young R, Roach HD, Finch-Jones M. More than pancreatitis? BJR. 2006; 79: 858-9.
4) Yilmaz S, Yekeler E, Dural C, et al. Afferent loop syndrome secondary to Billroth II gastrojejunostomy obstruction: multidetector computed tomography findings. Surgery. 2007; 141: 538-9.
5) Kitamura H, Miwa S, Nakata T, et al. Sonographic detection of visceral adhesion in percutaneous drainage of afferent-loop small-intestine obstruction. J Clin Ultrasound. 2000; 28: 133-6.
6) Derchi LE, Bazzocchi M, Brovero PL. Sonographic diagnosis of obstructed afferent loop. Gastrointest Radiol. 1992; 17: 105-7.
7) 窪田忠夫．輸入脚症候群．岩田健太郎，編．診断のゲシュタルトとデギュスタシオン．金芳堂；2013. p.132-9.

コラム 3　東の横綱と西の横綱

　なんのことやらわからぬタイトルになってしまったが，虫垂炎見逃しの話である．よくある病気だけに腹痛疾患での見逃し数は最多ではなかろうか？　この見逃された虫垂炎の初期診断をみると，多くのケースで次の 2 つの名称が記載されている．すなわち，

　　　「胃腸炎」と「便秘」だ．

　まず胃腸炎であるが，そもそもこんな病気あるのだろうか？　胃炎は *H.pylori* で細菌の存在がクローズアップされているものの，ウイルスあるいは病原性大腸菌やサルモネラなどで発症する急性腸炎（多くは小腸が首座）とはまったく別の疾患として認識されている．では胃腸炎とは胃炎と腸炎が同時発症したものだろうか？？　Harison を紐解くと，"Viral Gastroentilitis" という項があった．含まれる疾患として Rotavirus と Norwalk and Related Enteric Caliciviruses の 2 つの細項目に分かれている．病変の首座については，前者では "小腸" とあり，後者では "近位小腸" と書いてある．胃および大腸には病変がないとの付記もある．胃腸炎と書いておきながら胃の病変がない？？　要するに嘔吐があれば胃炎，下痢すれば腸炎，ぐらいの認識で，所詮 self limited disease であるし細かく言及する意義も低いといったところであろうか？

　話の中心が発熱や下痢，嘔吐であればこの程度の言及でもやりすごせるのかもしれないが，そもそもの問題が "腹痛" であった場合には胃か小腸か大腸によって，想定する疾患が大きく異なってしまう．胃に病変がないというなら "腸炎" でいいじゃないか．こんな言葉（胃腸炎）があるせいで，現場での実際の使用法としてはよくわからない腹痛だが検査の異常もなさそうだし多分大丈夫そうだ……というときの逃げの診断名として使われているのが正直なところではなかろうか？

　理論はイレウスとまったく同じで，なまじ診断名をつけるから患者さんも医師も？　安心してしまうきらいがある．安心しているので次の一手が遅れるのだ．わからないものはわからないとして（とくに医師は）ある程度不安を抱えたままにしておくほうがいい．

　東が胃腸炎であれば，西の筆頭は便秘である．そもそも便秘も疾患名ではないのだが……．便秘の症状に腹痛があるのかないのかは別にして

コラム3　東の横綱と西の横綱

　初診で腹痛が主訴の患者さんに便秘と診断するのは危険だ．とくに救急室や当直ではやめた方がよい．
　しばしば経験するパターンとしては小児に多いのだが……
　→腹痛で来院する
　→腹部X線を撮影すると大腸内に便がある
　→便秘と診断する
　→浣腸する
　→反応便の有無にかかわらず，症状の軽快があれば帰宅
　→数日後強い腹痛で来院すると「穿孔性虫垂炎」
というおきまりになっている．
　X線で大腸内に便が充満してても，大腸が拡張していなければ異常所見ではないはずである（むしろ健康な食生活をしている証拠？）．これをもって便秘と診断するのは飛躍にもほどがある．しかも便秘と診断しているのに日頃の排便習慣や食生活もほとんど病歴聴取されていない．きわめつけは浣腸だ．排便習慣の確立していない乳幼児に行うならまだしも*，自力排便が十分可能な学童や場合によっては健康成人にまで行われている（された本人は本当に浣腸を望んでいたのだろうか？　指示した医師は自分がハライタのとき自分には浣腸をするのか？）．百歩譲って本当に便秘でも下剤の処方でよいのではないか？　そもそも慢性的なものなのだから，今日一回をやりすごしても解決にはなってないのではないか？　かんちょーされたほとんどは「ハイさようなら」で次の外来予約もない．診断した便秘は今後どうするつもりなのか？？
　と，このようにつぎからつぎへ疑問がわいてきてしまうのだが，しっかり診察されてなおかつ見逃されたのならまだしも，こんな思考過程で診断されてのではたまらん……と思ってしまう．
　救急室で便秘と診断するのはやめよう．ついでに浣腸するのもやめよう．小児の場合ではほとんどが虫垂炎の見逃しで，まだ謝って済む問題（だと私は思う）だが，これを高齢者に行ってその後死亡したケースも経験している（大腸穿孔であった）．
　この「便秘→浣腸」は全国的にはびこっていて主導している医師がかなり多くいる．撲滅すべきはイレウスではないのかもしれない……．

　　*UpToDateで「Acute constipation」で調べてみたところ，乳児のfecal impactionのみ治療法としてGE（glycerin enema）が載っていた．

第5章
知識として知っておくべき疾患・病態

第 5 章 知識として知っておくべき疾患・病態

1

腹痛をきたす婦人科疾患

Acute Abdomen Related to OG-GYN Disease

　腹痛をきたす婦人科疾患は多々あるが妊娠が事前にわかっていない場合の first touch は救急医や内科医，外科医などが担当することが多い．現場でよく「消化器系ではなさそうなので婦人科疾患と思う」というフレーズを聞くが，どこかに"専門外なのでよくわからない"というニュアンスを感じる．実際は「婦人科疾患」とひとくくりにできるほど単純でなく，疾患によってマネージメントは大きく異なる．できれば今後の診療で「婦人科疾患」という言葉を使わないで診断できるように（もう少し正確な診断を）したい．
　ここでは一般医が遭遇し得る以下の婦人科疾患（使ってしまった!!）をまとめた．

- 妊娠関連（子宮外妊娠）
- STD（PID）
- 卵巣の疾患（捻転／出血）
- 子宮内膜症関連（破裂性チョコレート囊胞）
- 子宮の疾患（変性／捻転／留膿腫）

1 破裂性子宮外妊娠（Ruptured ectopic pregnancy）

　3 大大量腹腔内出血*（massive spontaneous intraperitoneal hemorrhage）の原因の1つ．卵管妊娠の破裂は妊娠第1期の主たる死亡原因である[1]．ただし，発症は最終月経後 6〜8 週で，かつこの間産婦人科受診をしていないケースであるので「妊娠している」という情報はない．つまり，"若い女性の突然の腹痛"で来院するので first touch が産婦人科でない可能性が十分にある．

　*3 大大量腹腔内出血をきたす疾患とは？

- 肝細胞癌（HCC）
- 腹腔動脈瘤（splanchnic aneurysm）

- 子宮外妊娠

　多くの人がパッと思いつきそうな腹部大動脈瘤は大量腹腔内出血をきたす疾患には入らない（腹腔内に穿破する状況では生きて病院にたどり着けない：来院する破裂性腹部大動脈瘤は通常側方か後方破裂型で出血が後腹膜にとどまっている）．小児やリンパ腫などの脾腫例での脾臓出血も自然出血の原因となる（軽微な打撃を伴っていることが多い）．

1 破裂性子宮外妊娠の病歴と診断（History & Diagnosis）

　本書は一般医（内科医，外科医，救急医など夜間当直や地域の病院で広く多彩な疾患を診る可能性のある医師）を対象としている．その立場からいうと，この疾患については詳細な病歴の聴取や複数の疾患を念頭においてじっくり鑑別を進めることはときに有害となる．

- 突然の腹痛
- 明らかな外傷がない
- 妊娠可能な女性
- 超音波にて大量の腹腔内出血

の4つのキーワードでコンサルトには十分で後述の妊娠反応検査の結果など待つ必要はない．

　古典的な症状は

①腹痛
②無月経
③外性器出血

の3つで，妊娠可能なあらゆる女性に可能性がある．腹痛はほぼ全例にあるが必ずしも破裂でなくても生じるので腹腔内出血さえなければ落ち着いて検索可能だ．腹痛は「sudden onset & continuous」で消化器症状は通常伴わないが，悪心嘔吐は妊娠自体で出現している可能性もある．圧痛は限局性に乏しいものの左右差があり，広く反跳痛を認める．

　子宮外妊娠のリスクファクターは3段階に分類されており

< High risk >
- 骨盤手術の既往（とくに卵管結紮：術創が小さいので注意！）
- 子宮外妊娠の既往
- IUD の使用
- 体外受精
- DES*の子宮内曝露

< Moderate risk >
- ピルの使用
- 不妊症
- 複数の性パートナー

< Low risk >
- 子宮内膜症
- ピルの使用
- 喫煙
- 膣洗浄（vaginal douching）

などがある．

*DES：ジエチルスチルベストロール，1971 年以前に妊娠合併症の予防を目的として母親に投与された．子宮外妊娠以外にも様々な合併症報告がある（おもに米国）[2]．

診断にはほとんどのケースで
- TVUS（経膣エコー）
- hCG（尿 or 血液）

があれば可能．

2 破裂性子宮外妊娠の治療（Management）

疑った段階で可及的すみやかに産婦人科コンサルトを行う．最低限必要な検査として

- hCG

- 血液型

ショックがあればラージボアの静脈路を 2 本確保し，程度に応じた補液と必要ならば輸血を考慮する．

子宮外妊娠部位としては卵管妊娠が多い．筆者は経験がないが，出血性ショックをきたした子宮外妊娠部位として脾臓の報告を散見する[3]．

2 骨盤腹膜炎 (PID: Pelvic imflammatory disease)

例外を除き PID は画像診断できない．その意味では PID を臨床診断できることは H & P（history taking and physical examination）能力に長けているといえるのではないだろうか？

実臨床では常に"虫垂炎"との鑑別が問題となる．おもな起因菌として *Neisseria gonorrhoeae* と *Chlamydia trachomatis* があるが，淋菌の方が重症だ．

1 骨盤腹膜炎の病歴と身体所見 (History & Physical examination)

基本的な疾患概念としては膣〜子宮内膜〜卵管〜骨盤腹膜と細菌が侵入し感染することによって発症する．したがって，卵管が開存しており，性的アクティビティが十分にあることが前提となる．冗談でも偏見でもなく"PID 顔貌（化粧濃い？）"はある程度当たっており，少なくとも筆者は"見た目"を重視している．

典型的な病歴は発症数日前に性交渉がある．発熱を伴い消化器症状を伴わない gradually onset, continuous の下腹部痛にて来院する．帯下の異常（膿性，臭いがするなど）がある場合もあるが診断に必須ではない．病態は腹膜炎なので身体所見では明瞭な腹膜刺激症状（反跳痛や tapping 痛など）を認めるが，圧痛の範囲は限局性に乏しい．内診ができる立場であれば子宮付属器の圧痛を診るが，一般医での施行は困難であるので cervical motion tenderness（直腸診にて直腸壁ごしに子宮頸部を動かした際の痛み）の有無をチェックする．これらがまったくないならば PID は否定的となる．

STD のリスクが高い人は PID のリスクも高まる．したがって，STD の既往の他，

- 25 歳以下
- 若年での性経験（初体験が 15 歳以下）

- バリアでない避妊法（IUD，経口避妊薬など）
- 性パートナーが最近代わった
- 性パートナーが複数いる

などがリスクファクターとなる．また，

- PID の既往
- 生理中の Sex
- 膣洗浄

などもリスクとなる．

2 骨盤腹膜炎の診断と鑑別疾患（Differencial diagnosis）

　初診の段階でのアプローチ法としては PID を筆頭にあげて鑑別疾患を考えるのではなく，手術の必要な他疾患をまず念頭において否定することが大事となる．といっても対象は若い女性に限られるので，下腹部に腹膜炎を起こす他の疾患は事実上虫垂炎しかない．超音波や CT などの画像検査で虫垂炎が確定するかあるいは PID の一型である TOA（tubo-ovarian abscess：卵管卵巣膿瘍）などが見つかればよいが，多くは有意所見に乏しい．より高度な検査というとこの次は腹腔鏡（すなわち手術）になってしまうので結局臨床判断に基づく他なくなる[4]．

　以下に CDC の診断基準[5]を示す．

< Minimum criteria >

- cervical motion tenderness
- uterine tenderness
- adnexal tenderness

3 つのうち最低 1 つ必要

< Additional criteria（あればより確率が高まる）>

- > 38.3℃の発熱
- 異常帯下
- 膣採取液の白血球増多
- ESR 上昇

- CRP 上昇
- 淋菌もしくはクラミジアの迅速検査陽性

③ 骨盤腹膜炎の治療（Spesific therapy）

婦人科の先生のお目に留まっていたら大変恐縮なのだが，正直この疾患は内科や外科に入院となることも珍しくない．だってみなさんお得意の（？）画像（CT）診断ができないため「そっち（の科の疾患）だろう？ いやそうじゃない！」などと喧嘩のタネとなりやすいのだ．したがって，一般医レベルでも基本的な治療方針は知っていた方がよい．

入院を考慮するケース

- 虫垂炎の疑いがある
- 妊婦
- 経口薬に反応しない
- フォローアップできない理由がある，もしくは経口薬の使用が困難
- 重症例（悪心・嘔吐/高熱/TOF）

推奨されている薬物治療[5] は

Cefotetan 2g IV 12 時間毎　もしくは　Cefoxitin* 2g IV 6 時間毎
　＋
Doxycycline 100mg 経口　もしくは　IV 12 時間毎
*Cefoxitin（マーキシンは国内販売終了となっている．Cefmetazol が代替薬）
Clindamycin 900mg IV 8 時間毎
　＋
Gentamicin
IV 2mg/kg（初期量：loading dose）に続いて　1.5mg/kg　8 時間毎（維持量：maintenance dose）
もしくは
3～5mg/kg　1 日 1 回

④ 特殊なタイプの PID

いわゆる PID が治癒せず進展した場合に発症するものとして以下がある．

① 卵管卵巣膿瘍（TOA：tubo-ovarian abscess）（図1）
基本的な症状は PID のそれと同じであるが，通常の PID と違って 2 段階に

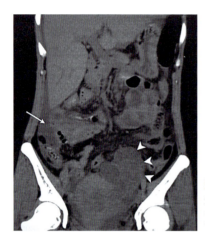

図1 ■ 破裂性卵管卵巣膿瘍の例
矢頭部に膿瘍化した左卵管卵巣を認める．単純CTなので壁の造影効果はわからない．周囲に腹水が出現しており（矢印）すでに破裂して炎症が広がっている．

増悪する．すなわち，15％のケースで膿瘍が穿孔し[6]（ruptured TOA），汎発性腹膜炎から敗血症へと重症化する．

膿瘍なので治療は手術的に洗浄ドレナージとなるのだが，古典的には子宮および両側付属器切除（TAH ＋ BSO: total hysterectomy and bilateral salpingo-oophorectomy）となっている．より低侵襲かつ妊孕性とホルモン温存の観点からUSO（unilateral-）というオプションもありこちらの方が現実的だろう．

②Perihepatitis（Fitz-Hugh-Curtis syndrome）

骨盤腹膜炎が右結腸溝を伝わって肝周囲に波及したもの．肝周囲炎がある時点ではすでに骨盤の方は緩解していることもあるので通常のPIDの所見は必須でない．それゆえ，胆嚢炎との鑑別が重要となる[7]．臥位になったときに炎症性の侵出液が上腹部に流れ込むことによると推測するが，右側で起きるのはS状結腸がないので小骨盤腔と右結腸溝が連続していることによると考えられている．

ときどき，若年女性の腹腔鏡下胆嚢摘出術をすると肝臓の上にバイオリンの弦のように腹壁との間に索状物を認めることがあるが，過去にFHCSがあったと推定できる．

治療は通常のPIDに準ずる．

5 その他の問題（Other problems）

PIDの特殊性は治療が済んでもマネージメントすべき事項が未だ残っている

こと．

①他の STD
PID にかかる人はその他の STD にかかるリスクも高い群に属している．HIV や梅毒などの検査をすることが推奨される．

②ワクチン
STD 関連で予防可能疾患のワクチン接種も推奨される（B 型肝炎，子宮頸癌*など）．

> *本邦では接種後の症状出現が問題となり HPV ワクチンに関しては統一見解がなされていない現状がある．
> 「HPV ワクチンは，積極的におすすめすることを一時的にやめています」
> （厚生労働省　平成 30 年 1 月）
> 「一刻も早い HPV ワクチンの接種勧奨再開を求める」
> （日本産科婦人科学会　平成 30 年 6 月 23 日）

③SEX パートナー
60 日以内に性交渉歴があるパートナーも検査および治療が推奨される．パートナーの治療によって再感染率のリスクが低減される．

＜治療例＞　ceftriaxone 250mg im ＋ azithromycin 1g po（ともに 1 回のみ）

3 卵巣捻転（Ovarian torsion）

細かくいえば正常卵巣の捻転なのか？　卵巣嚢胞なのか？　卵巣腫瘍の捻転なのか？　の区別があるが，臨床症状に違いはなく，診察の時点で区分する意義も低いだろう．ここでは一括りとして扱うことにする．

5cm 程度の卵巣（もしくは卵巣腫瘍）が捻転しやすいとされている．若年女性では卵巣腫瘍（皮様嚢腫：dermoid cyst / 奇形腫：teratoma）が原因として多い．右側の方が多いとする意見がある[8]．子宮卵巣靱帯が長いこと，左側と違って S 状結腸もないのでスペースがあることなどが関与しているのだろうか．この点 PID にやや似ている？

1 卵巣捻転の病歴と身体所見（History & Physical examination）

突然はじまる下腹部もしくは背部痛．機序からいえば虚血すなわち血管系の痛みなどではじまりは sudden onset のように思えるが，報告例では 50％程度にとどまる[9]．実際に聞いてみるとある瞬間というよりはもう少し幅がある acute onset の方が多い印象がある．また，軽度の捻転は自然整復されること

もあり，同様の病歴が以前にもあったり，場合によってはそれで医療機関を受診しているケースもある[10]．消化器系ではないが，悪心嘔吐は珍しくなく，半数以上で出現するとの報告もある[11]．卵巣嚢胞（腫瘍）に伴っての発症が多いので，そのような診断をいわれたことがないかどうかは必ず聴取すべき．

身体所見では発熱はないかあっても微熱程度[9]．下腹部に限局性のやや乏しい圧痛を認めるが陰性も30％程度ある．圧痛点に一致して腫瘍性病変を触れることもある[12]．腹膜刺激症状は通常なく，圧痛のみであるので，ある場合には他疾患かすでに壊死しているときなどを想定する．

2 卵巣捻転の鑑別疾患（Differencial diagnosis）

卵巣捻転の鑑別疾患を考えるのではなく，他疾患を診断する際に卵巣捻転を鑑別におくことを忘れないことの方が大事．最も注意が必要なのが尿管結石だ．つまり，若い女性の尿管結石を診断する際に「ovarian torsion じゃなかろうか？」と考える（高齢者の尿管結石のときに「AAA じゃなかろうか？」と考えるのと同様）．虚血の痛みであるので，所見が出にくい．強い痛みの割に身体所見が乏しい点，背部痛がある点で一致している．

3 卵巣捻転の検査と診断（Examination & Diagnosis）

画像検査が主となる．原因疾患が奇形腫であれば，単純X線で"歯"のような石灰化を認めることがある．腫瘤そのものを同定するには超音波，CT，MRIなどとなる（図2）．造影CTにて造影効果を認めても虚血の否定にはならずS状結腸捻転のように捻転そのものが見えたりはしない（図3）．ここがときどき問題となり，捻転した嚢胞が大きく映っているにもかかわらず見過ごされるケースがあるので注意が必要だ．超音波では捻転そのものを同定することも不可能ではない[13]が誰にでも見える訳ではない．超音波のカラードプラーで調べた研究[14]では感度78.6％，特異度92.3％となっている．エコーが得意な人が行ってこのレベルなので否定するには難しい．結局捻転しているかどうかは自分の頭で判断するしかない．最終判断は手術での直視ということになる．

4 卵巣捻転の治療（Management）

腹腔鏡下の捻転整復もしくは（壊死している場合には）腫瘤および子宮付属器切除術となる．

1. 腹痛をきたす婦人科疾患

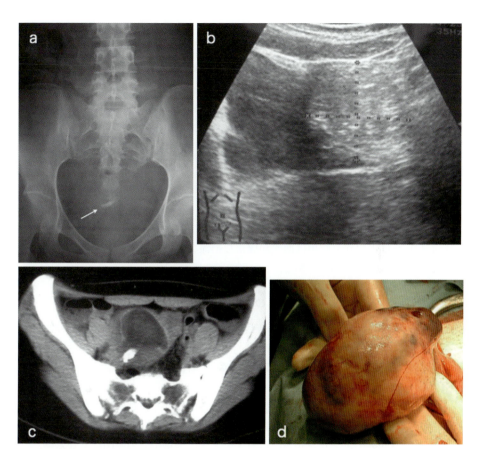

図2 ■ 奇形腫左捻転の例（同一症例）
a：腹部単純 X 線，骨盤内に石灰化様病変を認める．若年女性でこのような所見は他疾患ではまずない．
b：超音波，内部高エコーの腫瘤性病変を認める．腫瘤内部は脂肪成分で液体でないのでこのように見える．
c：腹部造影 CT，壁に造影効果がある囊胞性病変と X 線でも見えた石灰化病変を認める．この画像だけでは捻っているかどうかは不明．d：術中写真：捻転していた皮様囊腫．

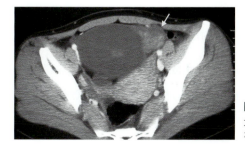

図3 ■ 別症例の腹部 CT
大きな囊胞が見えるが捻転していたのはこれではなく矢印の腫瘤．痛みも左下腹部痛であった．

01: Acute Abdomen Related to OG-GYN Disease

4 破裂性卵巣嚢胞/卵巣出血（ruptured ovarian cyst/hemorrhagic ovarian cyst）

物理的刺激によって卵巣嚢胞が破裂して出血する．誘因となる刺激は多くの場合，性交渉である[15]ので，深夜に sudden onset で continuous の下腹部痛として来院するパターンになる．つまり，PID 同様この疾患も婦人科以外の医師が初診を担当する可能性がある．出血であるので消化器症状はなく，圧痛点ははっきりしないながら腹膜刺激症状を有する．比較的発症から短時間で来院することが多いので，"性交中に発症した"という病歴がとれるかどうかがすべてであろう．画像所見では骨盤腔に液貯留を認める以外に主たる所見は示さない．

だいたい夜中にくるので，出血量が多くない場合は翌日の婦人科外来を受診してもらえばよいが，卵巣は血流が豊富な組織なのでときに大量出血となるのでこの点のみ注意が必要である．

5 子宮内膜症関連病変（The conditions related to endometriosis）

子宮内膜症自体の腹痛以外に関連する急性腹症および腹痛を生じるものとして以下のようなコンディションがある．

①破裂性子宮内膜腫/破裂性チョコレート嚢胞（ruptured endometrioma/ruptured chocolate cyst）

卵巣出血と違って，こちらの破裂は物理刺激ではなく自然破裂であること，病歴として強い月経痛や性交痛があること，タイミングとして生理の時期に一致することが多いことなどがあげられる．ときに大量出血の原因にもなる[16]．

②腸管子宮内膜症（bowel endometriosis）

腸管壁に子宮内膜組織がつくことにより，腸閉塞や腸管穿孔をきたすことがある[17]．

③虫垂子宮内膜症（appendiceal endometriosis）

虫垂に子宮内膜組織がつくことにより，急性虫垂炎を発症することがある[18]．"稀"と冠してレポートされているが，比較的報告例は多い．

6 子宮筋腫関連病変（The conditions related to myoma uteri）

子宮筋腫は通常無症状で，月経過多とこれによる貧血がおもな症状だがコンディションによっては腹痛の原因となる．

①変性子宮筋腫 (Fibroid degeneration)

比較的大きめの筋腫の内部が変性し、これに伴って下腹部痛や発熱を生じることがある（図4）. 消化器症状は伴わず，子宮に一致して圧痛を認める，反跳痛はない. Self limitted であり，数日から数週間で症状は自然消退し特異的治療は必要としない. 診断は他の要治療疾患を除外してからとなる.

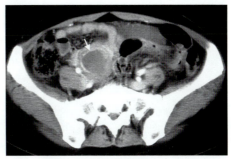

図4 ■ 変性子宮筋腫，腹部造影 CT
矢印部に内部が低吸収域を呈する子宮筋腫を認める.

②（子宮）筋腫捻転 (Leiomyoma torsion)

有茎性の筋腫の場合，捻転もあり得る. 症状や所見は基本的に卵巣捻転と一緒. 違いは臨床所見ではなく，卵巣の場合は早期診断と治療（手術）で卵巣機能温存できるが，筋腫の場合壊死しても吸収されるだけであろうから保存治療可能である.

7 破裂性子宮留膿腫 (Ruptured pyometra)

子宮留膿腫は高齢者の病気で，子宮頸部が閉鎖することによって子宮内腔が膿瘍化することによる. 子宮頸癌に伴う場合も伴わない場合もある. これだけでは無症状か発熱くらいで，通常強い腹痛の原因とはならない. 腹痛が主訴で救急室などに来院するのはこれが破けた場合となる（図5）. 罹患者が高齢者に限られることもあって，破裂→汎発性腹膜炎→敗血症への進展も早い（図6）.

高齢女性の汎発性腹膜炎で消化管穿孔でないとしたら，穿孔性虫垂炎かこの疾患は鑑別に入れたい.

起因菌として嫌気性菌（*Bacteroides*, *Clostridium* 属など）の報告が多いので，ガス産生菌感染によって腹腔内にフリーエアを伴うことがある[19]. このようなケースでは初診時に消化管穿孔として扱われるかもしれない.

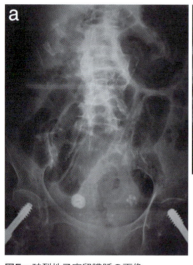
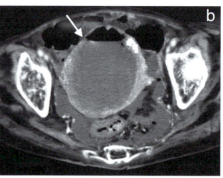

図5 ■ 破裂性子宮留膿腫の画像
a：腹部単純X線，非特異的な腸管の拡張を認めるが，よくみると骨盤腔のX線透過性の低下を認めこの部の腫瘤性病変を示唆する．身体所見が汎発性腹膜炎なら ruptured pyometra は鑑別となる．b：同症例の腹部造影 CT，矢印部に嚢胞状に拡張した子宮を認める．内腔が鏡面形成しているのは gas forming abscess と考えるべき．

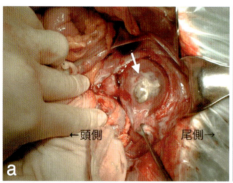
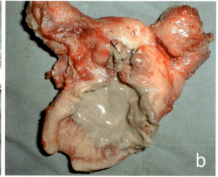

図6 ■ 破裂性子宮留膿腫の肉眼所見
a：術中写真，子宮体部に穿孔を認める（矢印）手術は子宮全摘および両側付属器切除術（TAH + BSO）を行った．b：同症例の摘出標本，内腔に灰色泥状の膿を認める．*Clostridium perfringens* が起因菌であった．

■ 参考文献

1) Anderson FW, Hogan JG, Ansbacher R. Sudden death: ectopic pregnancy mortality. Obstet Gynecol. 2004; 103: 1218-23.
2) Hoover RN, Hyer M, Pfeiffer RM, et al. Adverse health outcomes in women exposed in utero to diethylstilbestrol. N Engl J Med. 2011; 365: 1304-14.
3) Gao H, Yuan T, Ding Y, et al. Primary splenic pregnancy with hemorrhagic shock. J Obstet Gynaecol Res. 2017; 43: 1324-45.
4) Gaitán H, Angel E, Diaz R, et al. Accuracy of five different diagnostic techniques in mild-to-moderate pelvic inflammatory disease. Infect Dis Obstet Gynecol. 2002; 10: 171-80.
5) Sexually transmitted diseases treatment guidelines, 2015. Centers for Disease Control and Prevention. Morbidity and mortality weekly report. Recommendations and reports. 2015; 64: 1-137.
6) Rosen M, Breitkopf D, Waud K. Tubo-ovarian abscess management options for women who desire fertility. Obstet Gynecol Surv. 2009; 64: 681-9.
7) Piton S, Marie E, Parmentier JL. Chlamideia trachomatic perihepatitis (Fitz-Hugh-Curtis syndrome). Apropos of 20 cases. J Gynecol Obstet Biol Reprod (Paris). 1990; 19: 447.
8) Huchon C, Fauconnier A. Adnexal torsion: a literature review. Eur J Obstet Gynocol Reprod Biol. 2010; 150: 8-12.
9) Huchon C, Panel P, Kayem G, et al. Dose this woman have adnexal torsion? Hum Reprod. 2012; 27: 2359-64.
10) Sassso RA. Intermittent partial adnexal torsion after electrosurgical tubal ligation. J Am Assoc Gynecol Laprosc. 1996; 3: 427-30.
11) Houry D, Abbott JT. Ovarian torsion: a fifteen-year review. Ann Emerg Med. 2001; 38: 156-9.
12) White M, Stella J. Ovarian torsion: 10-year erspective. Emerge Med Australas. 2005; 17: 231-7.
13) Vijayaraghavan SB. Sonographic whirlpool sign in ovarian torsion. J Ultrasound Med. 2004; 23: 1643-9.
14) Naiditch JA, Barsness KA. The positive and negative predictive value of transabdominal color Doppler ultrasound for diagnosis ovarian torsion in pediartic patients. J Pediatr Surg. 2013; 48: 1283-7.
15) Kim JH, Lee SM, Lee JH, et al. Successful conservative management of ruptured ovarian cysts with hemoperitoneum in healthy women. PLoS One. 2014; 9: e91171.
16) Togami S, Kobayashi H, Haruyama M, et al. A very rare case of endometriosis presenting with massive hemoperitoneum. J Minim Invasive Gynecol. 2015; 22: 691-3.

17) Torralba MA, Urbanowicz M, Ibarrola C, et al. Acute small bowel obstruction and small bowel perforation as a clinical debut of intestinal endometriosis: a report of four cases and review of literature. Intern Med. 2016; 55: 2595-9.
18) Uwaezuoke S, Udoye E, Etebu E. Endometriosis of the appdendix presenting as acute appendicitis: a case report and literature review. Ethiop J Health Sci. 2013; 23: 69-72.
19) Ikematsu Y, Kitajima T, Kamohara Y, et al. Spontaneous perforated pyometra presenting as pneumoperitonium. Gynecol Obstet Invest. 1996; 42: 274-6.

第5章 知識として知っておくべき疾患・病態

2 腹痛を呈する泌尿器科疾患

Abdominal Pain Related to Urologic Disorder

1 腎血管疾患（Renal vascular disease）

血管性に腎臓が痛くなるのはおもに虚血によるもので，動脈によるものと静脈性のものがある．

1 腎梗塞（Acute renal infarction）

発症率は高くない．36カ月分の腹部CTの観察で0.007%との報告[1]がある．心内膜炎（などの血栓要因）がすでにあって，全身あちこちに梗塞をきたしている一部分としての腎梗塞を経験することがほとんどで，腹痛の原因としての単独の腎梗塞に遭遇する機会は少ない．それだけに概念がないとなかなか診断が難しいかもしれない．

急性のものとしては心疾患（心房細動など）に伴って心原性の塞栓として発症する．症状はsudden onsetでcontinuousの強い側腹部痛で，20%程度悪心嘔吐を伴う[2]．微熱程度の発熱を伴うこともある．身体所見では圧痛はあまりはっきりせず，CVA叩打痛ははっきりしないか，軽度ある程度．血尿はmicroscopicを含めれば多くのケースで認める[3]．血液検査では白血球の上昇，LDHの上昇を認める．

症状と所見（尿も含め）が尿管結石に類似しているため，検索が単純CTのみで行われた場合には見過ごされるかもしれない．炎症反応は通常上昇しているので，熱があって尿中に細菌を認めた場合などは腎盂腎炎とされる可能性もある．腎梗塞を見逃しても，腎臓自体がどうこうということは通常ないが，適切な抗凝固療法が開始されないとさらなる梗塞（次は脳梗塞？　上腸間膜動脈？）の可能性が高いままとなってしまう．

鑑別としては，

- 身体所見が乏しい割に痛みが強い（内臓虚血を示唆する）

- 心房細動（心電図）
- Transaminase の上昇を伴わない LDH の上昇

などがあげられる．確定診断には造影 CT にて楔状の造影不良部を認める．

　腎動脈本幹ではなく分枝が閉塞することが多いため再灌流が必要となることは稀である．治療としては腎梗塞に対してではなく，現疾患としての心房細動に対する抗凝固療法や二次的に生じた高血圧に対する薬物療法が中心となる．

②腎静脈血栓症（Acute RVT: renal vein thrombosis）

　急性の腎静脈血栓症は臨床的には腎梗塞と同じ症状を呈する．すなわち，「左側腹痛/血尿/LDH の上昇」など，違いがあるとすれば発症形式とリスクファクターで，梗塞が突然なのに比して，静脈血栓症ではそこまで急ではない．また，梗塞のリスクが心房細動なのに比べ，静脈血栓症のリスクはネフローゼ症候群である．例外はあると思うがこれらの概念は 1 対 1 対応で覚えておいてよいと思う．血管系の画像（造影 CT など）にまでたどりつけば区別は容易に行える．その前段階として単純 CT や超音波などで acute RVT の場合にはうっ血のため腎のサイズが大きくなっている[4]（腎梗塞ではサイズは変わらない）ことが両者で異なる．

　治療については，抗凝固についても再灌流についても賛否両論のあるところであるのでケースに応じて施設毎に考慮するしかないだろう．

2 尿管結石症（Nephrolithiasis）

結石がつまる場所はおもに 3 カ所

- 腎盂尿管移行部（ここが最も多い）→背部痛
- 腸骨動脈交叉部
- 尿管膀胱移行部→下腹部痛

　典型的な症状は sudden onset, continuous の背部痛もしくは背部痛を伴う下腹部痛で文字どおり「のたうち回るように」痛いこともしばしばである．肉眼的血尿もよく見られ「コーラ色の尿」などと患者さんから表現されることもある．顕微鏡的血尿も合わせると多くは陽性であり尿管結石を推測する手だてとなる．ただし，10〜30％のケースで血尿を認めない[5]ので陰性は否定する材料にはならない．冷や汗や吐き気，嘔吐もしばしば見られるが嘔吐が持続する

ようなら他疾患を考慮した方がよいかもしれない．身体所見としては，CVA叩打痛があり，腹部は圧痛や筋性防御などの所見を有さない．

　かつては単純X線で結石を探したが，尿酸結石など写らないケースや骨と重なって見難いケースなど診断精度が低いため行われなくなった．現在診断のゴールドスタンダードは単純CTとなっている．超音波は簡便かつ低侵襲で使い勝手がよいが術者によって精度が大きく変わってしまう難点がある．

　さて，尿管結石は救急室にくる代表的なcommon diseaseであり典型例の診断に困ることは少ないと思われる．仮に診断できずに見逃したとしても腎臓や体がどうなってしまうわけでもない．長期に尿管が閉鎖されれば患側腎機能低下につながるがすぐの問題ではない．つまり，あえて語弊のある言い方をすれば尿管結石は痛いこと以外はほとんど問題がなく，その痛みも薬でなんとかなるというよりは時間が解決していることの方が多い．では何が重要かというと……

①まずは尿管結石でないのでは？　と考える
　破裂性腹部大動脈瘤，卵巣腫瘍茎捻転，など突然発症し腰痛を起こし得る尿管結石の鑑別疾患には臨床的重要度が高いものが多い．
②熱があるとき
　発熱は尿管結石の際に珍しくないが，尿管結石で閉塞した腎盂が感染する（閉塞性腎盂腎炎：obstructive pyelonephritis）ことがある．これは緊急ドレナージ（尿管カテーテル）を要する外科的感染症であり，適切な治療がない場合に短時間に敗血症，DICへと進展する[6]．
③何か原因があるのでは？
　高カルシウム血症の二次症状として尿管結石が出現する場合がある．さらに，その原因として原発性副甲状腺機能亢進症などが見つかることも！

＊腎盂外尿溢流（Peripelvic extravasation）
　結石で閉鎖したため腎盂圧が上昇してどこかが裂け，腎周囲に尿が漏れ出ることがある．ものすごく痛い．多くは保存的に治癒する（図1）．

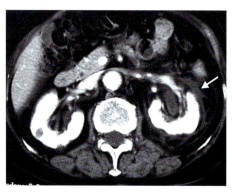

図1 ■ 腎盂外尿溢流の例
左水腎と腎周囲に液の滲み出し（矢印）を認める．

3 腎盂腎炎（Pyelonephritis）

通常は腰痛，背部痛の原因であるが，モデルかアイドルのようにスリムで薄いお腹の若い女性などでは腹痛を訴えることもある．このような体型の場合，双手診で背中に片手を当てがった上で腎臓部を腹壁から圧迫すると圧痛を取りやすい．

注意することは尿管結石の逆で，腎盂腎炎は通常抗菌薬治療に反応する内科疾患だが，結石が原因となっている場合（閉塞性腎盂腎炎：重度の場合には腎盂膿瘍となる）にはドレナージを要する．腎盂腎炎と思った際には水腎になっていないか注意しよう．

  尿管結石で高熱のとき　→　閉塞性腎盂腎炎？
  腎盂腎炎で重症のとき　→　閉塞性腎盂腎炎？

■特殊な腎盂腎炎

1 気腫性腎盂腎炎（Emphysematous pyelonephritis）

基礎に糖尿病があるなどの場合に多く，重症度が高い．以前は腎摘（nephrectomy）の適応といわれてきたが，最近は抗菌薬治療や経皮的ドレナージが主流となり，腎摘はこれによる治癒が困難あるいは反応しない場合などにかぎられている[7]．無論，可能なかぎり腎を温存しようとの意図からである．

いくつかの分類法がある．

表1

分類	腎炎の状態	抗菌薬に追加すべき治療
Class 1	ガスは腎盂のみに存在	
Class 2	実質内にもガスが存在	(膿瘍あれば) 経皮ドレナージ
Class 3A	腎被膜下にガスか膿瘍が存在	リスク小→経皮ドレナージ
Class 3B	ジェロータ筋膜内にガスか膿瘍	リスク大→腎摘
Class 4	両側,または片腎の場合	経皮ドレナージ

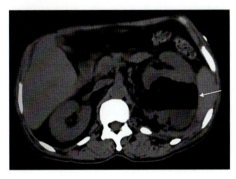

図2 ■ 気腫性腎盂腎炎の例
左腎の背側でジェロータ筋膜内に air fluid level を有する気腫を認める(矢印).この例では左腰筋にまで膿瘍が広がっており,Class 3B と評価された.

① Type 1: 実質にびまん性にガスが広がり,膿瘍形成はしていない
② Type 2: 実質,あるいは周囲にガスを伴う膿瘍形成をしている

　CTによる分類法[8]によると,ガスや膿瘍の分布によって表1のごとくそれぞれに推奨される治療が区分されている(図2).抗菌薬は当然として,尿路に閉塞があれば尿管カテーテルも必要であり,これらに加え膿瘍腔があれば経皮的ドレナージ,それに反応しない場合に腎摘を考慮することになる.

②黄色肉芽腫性腎盂腎炎 (Xanthogranulomatous pyelonephritis)

　腎盂の慢性炎症の一型,繰り返す尿路感染の既往のある中年女性に多い[9].尿管結石と閉塞が起因している場合が多い.発熱・腹痛が主症状となる.尿培養は 25% で陰性との報告がある[10]ので診断に必須ではなく,画像診断を参考とすることが多い.片側性が多く,腎実質破壊が進んでいる点,腎癌との鑑別,などから治療としては腎摘が施行される.

③他に腎の感染症としては

①腎膿瘍: renal abscess
②腎周囲膿瘍: perirenal abscess
③FBN: focal bacterial nephritis

がある．腹痛疾患というよりは発熱や悪寒がメインで腹部に持続する鈍痛があり，消化器症状は伴わないという場合に疑う[11]．FBN は膿瘍の前段階？　といった位置づけであろうか？　画像的に膿瘍形成を認めないが，炎症に局在性のあるもの．腎盂腎炎が尿路感染であるのに比べ，腎膿瘍/FBN は血行性感染もあり，起因菌は *S. aureus* が多い．

4 尿閉 (Urinary retention)

　尿閉もときに強い下腹部痛をきたす．恥骨上部の張りと圧痛から疑って超音波で尿の貯留を確認すれば診断は容易だ．膀胱は球ではなく四角円錐のような形をしているので緊満した際には冠状断（超音波ではプローベを恥骨上で体軸と垂直に当てたとき）では四角く見える．通常の成人では 500mL ほどが尿貯留の限界でこれを超えると尿意はあっても自力排尿が不能の状態に陥ることがある．尿閉は病名ではなく病態であり，その etiology としては

- 前立腺肥大（BPH）
- 前立腺癌
- 骨盤悪性腫瘍
- 神経因性膀胱（urinary incontinence）
- 尿道狭窄（尿道炎の既往）

など．救急室に来院するほとんどは BPH であろう．高度な場合は膀胱容量が通常から増加しており，1L 以上の貯留も珍しくない．
　治療は導尿であるが，細径カテーテルでは腰が弱く入らないことが多いので，挿入困難なときは太めのフォーリーカテーテルを用いるのがよい．1 人で入らないときは助手に直腸診をしてもらい前立腺を腹側に押し上げることによって振り子部を直線化すると入りやすい．また，一度拡張しきってしまった膀胱は機能異常が持続することもあるため 1 回導尿では尿閉を繰り返してしまう可能性がある．夜間の緊急ではフォーリーカテーテルを留置したままお帰りいた

だく方が無難だ．どうしても尿道カテーテルが入らないときは膀胱瘻を施行する．一晩をしのぐだけであれば何も本格的なカテーテルを入れる必要はなく，ロングのサーフロー針（16〜12G）でエコーガイド下に恥骨直上の正中から膀胱を穿刺して留置すればよい．これで当座の時間稼ぎはできるし，一度膀胱内を空にすることによって尿道振り子部の角度が変わって，尿道カテーテルが入りやすくなることもある．

腹痛とは関係ないが……

精神科疾患の患者さんや腰椎麻酔や硬膜外麻酔後の患者さんも神経因性膀胱から尿閉をきたすことがある．

このような患者さんが「しょっちゅう尿が出る」と訴えるときは，尿は十分出ていると考えてはいけない．もし1時間おきくらいの頻尿で1回量が少ないならば，膀胱が拡張しきって収縮できなくなっている（溢流性排尿障害：over flow incontinence）かもしれない．

5 膀胱破裂（Ruptured bladder）

臨床的によく経験するのは次の2通りのパターン．

1 外傷性膀胱破裂

「下腹部を強く打った」という主訴とは限らない．高齢者で前立腺肥大，あるいは神経因性膀胱がある場合，統合失調症で多飲傾向のため，などの理由で膀胱容量が増加していると，本人が腹痛と結びつけないような打撃でも破裂の原因となり得る．酔っていて覚えてないということもある．

緊満した膀胱が破裂して周囲に尿が流出すると腹膜炎の所見となる．穿孔が腹膜外にとどまっていても腹壁に沿って広がってゆくので反跳痛はある．消化器症状は伴わない．このような患者さんの血液検査でBUN・Crが異常に高いからといって腎不全ではない．腹腔内の尿は腹膜から再吸収されて血清BUN・Cr値が上昇する．腹水中のBUN・Cr値を調べればそれが尿であるかどうか判明する（図3）．治療は穿孔が腹膜外にとどまっていれば，フォーリーカテーテルでのドレナージのみで保存治癒が期待でき，腹腔内に穿破していれば外科的に縫合する．

2 放射線性膀胱炎

放射線治療の晩期障害の1つ[12]．障害を受けた膀胱は他の臓器と瘻孔を形

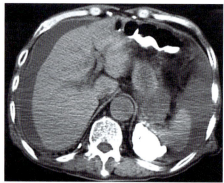
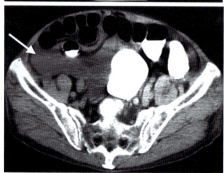
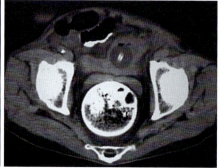

図3 ■ 外傷性膀胱破裂の例
バリウムであろうか？ 消化管内にX線非透過性物質がある．腹水と後腹膜液貯留（矢印）を同時に認め，腹水クレアチニン値が8mg/dLであった（血清値0.9）．

成する場合もあるが，穿孔することもある．典型的には何十年か前に骨盤部に放射線治療を受けた方が消化器症状の乏しい腹痛で来院して下腹部正中を中心に圧痛と反跳痛を有する．画像検査を進めてもこれといって所見がないが，膀胱周囲に腹水がある……というようなときにこの病態を疑う．放射線治療の病歴がないと疑いようがないので，子宮癌（あるいは直腸癌）手術と聞いたら必ず放射線治療の有無はチェックする習慣をつけておこう．外傷性と異なり，腹腔内に穿破しているからといって安易に手術はできない．放射線性障害のある臓器はきわめて脆く縫合不全も高率に発生する．尿はドレナージさえ効けば漏れ続けていても病状悪化につながらないので，腹腔内に大量に溜まるようなら経皮ドレナージを考慮すべき．周囲は強い癒着で腹腔内とはいえフリーのスペースはあまりないので尿道ドレナージだけで十分なことも多い．外傷性膀胱破裂に準じて考えなくてもよいかもしれない．障害を受けた膀胱は常日頃から膀胱炎を繰り返していて細菌性感染を併発している可能性も高い．

6 尿膜管洞/囊胞（Urachal sinus/cyst）

　尿膜管遺残には，尿膜管開存（patent urachus），尿膜管洞（urachal sinus），尿膜管囊胞（urachal cyst）があるが，尿膜管開存は臍部から尿の溢流があるため乳児期に診断がつく．腹痛の原因となり得るのは尿膜管洞と尿膜管囊胞で，ともに外表からではわからないため化膿病変となってはじめて発見されることになる（図4）．

　発症は20歳くらいの若年者に多い．臍から膀胱へ向かう方向に圧痛と発赤がある．尿膜管洞では臍から膿が出てわかることもある．診断には超音波がよく[13]，急性期はドレナージで治療して繰り返しの予防のため待機的に切除を行う[14]．遺残尿膜管は発癌性も指摘されており，遺残部はすべて切除するよ

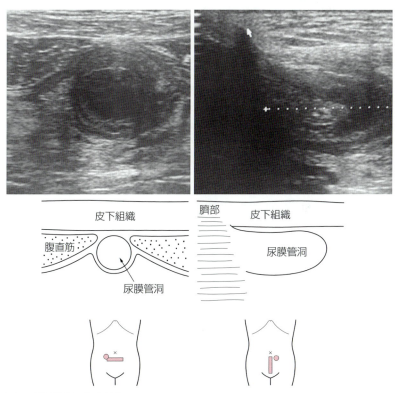

図4 ■ 尿膜管洞の超音波像
左：短軸像，右：長軸像　下腹部正中の腹膜に接する位置に壁構造を有する管腔構造として認める．感染時に施行されたものなので，壁肥厚も認める．

うにとの意見もあるが，その根拠は十分とはいえない[15]．

■**参考文献**

1) Korzets Z, Plotkin E, Bernheim J, et al. The clinical spectrum of acute renal infarction. Isr Med Assoc J. 2002; 4: 781-4.
2) Bourgault M, Grimbert P, Verret C, et al. Acute renal infarction: a case series. Clin J Am Soc Nephrol. 2013; 8: 392-8.
3) Hazanov N, Somin M, Attali M, et al. Acute renal embolism. Forty-four cases of renal infarction in patients with atrial fibrillation. Medicine (Baltimore). 2004; 83: 292-9.
4) Llach F. Hypercoagulability, renal vein thrombosis, and other thrombotic complications of nephrotic syndrome. Kidney Int. 1985; 28: 429-39.
5) Press SM, Smith AD. Incidence of negative hematuria in patients with acute urinary lithiasis presenting to the emergency room with flank pain. Urology. 1995; 45: 753-7.
6) Tambo M, Okegawa T, Shishido T, et al. Predictors of septic shock in obstructive acute pyelonephritis. World J Urol. 2014; 32: 803-11.
7) Somani BK, Nabi G, Thorpe P, et al. Is percutaneous drainage the new gold standard in the management of emphysematous pyelonephritis? Evidence from a systematic review. J Urol. 2008; 179: 1844-9.
8) Huang JJ, Tseng CC. Emphysematous pyelonephritis: clinicoradiological classification, management, prognosis, and pathogenesis. Arch Intern Med. 2000; 160: 797-805.
9) Chuang CK, Lai MK, Chang PL, et al. Xantograhulomatous pyelonephritis: experience in 36 cases. J Urol. 1992; 147: 333-6.
10) Malek RS, Elder JS. Xantogranulomatous pyelonephritis: a critical analysis of 26 cases and of the literature. J Urol. 1978; 119: 589-93.
11) Lee BE, Seol HK, Kim TK, et al. Recent clinical overview of renal and perirenal abscesses in 56 consecutive cases. Korean J Intern Med. 2008; 23: 140-8.
12) Addar MH, Stuart GC, Nation JG, et al. Spontaneous rupture of the urinary bladder: a late complication of radiotherapy—case report and review of literature. Gynecol Oncol. 1996; 62: 314-6.
13) Widni EE, Hölwarth ME, Haxhija EQ. The impact of preoperative ultrasound on correct diagnosis of urachal remnants in children. J Pediatr Surg. 2010; 45: 1433-7.
14) Naiditch JA, Radhakirishnan J, Chin AC. Current diagnosis and management of urachal remnants. J Pediatr Surg. 2013; 48: 2148-52.
15) Gleason JM, Bowlin PR, Bagli DJ, et al. A comprehensive review of pediatric urachal anomalies and predictive analysis for adult urachal adenocarcinoma. J Urol. 2015; 193: 632-6.

― 第5章 知識として知っておくべき疾患・病態 ―

3 小児の腹痛

Acute Abdomen Related to Pediatric Disease

1 急性虫垂炎 (Acute appendicitis)

　小児の腹痛で大事なものは急性虫垂炎と腸重積．誤解を恐れずにいってしまえば，「3歳以下は腸重積，3歳以上は虫垂炎」さらにいえば，腸重積の場合は本人が自分で「腹が痛い」とはっきり伝えられない年齢であることが多いので結局腹痛でケアすべきは虫垂炎だけかもしれない??
　小児だからといって虫垂炎には違いないのだが，いくつか特徴がある．

1 発症年齢

　乳幼児には極端に少ない，5歳以下は小児虫垂炎の5％以下で[1]，学童期以降に多くなる．

2 穿孔の頻度

　健康成人に比して穿孔率が高いとの意見がある[2]．診断が難しい，発症から穿孔までの期間が短いなどの説明がされている．その一方で症状が非典型的なため，早期に受診しているにもかかわらず見逃されて時間が経っているケースもある．

3 診断の方法

　よほど太ってない限り超音波がよい．被曝の問題からCTはなるべくは避けたい．まず超音波で調べて判断がつかない場合にCTに進むという手順が一般的だが[3]，必ずしもCTの方がよく見えるとは限らない．CTは客観性に富み全体視ができる反面，小範囲の空間分解能は超音波に劣る．小さな体格でスリムな小児の右腸骨窩の腹腔の厚みなどときに1〜2cmほどしかなく，この部の軟部組織をCTで解像するのは必ずしも容易ではない．超音波では容易に見える虫垂がCTでは指摘できないということも小児ではあり得る（図1）．超音

波検査は術者の技量に依存するので，CT を撮影する前に経験ある超音波医や技師に依頼するというのも有効なオプションであろう．

4 見逃しについて

早期に見逃されているほとんどが，「胃腸炎」か「便秘」と診断されている．したがって，これらの診断名をつけることを一切やめれば相当数見逃しが減ると思われるので以下にそのポイントを示す．

① （胃腸炎は単一の疾患でないので）診断は胃炎か腸炎かのいずれかにする．
② 初期診断に胃炎，腸炎を用いることはしない．
③ 急性ウイルス性腸炎と診断するならば主症状である下痢を伴うときのみにする（無論下痢のない腸炎だってあるが，こちらを外しても大事にならない）．
④ 便秘はあくまで慢性の病歴があるものに対してのみ診断し，急性腹痛に対する診断名には用いない（排便習慣の確立してない乳幼児は例外）．
⑤ X 線で便が充満してても大腸の拡張がなければ異常ではない．
⑥ 単一の疾患名として診断できなかった腹痛は翌日再診とする．

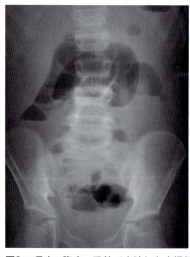
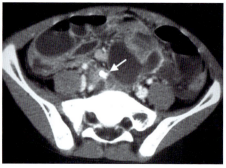

図1 ■ 嘔吐，腹痛，発熱で来院した小児例
胃腸炎と初診され，X 線（左）撮影後イレウスと診断名が変わり入院し，手術までに時間を要した穿孔性虫垂炎の例．初診時に CT（右）撮影されているが虫垂そのものを指摘するのは難しい（ただし，糞石が写っている；矢印）．体の小さい小児では CT では虫垂を捉えられないことは珍しくない．穿孔例はさらに難しくなることも……

見逃すこと自体が悪いこととは思わないし，見逃しをゼロにしようとすることがいいこととも思わない（なくなるはずのないものをなくそうとする努力は隠蔽にしかつながらない）．我々ができること，目指すべきは「見逃しを減らす」ことである．

2 腸重積（Intussusception）

いろいろなパターンはあるが（第4章 3 腸重積参照），小児腸重積は通常 lead point となる腫瘍などは存在せず，回腸末端が上行結腸へと入り込む ileo-colic のパターンをとる．

1 腸重積の病歴と身体所見（History & Physical examination）

典型的には acute onset intermittent な腹痛を呈するが，「腹痛」という語は必ずしも前面には出ない．乳幼児がほとんどであるため自分で腹痛を訴えられずいわゆる「間欠的啼泣」「どうやらお腹が痛いようだ？」が主となる（60％が1歳未満，80〜90％が2歳未満[4]に発症する）．

その intermittent crying だが，通常15〜20分おきに繰り返す．細かいことをいえばこれは腸重積の症状ではなく"腸閉塞"の症状である（蠕動のタイミングで痛みが出現する）．スイッチが切り替わったように間欠期では元気に遊んだりするのでこの間に診察した際が pitfall となる．間隔は次第に短くなり，痛みは次第に強くなるのが特徴である．腸閉塞なので嘔吐もあるが，初期は非胆汁性嘔吐（ミルクや食物残渣）．逆に腸重積で胆汁性嘔吐があれば時間経過していることを意味し危険なサインといえる．

以上は重積の症状ではなくあくまで"腸閉塞"の症状．腸重積の初期の症状＝腸閉塞の症状と考えてよい．重積そのものの症状は腫瘤と血便だ．泣いているときはなかなか触れ難いが，右上腹部に腫瘤を触れる（回盲部と思って右下腹部を探ってもその部は重積で先進してすでにそこにはない．先進部は右上腹部にあり，正中まで進むことも珍しくない）．有名な currant-jelly だがなぜイチゴジャムかというと，通常重積を起こすとそれより肛門側の便は早期に排出されて大腸は空になる．この状態で浣腸すると重積部からの出血が大腸粘液に混じってこのようになる（図2）．出現率は15％ほど．大事なことはイチゴでもジャムでもなく「血便の有無」のみ（血であれば赤でも黒でも褐色でも意味は同じ）．70％に血便あるいは便鮮血を認めるので，あやしいときにオムツについた便で鮮血を調べるのはムダではない．

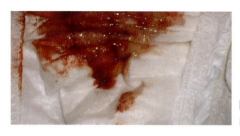

図2 ■ 腸重積患児の血便
典型的なイチゴジャム？

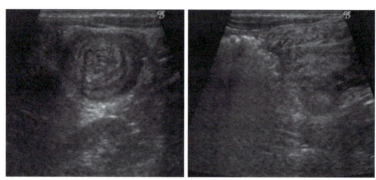

図3 ■ 超音波
左は短軸像，いわゆるターゲットサインを呈している．よく見ると3層であることがわかる．
右は長軸像，図の左側には内腔にガスが見えており先進部を捉えている像であることがわかる．

② 腸重積の検査と診断 （Examinations & Diagnosis）

　疑って超音波検査を行えば診断はほとんどつく，技量のある人が施行すれば感度特異度ともにほぼ100%[5]．腹部単純X線も読影能力があればまったくのuselessではない．単純X線にて右腎の位置に見えるX線透過性の高いリング構造「= target sign」が診断に有用とのこと[6]（図3）．基本的に小腸閉塞なので，「小腸ガスが目立ち大腸ガスが消失している」点が読めれば強く腸重積を疑う所見といえる．この年代で腸閉塞を呈する疾患など腸重積をおいて他にない（先天的な腸閉塞ならばすでに有症状化している）．浣腸すること自体に検査的意味はないので積極的に施行する意義は低いであろう．血便かどうかが知りたいわけなので，潜血のチェックでよいのでは？　グリセリンと血便を混ぜてイチゴジャムをつくらなくてもよい気がする．

3 腸重積の治療（Strategy）

　古典的にはバリウムを用いた浣腸が行われたが，現在は空気整復が一般的になっている．透視による被曝を懸案して超音波下で温水整復も行われている．成功率は60～90％で，整復不能となるのは乳児（とくに3カ月未満）/5歳以上/すでに腸閉塞が顕著化しているなどのケースに多い．整復での穿孔は1％以下といわれている．いずれにせよ，外科のバックアップ体制のもとに施行するべきであり整復不能や穿孔してからバタバタするようなことは危険だ．

　報告では整復成功後10％くらいに再発があるとのことだが，この際も初発と同様に治療を行う．繰り返すこと自体は手術適応にはならない．

　＊病名について

　　あだ名は「インバギ」となっているが，この語源と思われる「invagination」は「襞などが内側に入り込んだ様」であり病名を表す語ではない．用法として間違ってはいないが……意味は「重積」ではない．

3 上腸間膜動脈症候群（SMA syndrome）

　痩せ形の体型では腹部大動脈と上腸間膜動脈とがなす角度が急峻なためこれに挟まれる十二指腸水平脚で閉塞をきたし胃・十二指腸が膨満して痛み・吐き気・嘔吐の原因と説明されている．同様な機序で腹部大動脈と上腸間膜動脈に左腎静脈が圧迫うっ血し，無症候性血尿をきたす"nuts cracker syndrome"もある．

　この疾患にはいくつか問題点があり存在自体を否定する意見もある[7]．通常腹部大動脈と上腸間膜動脈のなす角は38～65°で，その距離は10～28mm程度である．これがSMA症候群では25°以下あるいは8mm以下になるという説明もある[8,9]．しかし，この角度あるいは距離以下の体型だからといって発症する訳ではない．そもそも十二指腸水平脚は腸閉塞の際も拡張していることは少ない．仰臥位ならなおさらであろう．十二指腸水平脚で閉塞（おそらくは完全閉塞でない）している画像を仰臥位で捉えたからといって直ちにこの診断名に至るのは正直いただけない．近位空腸の炎症で同様の所見となることは容易に想像がつく．体型が起因しているならば，平常から問題となってなくてはならないのにほとんどは一過性で，特別な介入なく軽快していることも説明がつかない．物理的な問題なら腹臥位で解除されるはずだがそこまで明瞭に反応するわけでもない．個人的には臨床現場でSMA症候群とされているほとんど

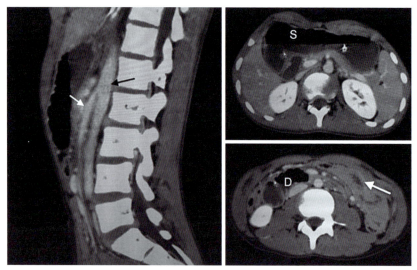

図4■いわゆる SMA 症候群と診断された例
左図の矢状断 CT では大動脈（黒矢印）と上腸間膜動脈（白矢印）がきわめて小さい角度をなしている．右図上下の水平断 CT では拡張した胃（S）と拡張した十二指腸水平脚近位部（D）を認める．ただ，派手なこちらに目が行きがちだが，近位空腸は壁肥厚を認めている（矢印）．

は"痩せ形の小児の上位空腸の炎症"が正体ではないかと推測している（図4）．多くの場合，急性期の嘔吐以上には進展せず，疾患自体があるのかないのかという議論もあまり意味がない．救急の現場ではこういった特異な疾患名をあげるメリットは少なく，現時点で治療介入しなくてはならない疾患をしっかり診断することであろう[10]．SMA 症候群と診断された症例を厳密にレビューしてみたところ，最終的に診断されたのは 15％程度であったとの報告もある[10]．SMA 症候群と紹介されて虫垂炎だったことも筆者は経験している．

　ちなみに，腹腔動脈症候群（celiac syndrome）という疾患もあり，こういったマニアックな知識はほどほどにしておいた方がよいかもしれない．

4 先天奇形に伴う腹痛

　腹痛診療にかぎらず，小児診療では必ず先天性疾患の存在を頭の片隅にはおいておきたい．頻度的には腹部臓器では腎・泌尿器の奇形が最も多い．馬蹄腎では 20％に尿路結石を伴う[11]．重複尿管の一方が盲端であった場合には尿路感染（VUR: vesico ureteral reflux に伴う）からの痛みとして初診となることもある[12]．

新生児期・乳児期に症状が顕著化せずに成長してから発見される先天異常に伴う腹痛もある．腸回転異常症（に伴う中腸軸捻転）が大人になってから見つかることも報告数をみるかぎりではびっくりするほど珍しくはない[13]．メッケル憩室は乳幼児期では下血で発症して通常腹痛の原因とはならないが，学童期以降では下血の原因となることは稀で腹痛の原因となり得る．腹痛を起こし得る機序の1つはメッケル憩室炎．その他にはメッケル憩室と臍の間に遺残した索状物が腸閉塞となったり，炎症を起こしたメッケル憩室の先端が腸間膜などに癒着することによってバンドが形成されて腸閉塞となることがある[14]．

5 異物に伴う腹痛

子供は何でも口に入れてしまう．嚥下した異物によるトラブルも小児に特徴的な問題であろう．ただ，飲み込んだ異物が腹痛の原因となることは少ない．硬貨はしばしば食道に引っかかるが，胃内まで飲み込んだ場合にはほとんどのケースで自然排出が期待できる．したがって，ひとたび胃まで入ったならばアルカリ電池など腐食性のものでなければ治療介入することはない．磁石は1個ならば問題ないのだが，2個以上の見込んだ場合に腸管を挟んで磁石同士がくっつくと瘻孔形成してしまうことがあり注意を要する[15]（これを応用した瘻孔作成術なるものも存在する）．一方，針のように先端が鋭利な異物の場合には摘出せざるを得ないこともある．

6 各種捻転

腸回転異常に伴う中腸軸捻転は生後すぐの発症で気づくことが多いが，この時期に気づかず幼少期になってから，あるいは成人になって気づくこともある．腸間膜茎がもともと細い場合には腸回転異常がなくとも小腸軸捻転が起こり得る[16]．卵巣捻転は女性ならばどの時期でも可能性がある．精巣捻転は本人の訴えが「腹痛」のことがあるので注意を要する．

"捻転"は小児の腹痛の1つのキーワードであろう．

7 全身性疾患に伴うもの

腹痛を訴えるが腹部がメインでないものとして，流行性耳下腺炎（軽度の膵炎を合併することがある），猩紅熱（A群溶連菌感染），Henoch-Schönlein紫斑病，糖尿病など．

■参考文献

1) Graham JM, Pokorny WJ, Harberg FJ. Acute appendicitis in preschool age children. Am J Surg. 1980; 139: 247-50.
2) Lee SL, Stark R, Yaghoubian A, et al. Does age affect the outcomes and management of pediatric appendicitis? J Pediatr Surg. 2011; 46: 2342-5.
3) Garcia Peña BM, Mandl KD, Kraus SJ, et al. Ultrasound and limited computed tomography in the diagnosis and management of appendicitis in children. JAMA 1999; 282: 1041-6.
4) Mandeville K, Chien M, Willyerd FA, et al. Intussusception: clinical presentation and imaging characteristics. Pediatr Emerg Care. 2012; 28: 842-4.
5) Hryhorczuk AL, Strouse PJ. Validation of US as a first-line diagnostic test for assessment of pediatric ileocolic intussusception. Pediatr Radiol. 2009; 39: 1075-9.
6) Ratcliffe JF, Fong S, Cheong I, et al. Plain film diagnosis of intussusception: prevalence of the target sign. AJR Am J Roentgenol. 1992; 158: 619-21.
7) Cohen LB, Field SP, Sachar DB, The superior mesenteric artery syndrome. The disease that isn't, or is it? J Clin Gastroenterol. 1985; 7: 113-6.
8) Neri S, Signorelli SS, Mondati E, et al. Ultrasound imaging in diagnosis of superior mesenteric artery syndrome. J Intern Med. 2005; 257: 346-51.
9) Unal B, Aktaş A, Kemal G, et al. Superior mesenteric artery syndrome: CT and ultrasonography findings. Diagn Interv Radiol. 2005; 11: 90-5.
10) Hines JR, Gore RM, Ballantyne GH. Superior mesenteric artery syndrome. Diagnostic criteria and therapeutic approaches. Am J Surg. 1984; 148: 630-2.
11) Satav V, Sabale V, Pramanik P, et al. Percutaneous nephrolithotomy of horseshoe kidney: our institutional experience. Urol Ann. 2018; 10: 258-62.
12) Rao KG. Blind-ending bifid ureters. Urology. 1975; 6: 81-3.
13) Butterworth WA, Butterworth JW. An adult presentation of midgut volvulus secondary to intestinal malrotation: a case report and literature review. Int J Surg Case Rep. 2018; 50: 46-9.
14) Sumer A, Kemik O, Olmez A, et al. Small bowel obstruction due to mesodiverticular band of Meckel's diverticulum: a case report. Case Rep Med. 2010. doi:10.1155/2010/901456.
15) Blevrakis E, Raissaki M, Xenaki S, et al. Multiple magnet ingestion causing intestinal obstruction and entero-enteric fistula: which imaging modality besides radiographs? A case report. Ann Med Surg. 2018; 30: 29-33.
16) Chung JH, Lim GY, We JS. Fetal primary small bowel volvulus in a child without intestinal malrotation. J Pediatr Surg. 2013; 48: e1-5.

第5章 知識として知っておくべき疾患・病態

4 肝疾患に関連した腹痛
Acute Abdomen Related to Liver Disease

1 急性アルコール性肝炎（Acute alcholic hepatitis）

　通常のウイルス性肝炎と異なり，ときに強い痛みの原因となる[1]．アルコール多飲者が黄疸と上腹部痛にて来院した際の鑑別の1つ．消化器症状は乏しいが微熱程度の発熱はしばしば見られる．身体所見では黄疸（通用軽度），肝腫大と圧痛・右側胸部の叩打痛，肝臓部の動脈性雑音（bruit）などを認める[2]．血液検査ではAST・ALT・γGTP・白血球・INRの上昇など，ASTは高度上昇にはならず，AST/ALT＞2となることを特徴とする．

　アルコール性にかぎらないが腹痛をきたす急性肝炎はしばしば"胆嚢炎"として外科に紹介される．実際画像を見ると胆嚢壁が肥厚している．これは，急性肝炎では肝臓が浮腫性変化を起こすが，肝臓は浮腫液が溜まる疎な結合織がほとんどない．とくに被膜下はすぐ肝実質となっており液貯留をきたしようがない，こうした浸出液は肝皮膜と連続した部位で唯一疎な結合織を有する胆嚢周囲に溜まる．ホンモノの胆嚢炎との違いは，慢性アルコール中毒症の病歴，黄疸の存在，圧痛範囲が胆嚢を越えて広いこと，肝酵素の上昇などに加えて画像所見では胆嚢内腔自体はさほど緊満していないこと，肥厚している壁はおもに漿膜下であること，肝内のグリソン鞘にも浮腫性変化を認めること，などから鑑別できる．

　同様の急性肝炎あるいは画像上胆嚢壁肥厚（漿膜下浮腫）をきたすものとして

　①薬剤性肝炎（アジスロマイシンなど）
　②SLE
　③川崎病
　④うっ血肝（腹痛は伴わない）

などがある（第2章 6 胆石症/急性胆嚢炎参照）．

2 原発性細菌性腹膜炎（SBP: Spontaneous bacterial peritonitis）

　基礎に肝硬変がある場合に罹患する疾患，重症ほど可能性が高くMELDスコアが高い場合に，よりハイリスクとなる．発熱および腹痛が主症状で，限局性のない圧痛と反跳痛を腹部全般に認める．
　腹水の検査としては

- 培養
- 細胞数と分画
- グラム染色
- アルブミン
- 蛋白
- グルコース
- LDH
- アミラーゼ
- ビリルビン

を提出する．細胞数：PMN（多核白血球）＞250か，あるいは培養陽性であり，二次性の腹膜炎が否定できた場合に確定診断となる．検出率を上げるために，腹水は最低20mL以上採取してベッドサイドですぐに嫌気好気性の血培ボトルそれぞれに10mL以上注入する[3]．起因菌としては，*E.coli*, *Klebshella pneumoniae*, *Streptococcus pneumoniae* などが多い．治療は第3世代セフェムがよく使われている．

　肝硬変の腹痛で腹膜刺激症状があり，かつ腹水細胞数PMN＞250だからといってSBPとはかぎらない．実は虫垂炎であったとか，実は消化管穿孔であったなどとならないように，二次性腹膜炎を否定することが，SBPの診断において最重要事項といえる．グラム染色はめんどくさくても行った方がよい．陽性率が10～20％と低いが，SBPならばmonomicrogram（単一菌）であるのに対し，polymicrogram（多種菌が混在）ならば二次性腹膜炎を疑うことになる．検出率が低いからといって遠心分離をしてから検鏡をするメリットはないとされている[4]．腹水生化学において，

- 腹水ビリルビン＞6mg/dL かつ腹水ビリルビン/血清ビリルビン＞1.0
- 腹水蛋白＞1g/dL，腹水糖＜50mg/dL，LDH＞血清上限値

なども消化管穿孔を疑う所見となる.
Primary bacterical peritonitis
　文献などでしか見かけない疾患名なのでどこまで疾患概念が確立しているのか定かでないが,"ベースに肝硬変があって起因菌が腸内細菌で"といういわゆる SBP とは若干 clinical presentation が異なる原発性腹膜炎に遭遇することがある. A 群溶連菌などの連鎖球菌を起因菌とする報告が多くしばしば重症化する[5]. 小児のネフローゼ症候群に合併することで知られている[6]. 成人ではアルコール中毒者などの栄養・免疫低下者に見られるが,健康者での報告もある[7]. 汎発性腹膜炎として試験開腹したが臓器には所見が見られなかったという negative laparotomy での報告を散見する. その際の初期診断は虫垂炎が多い[8].

3 破裂性肝細胞癌（Ruptured HCC）

　HCC があるとわかっている場合に, sudden onset の腹痛で来院してショックであったら真っ先に疑う疾患. 破裂するには腫瘍はかなり大きなサイズになっていることが多く[9], 逆にいうとそこに至るまで未診療で初診で来院することも稀ではない（慢性アルコール中毒者など). 肝癌患者さんが多い本邦では念頭におくべき疾患であろう. ウイルス性肝炎の診断や治療の進歩により将来的には遭遇率が下がることが予想される. 造影 CT にて造影剤の漏出を認めれば診断は容易だが, 病歴と腫瘍の存在かつ血性腹水を証明すれば診断には十分と思われる.
　経皮的動脈塞栓術（TAE）で治療することになるが, 肝硬変が進んでいる場合には血が止まっても動脈塞栓による肝機能低下が危惧されるので安心できない. この出来事が人生の最期（terminal event）となってしまうことも珍しくない. 比較的肝機能が保たれ, 腫瘍はさほど大きくないが表面近くにあったため出血した……という場合が比較的よい治療適応といえる.

4 肝膿瘍（Liver abscess）

　発熱精査で発見されることが多いので, 腹痛は主訴にはなり難いが 50％程度で何らかの腹部症状を自覚しており, 右季肋部痛として表現されることがある[10]. 肝実質は基本的に無痛で, 痛みを感じるのは肝被膜なので, 膿瘍が表面に近くないと自覚症状が出難い. よく細菌性とアメーバ性に区分されているが, アメーバの場合内容物は原虫の囊体であるので厳密には膿瘍ではない. 先

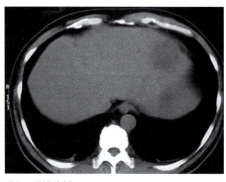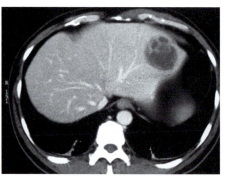

図1 ■ 肝膿瘍例
左図：単純CT，右図：造影CT．明瞭さに格段の違いがある．

行する結腸憩室炎など，何らかの疾患が起因しているはずだが原因疾患を特定できないことも多い．

原因が明らかな二次性としては，

- ラジオ波焼灼術：RFA（とくに開腹で行った場合）
- 動脈塞栓術：TAE後
- 外傷後
- 周囲からの波及（胆嚢周囲膿瘍からの波及/結腸癌の穿通　など）

膿瘍部と正常部のCT値は比較的近いので，単純CTでは思わぬ見逃しもあり得る．疑った場合には造影CTがよい（図1）．時間経過した膿瘍（maturated abscess）は内部構造（グリソン鞘）が破壊されて膿汁が貯留するので，超音波所見でエコーフリースペースや低エコー域が明瞭となって診断が容易だが，発症早期のものは高エコー域として捉えられることがあり，腫瘍との区別が難しい．治療は経皮的ドレナージ術が主だが，サイズが小さいなどケースによっては薬物療法での治癒も望める．

5 肝硬変合併症と腹痛

肝硬変でしかかからない，あるいは肝硬変例にとくに目立つといった疾患群がある．肝硬変罹患者が腹痛できたら考えてよい疾患群として，

① 原発性細菌性腹膜炎（SBP）：前出
② 胆石症：出血傾向のせいか？　併存率は高い

③嵌頓ヘルニア（臍ヘルニア，鼠径ヘルニアなど）
④ビブリオ感染症

などがある．*Vibrio vulnificus* による感染症．海産物の生食で腸炎から重度の敗血症となる致死率は〜40％と高い[11]．この疾患自体は他に体表から侵入し重症軟部組織感染症の表現型をとることもあり，いずれにせよ肝硬変がないと起き難い．

■ 参考文献

1) Mathurin P, Lucey MR. Management of alcoholic hepatitis. J Hepatol. 2012; 56: S39-45.
2) Akriviadis E, Botla R, Briggs W, et al. Pentoxifylline improves short-term survival in severe acute alcoholic hepatitis: a double-blind, placebo-controlled trial. Gastroenterology. 2000; 119: 1637-48.
3) Runyon BA, Antillon MR, Akriviadis EA, et al. Bedside inoculation of blood culture bottles with ascitic fluid is superior to delayed inoculation in the detection of spontaneous bacterial peritonitis. J Clin Microbiol. 1990; 28: 2811-2.
4) Runyon BA, Canawati HN, Akriviadis EA. Optimization of ascitic fluid culture technique. Gastroenterology. 1988; 95: 1351-5.
5) Abellán I, González A, Selva Cabañero P, et al. Primary peritonitis by *Streptococcus pyogenes*. A condition as rare as it is aggressive. Rev Esp Enferm Dig. 2016; 108: 231-2.
6) Teo S, Walker A, Steer A. Spontaneous bacterial peritonitis as a presenting feature of nephrotic syndrome. J Pediatr Child Health. 2013; 49: 1069-71.
7) Blevrakis E, Anyfantakis D, Blevrankis E, et al. Primary bacterial peritonitis in a previously healthy adolescent female: a case report. Int J Surg Case Rep. 2016; 28: 111-3.
8) Brase R, Kuckelt W, Manhold C, et al. Spontaneous bacterial peritonitis without ascitis. Anasthesiol Intensivmed Notfallmed Schmerzther. 1992; 27: 325-7.
9) Yoshida H, Mamada Y, Taniai N, et al. Spontaneous ruptured hepatocellular carcinoma. Hepatol Res. 2016; 46: 13-21.
10) Rubin RH, Swartz MN, Malt R. Hepatic abscess changes in clinical, bacteriologic and therapeutic aspects. Am J Med. 1974; 54: 601-10.
11) Mead PS, Slutsker L, Dietz V, et al. Food-related illness and death in the United States. Emerg Infect Dis. 1995; 5: 607-25.

第5章 知識として知っておくべき疾患・病態

脾疾患

Acute Abdomen Related to Splenic Disease

　脾臓は通常腹痛の原因臓器にはなり難い．腹痛の原因臓器としてはじめから脾臓を考えるのはあまりよいアプローチとはいえないだろう．ただし，いくつかの限定された条件化で下記のような疾患があることは知っておこう．

1 脾梗塞（Splenic infarction）

　Sudden onset, continuous の強い左側腹部痛を生じ得る．通常消化器症状や発熱は伴わない．原因としての基礎状態は心房細動が最頻で60％程度を占め，その他感染症（心内膜炎など）・自己免疫疾患などがある[1]．このため，脾梗塞を発見したら，それらの原因疾患の検索が必要となる（図1）．

　梗塞脾そのものに対する治療適応はなく，心房細動があった場合にはさらなる塞栓を防ぐ目的で抗凝固療法が適応となる．

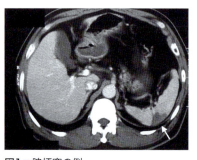

図1 ■ 脾梗塞の例
造影CTにて楔状の造影不良部分(矢印)を認める．

2 脾破裂（Splenic rupture）

　Sudden onset, continuous の左腹痛．出血量によってはショックとなる．外傷で経験することがほとんどであるが，脾腫をきたす疾患（伝染性単核症[2]／血液腫瘍など）や妊娠に伴った[3] 自然破裂（spontaneous rupture）が報告されている．報告ではこれと混同されている可能性もあるが，脾臓関連疾患では妊婦の脾動脈破裂も散見する．

3 脾膿瘍（Splenic abscess）

　先行する感染性心内膜炎があり菌塊の塞栓で二次的に脾膿瘍を発症する[4]（septic emboli）．稀に周辺臓器の感染からの波及によっても起こり得る（大腸・左腎・膵など）．結腸脾弯曲部の癌が穿通したことによって脾膿瘍を形成した例が報告されている[5]．症状は敗血症の様相を呈し，高熱と悪寒戦慄を伴い，局所症状として左上腹部に自発痛・圧痛を認める．診断は超音波および腹部CT（造影）にて行う（図2）．

　原疾患の治療が第一であり，脾膿瘍に対しては保存的/経皮的ドレナージ/摘脾などでケース毎に考慮する．

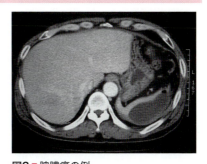

図2 ■ 脾膿瘍の例
脾内にガスを含む低吸収領域（＝膿瘍）を認める．

4 迷走脾（Wandering spleen）

　脾茎部の自由度が高いために，脾臓が腹腔内で位置変化をしてしまうことにより腹痛を生じる．ときに捻転を起こすこともある[6]．

■参考文献

1) Schattner A, Adi M, Kitroser E, et al. Acute splenic infarction at an academic general hospital over 10 years: presentation, etiology, and outcome. Medicine (Baltimore). 2015; 94: e1363.
2) Bartlett A, Williams R, Hilton M. Splenic rupture in infectious mononucleosis: a systematic review of published case report. Injury. 2016; 47: 531-8.
3) Elghanmi A, Mohamed J, Khabouz S. Spontaneous splenic rupture in pregnancy. Pan Afr Med J. 2015; 21: 312.
4) Johnson JD, Raff MJ, Barnwell PA, et al. Splenic abscess complicating infectious endocarditis. Arch Intern Med. 1983; 143: 906-12.
5) Awotar GK, Luo F, Zhao Z, et al. Splenic abscess owing to cancer at the splenic flexure: a case report and comprehensive review. Medicine (Baltimore). 2016; 95: e4941.
6) Mohseni M, Kruse BT, Graham C. Splenic torsion: a rare cause of abdominal pain. BJM Case Rep. 2018. doi: 10.1136/bcr-2018-224952.

第5章 知識として知っておくべき疾患・病態

大網・腸間膜の疾患

Omentum & Mesentery

1 大網捻転（Omental torsion）

分類としては primary と secondary があり，primary はとくに併存疾患がないもの，secondary は鼠径ヘルニア*・術後の癒着・腫瘍などの併存疾患が捻転に関与しているものと定義されている．以下には primary についての一般的な事項を示す．男女比は2：1で男性，40〜50歳代に発症することが多い．発症は右側に多く，これは右側の大網が左に比して volume が多く自由度も高いためとされている．

通常発熱や消化器症状を伴わず，身体所見では局所に圧痛と反跳痛を認めるが右側腹部〜下腹痛であった場合には虫垂炎が常に鑑別になる[1]．というより，虫垂炎を疑ったのだが症状が弱く虫垂の腫大がはっきりしないというのが典型例であろう．捻転した大網が上行結腸の腹側にあれば結腸憩室炎との診断となることもあるかもしれない．結局疾患自体は捻転部が壊死してもしなくても自然と軽快する（self limited disease）ので，診断がはっきりしないまま他の診

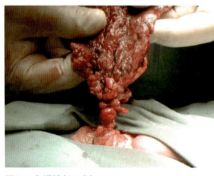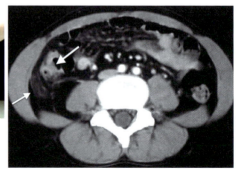

図1 ■ 大網捻転の例
左図は手術所見，捻転とその末梢側大網の血流障害を認める．右図はこのケースの術前 CT．上行結腸の肥厚に目が行きがちであったが，その右外側に大網と思われる脂肪織があり，他より CT 値が上昇している．

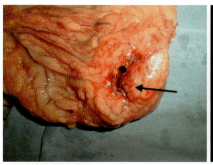 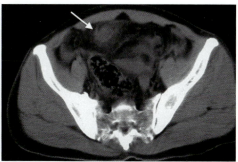

図2 ■ 大網膿瘍の例
左図は術中所見．黒矢印部から膿汁流出があったが，内腔には核となるような異物は存在しなかった．右図は同症例のCT．大網と思われる部位にCT値の低下と周囲の毛羽立ちがある．

断名で保存治療のうちによくなってしまうのがこの疾患のnatural courseといえる．画像診断で捻転を証明するのはきわめて難しく，症状が強いケースで手術した場合に唯一はっきりと診断できるので（図1），すごく稀な疾患の印象だが実際は違うのかもしれない．

* 鼠径ヘルニア内容が大網で，これによる異和感や症状を訴えることがある．この場合還納されないヘルニアだがいわゆる嵌頓ではない．

2 大網膿瘍（Omental abscess）

大網にいきなり膿瘍や肉芽腫ができることは理論的に困難であると思われるのだが，primaryのこのような状態の報告を散見する[2]．

推論するかぎりでは，一過性に腸管を穿孔した異物（魚骨）などが原因で膿瘍を形成したり，あるいは本邦に多いアニサキス症で，腸管を穿孔したアニサキス虫体が異物核となって膿瘍や好酸球性肉芽腫を形成するなどが考えられる（図2）．

3 腸間膜リンパ節炎（Mesenteric lymphadenitis）

小児における急性虫垂炎の鑑別の1つ，逆にいうと成人以降ではあまり鑑別にあげるべきではない．

病歴はまさに虫垂炎のそれであり，臍周囲のぼんやりとした痛みが右下腹部に限局してくるパターンが一般的．ただし，消化器症状は乏しく，どちらかというと重症感はない．身体所見としては限局した圧痛点を認めるが反跳痛ははっきりしない．画像評価と診察を重ねるならば，虫垂の位置と圧痛点が異な

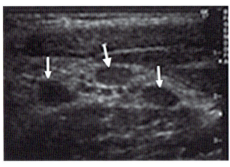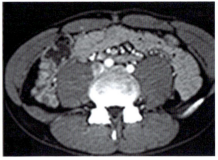

図3 ■ 腸間膜リンパ節炎の例
左図は超音波像，腫大リンパ節の散在を認める（矢印）．右図は同症例のCT．リンパ節を指摘するのは難しい（サイズが小さく，CT値が腸管に近い）．

ることをもって否定となる．腫れたリンパ節は数mmから2cmくらいまでで，回結腸動脈周囲に限局している．5mm以上のリンパ節が3個以上集簇している場合を診断とする意見もある[3, 4]．超音波ではよく見えるが，CTでは同定困難なこともある（とくに小児では脂肪織が少なく，腸管との区別がつきにくい）（図3）．痛み止め以外にとくに治療は必要ない．ただし，患者さん（ご両親）には可能性は低いが虫垂炎じゃないといい切るにはまだ早いので痛みが続くときは再受診するように，との説明を忘れずに．

4 腸間膜脂肪織炎 （Mesenteric panucuritis）

他に主たる所見なく腸間膜にのみ炎症性変化を認める状態[5]（図4）．はたしてこのような疾患が単一のclinical entityとして存在するかどうかについても疑問が残る．ここでは紹介するにとどめておく．似たような病名にsclerosing mesenteritisというのもある[6]．

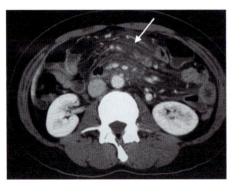

図4 ■ 腸間膜脂肪織炎と診断された症例のCT
矢印にCT値の上昇した腸間膜の部分を認める．

■参考文献

1) Karanikis M, Kofina K, Boz AF, et al. Primary greater omental torsion as a cause of acute abdomen—a rare case report. J Surg Case Rep. 2018. doi: 10.1093/jscr/rjy207.
2) Hung CC, Chou CM, Chen HC. An omental abscess mimicking an intra-abdominal tumor. J Chin Med Assoc. 2012; 75: 136-8.
3) Macari M, Hines J, Balthazar E, et al. Mesenteric adenitis: CT diagnosis of primary versus secondary causes, incidence, and clinical significance in pediatric and adult patients. AJR Am J Roentgenol. 2002; 178: 853-8.
4) Rao PM, Rhea JT, Novelline RA. CT diagnosis of mesenteric adenitis. Radiology. 1997; 202: 145-9.
5) Hussein MR, Abdelwahed SR. Mesenteric panniculitis: an update. Expert Rev Gastroenterol Hepatol. 2015; 9: 67-78.
6) Gomes DC, Quaresma L. Sclerosing mesenteritis: a benign cause of mesenteric mass lesions. Pan Afr Med J. 2017; 28: 228.

第 5 章 知識として知っておくべき疾患・病態

分類不能な疾患

Miscellaneous Disease

1 脂肪垂炎（Epiproic appendagitis）

　結腸の脂肪垂が捻転し腫大肥厚した状態と解されている[1]．腹膜垂炎，結腸垂炎とも称される．脂肪垂がある部位ならどこに起こってもよいのだが，発症するためには比較的大きめな脂肪垂が必要であり，個人的には回盲部での経験が多い．脂肪の少ない痩せた人はなり難いかもしれない．

　症状は消化器症状の乏しい限局した腹痛であり，通常 gradually onset, continuous pain となる．圧痛も限局され，病態の本質は脂肪垂の虚血なので反跳痛や筋性防御は出にくい．重症感は少ないので右下腹部で虫垂炎を疑う場合以外はあまり問題とならないかもしれない．Self limited disease なので痛み止めなどの対症療法以外の治療は必要なく数日で軽快する（虚血になった脂肪垂が壊死してしまえば痛くない）．

　画像では結腸に隣接する限局した脂肪織の腫大として捉えられる[2]（図1）．超音波では腫れた三角垂状の脂肪垂の中心に分葉した低エコー域とこれをとり巻く高エコー域の特有の所見（図2）であるので，この疾患概念のある人であれば診断は必ずしも困難でない．

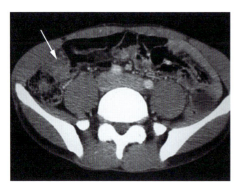

図1 ■ 脂肪垂炎の CT
右下腹部に脂肪織の炎症を認める（矢印）．
隣接した結腸は壁肥厚していない．

7. 分類不能な疾患

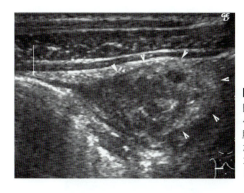

図2 ■ 脂肪垂炎の超音波像
図1と同じ症例．右下の体表図は実際のプローベ位置と異なっている．Ovoid mass（卵巣様腫瘤）と称されるように，生理学の教科書で見た卵巣の図のような中心低エコー，周囲高エコーの腫瘤性病変を認める（矢頭）．結腸壁（矢印）に壁肥厚は認めない．

　前述のように回盲部にしばしば経験するので虫垂炎との鑑別が重要となる．脂肪織が腫れているからといって虫垂が確認できていないときは要注意である．実際の臨床としては正しく診断されるよりも憩室炎と診断されて抗菌薬治療されていることの方が多いのではないかと思われるが，現実的にはそれで問題ない．発熱がない（あるいは軽度），反跳痛がない，画像的に憩室がない，壁肥厚が乏しい（憩室炎では局所的に全層性・全周性の壁肥厚を伴うことが多い）ことなどから鑑別は可能である．

　この疾患は基本的に時間経過で自然軽快するのでほとんどが undiagnostic である．たまたま手術になった症例だけが診断されてきた訳であるので，画像診断が発達した現代になって報告や発見が増えてきた（偽の）現代病ともいえる．診断をしても患者さん的にメリットが大きい訳ではないので，マニアックな診断名にこだわって虫垂炎などを見逃さないようにしたい．

2 腸管気腫症（Pneumatosis intestinalis）

　Primary と secondary がある．下記の門脈ガスも併発することも珍しくない．Secondary は一般に腸壊死に伴って管腔内のガスが腸管壁に移行する．Primary はこれとは異なる様相を呈し，壁内ガスを小腸の限局した部分に認め，周囲の腸間膜やときにフリーエアも伴う．原因はよくわかっておらず，有症状（腹痛）のこともあれば無痛のこともある．高齢者にしか起きないので，組織の脆弱性などが関係しているのだろうか？　Primary の場合は併発症がなければ自然軽快することが知られている[3]（図3）．

　高齢者数も CT 撮影機会もともに増えているので，これからは目にする機会が多い病態かもしれない[3]．

第5章　知識として知っておくべき疾患・病態

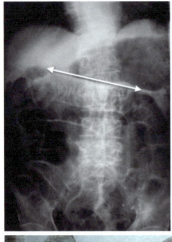
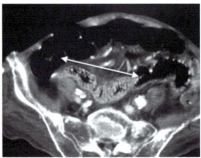
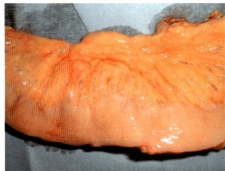

図3 ■ 腸管気腫症の例
左上図の腹部単純 X 線にて壁内ガス像のある小腸部分（両矢印）を認める．右上図の CT にて同様詳細の所見を認める（両矢印）．この症例では強い腹痛があり，primary と判断しきれなかったため手術を施行した．下図が術中症例，小腸壁および腸間膜に明瞭な気腫を認める．その他の異常なく結果的に primary であった．

3　門脈ガス（Portal system gas）

　これは単一の疾患ではなく病態を示す語彙．門脈系の静脈から肝内門脈に至る血管内にガスが存在する．多くは先行する腸管壊死があり，二次的に腸管内ガスが門脈系に移行した場合であり，致死的重症であることがほとんどとなる[4]．ときに前述の primary pneumatosis intestinalis でも生じる．門脈ガスを見つけたときには腸管虚血が発症してからかなり時間を経過していると推察する．腸間膜静脈内にあるとき，あるいは肝内門脈に大量にガスのあるとき（図4）は判断に迷わないが（第2章 8 急性腸管虚血 図3参照），肝内に少量しかないときは後述の胆道気腫との鑑別が必要となる．門脈ガスの場合は血流の流れに沿って末梢にゆくため，少量のガスは肝表面（表面から 2cm 以内）に存

7. 分類不能な疾患

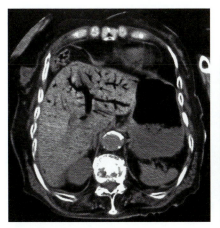

図4 ■ 門脈ガスの CT 像
門脈走行がガスで追えるほど大量の門脈ガスが存在する.

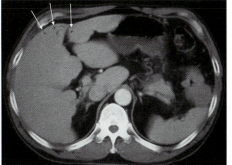

図5 ■ 少量の門脈ガス
肝末梢（表面から 2cm 以内）にエアを認める.

在する（図5）が胆道気腫では中枢側（肝門部側）に存在する.

4 胆道気腫（Pneumobilia）

　胆道（総胆管-左右肝管-肝内胆管）内にエアを認める状態．多くは疾患ではなく，胆道変更術（膵頭十二指腸切除術，胆管空腸吻合術など），内視鏡的乳頭切開術などの処置に伴う現象．十二指腸乳頭括約筋機能がないため，腸管内のエアが胆道に逆流する．高齢者などで乳頭機能不全となっている場合にも見られる．これ自体は無症状で病的とはいえないが，逆行性胆管炎およびこれに伴う総胆管結石を起こすかもしれない候補ではある.

　稀な原因としては,

- 急性胆管炎で胆管内が化膿してガス産生性膿瘍（gas forming abscess）となった場合.
- 胆石イレウス[5]（大きな結石が長期に胆嚢頸部に嵌頓したままの状態が続くと，十二指腸球部前壁と瘻孔を形成することがある．このとき，落ちた胆石が回腸で嵌頓すると胆石イレウスだが，瘻孔ができた局所では胆嚢内→胆嚢管→胆管へとエアが進入する．腹部単純 X 線で"小腸の拡張＋大腸ガスレス＋胆道気腫"を示せばこれだけで「胆石イレウス」の診断となる.

ガスが肝内に限局する際の門脈ガスとの違いは前記のとおり．胆道気腫では中枢側（肝門部側）にエア像を認める（図6）．

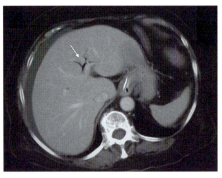

図6 ■ 胆道気腫の例
中枢側に分枝したエアを認める（矢印）．

5 胆道出血 （Hemobilia）

胆道内に出血した状態．腹痛・黄疸・吐下血が古典的な3徴．胆道内に急速に出血すると壁に内圧がかかり腹痛となる．胆道から十二指腸に血が流れ消化管出血となる．血栓によって胆道の流れが悪くなり黄疸となる．

出血源はおもに肝動脈で，多くは外傷や経皮的カテーテル（PTCD）によって肝動脈損傷があり，これが仮性動脈瘤をつくって胆道内に穿破するという機序で発症する．とくに太径のカテーテルを長期留置している場合には，挿入手

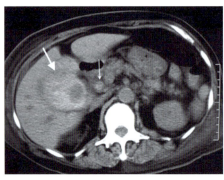 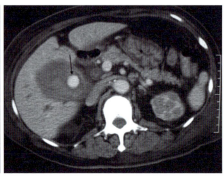

図7 ■ 胆嚢仮性動脈瘤の例
新鮮血栓のCT値は軟部組織より高いため白く見える．単純CT（左図）では胆嚢内に血塊が充満し（太矢印）している．総胆管内もCT値が高く（細矢印）周囲より白く見える．造影CT（右図）では胆嚢内に強い造影効果を伴う円形像があり，仮性動脈瘤が疑われる（矢印）．この部を単純CTで見ると，周囲の血塊の白さに対して黒抜け（filling defect）している．

技に問題がなくてもカテーテルが血管壁を圧迫した部位が圧迫壊死（pressure sore）から胆道と瘻孔を形成することがある．他の原因としては胆嚢からの出血でも起こる．出血源としては胆嚢仮性動脈瘤（図7），出血性胆嚢炎など[6]．

■参考文献

1) Pines B, Rabinovitch J, Biller SB. Primary torsion and infarction of the appendices epiploicae. Arch Surg. 1941; 42: 775-87.
2) Legome EL, Belton AL, Murray RE, et al. Epiploic appendagitis: the emergency department presentation. J Emerg Med. 2002; 22: 9-13.
3) Blair HA, Baker R, Albazaz R. Pneumatosis intestinalis an increasingly common radiological finding, benign or life-threatening? A case series. BMJ Case Rep. 2015. doi: 10.1136/bcr-2014-207234.
4) Abboud B, EL Hachem J, Yazbeck T, et al. Hepatic portal venous gas: physiopathology, etiology, prognosis and treatment. World J Gastroenterol. 2009; 15: 3585-90.
5) Dai XZ, Li GQ, Zhang F, et al. Gallstone ileus: case report and literature review. World J Gastroenterol. 2013; 19: 5586-9.
6) Murugesan SD, Sathyanesan J, Lakshmanan A, et al. Massive hemobilia: a diagnostic and therapeutic challenge. World J Surg. 2014; 38: 1755-62.

8 術後および医原性の腹痛

Postoperative & Iatrogenic

　手術後に特有な腹痛の原因があり，開腹術一般に共通のものと術式によって特異的なものがある．ここでは急性期合併症としての腹痛は除き，晩期にも起こり得るものを取りあげた．

1 術後一般の問題

　手術が原因で起きるもので必ず念頭におくものとして……

1 腸閉塞（SBO）

　正確な数字を出すのは困難と予想するが，教科書的には腹部手術を行ったうちの 4〜10％が腸閉塞症状を生じるとされている[1]．このうち 15〜18％が手術を要するとの報告がある[2]．原因手術として最も多いのは虫垂切除術．これは腸閉塞が起こりやすい術式というよりは手術数自体が多いことによると思われる．とくに穿孔性虫垂炎であった場合には，周囲炎症も強いので癒着する可能性が高まることが予想される．視診にて虫垂切除にしては大きな切開創・切開創が瘢痕化しているなどの所見があった場合に「虫垂炎の手術のときはどのくらい入院していましたか？」と聞いてみるとよい．通常なら数日で退院できるものが「数週間」との答えであったならば穿孔で治癒までに時間経過した例と推測できる．こんな場合にはとくに腸閉塞の原因になりやすいであろう．原因手術の切開創だけをいうならば腹部正中切開が最頻であろう．胆嚢摘出術で行われる右肋骨弓下切開では，小腸の癒着が少ないためか？　腸閉塞はほとんど経験しない．帝王切開後も術後早期は切開創を子宮が塞いでいるためか？癒着性腸閉塞の頻度は少ない．近年急速に件数が増えた腹腔鏡手術も癒着性腸閉塞はきたしにくい[3]．骨盤の手術（腹会陰式直腸切断術，子宮・卵巣の手術）では後腹膜にも傷ができるため腹腔内の骨盤内に落ち込んだ小腸の癒着によって閉塞は多い．

Pitfall 1： 術後腸閉塞はそのほとんどが「癒着性」であるが，なかには strangulation（絞扼性）もあり得る．両者の鑑別は必ず初診時に行うこと!!

Pitfall 2： 手術後の腸閉塞だからといって手術の影響によるものとはかぎらない．とくに高齢者では必ず外ヘルニアの有無を確認すること．

Pitfall 3： 腹部に傷があっても腹腔内の手術でなければ癒着の原因にはなり得ない．必ず術式を確認すること!!
　　　　　例：腹膜前アプローチで行われた前立腺手術，後腹膜アプローチで行われた腎移植，乳房再建で腹直筋を使用した場合など……

2 遺残異物による腹腔内膿瘍
（Intraperitoneal abscess secondary to foreign body）

腹痛の原因というよりは，原因不明の発熱としての発症の方が多いかもしれない．

最も有名で代表的なのが，ガーゼ．一部には「ガーゼオーマ」などとあたかもそのような病態があるかのような造語も存在する[4]が，いうまでもなく医療ミスであり本来病気ではない．発生しても医学的な発表はなされないので実数把握は困難だが，おそらく時代とともに減少しているので今後は遭遇する確率は少なくなってゆくと予想される．ただし，ミスは減ることはあってもなくなることは決してない．何らかの事情でX線非透過性物質の入ってないガーゼが混入していたとの事例もある．出血して処置に難渋した手術などに起きやすいかもしれない？ 遺残異物は何年経ってからでも膿瘍の原因となり得るので，術式で意図して挿入したもの（ヘルニアに対するメッシュなど）にせよ，前記の通り意図せず混入したものにせよ，原因不明の膿瘍を見た場合には以前の手術記録をレヴューしよう．とくにX線非透過性物質の場合CTで見えない可能性も十分ある．

2 胃術後の腹痛（Post gastrectomy）

胃手術は比較的晩期合併症のヴァリエーションが多い．

1 吻合部潰瘍（Marginal ulcer/Stomal ulcer）

吻合部直後の十二指腸あるいは空腸に潰瘍ができる[5]．胃十二指腸の疾患にて胃切除術が施行される場合，良性でも悪性でも通常胃酸分泌がなくなるよう

な手術法＝減酸手術（亜全摘術 or 迷走神経切断術など）が行われるため通常潰瘍はできない．

切除法に伴う因子として潰瘍のできる可能性としては2つ．

①緊急時あるいは palliation 目的の手術で減酸処置を行ってないとき．（穿孔や出血で）なんとか幽門側胃切除術を行ったが，切除範囲が狭い場合，あるいは幽門閉塞に対して胃空腸吻合のみを行った場合など．

②減酸手術を施行したが不十分であった場合（すべての幽門側胃切除術）．

それ以外の要因としては，NSAIDs の使用・喫煙・H. pylori 感染など．

ほとんどのケースで制酸薬の使用（PPI など）と原因除去（NSAIDs や喫煙の中止・ピロリ除菌など）で改善する．

②輸入脚症候群（Afferent loop syndrome）第4章❹参照

③腸重積（Intussusception）

胃手術後に，吻合部周辺で腸重積が発生するという合併症がある．頻度はかなり低く 1/2,000 ほどとの意見もあるが，本邦では胃の手術件数が多いためときどき遭遇する．発症の原因ははっきりわかっておらず，とくに腫瘍などの先進部がないのに吻合部の空腸が胃のなかに重積したり，吻合部の遠位部の空腸で重積が起きたりする．何十年経ったあとでも起こり得るようで個人的には術後 38 年目での発症を経験している．報告例を調べるかぎりでは Billroth II 法で Brown 吻合を行った再建法に発症が多いようだ．

④胆石？

胃癌で胃切術およびリンパ節郭清をした場合，胆石の頻度が高くなる．とくに D2 郭清をした場合に有意であるとする意見がある[6]．しかし，胆石症の多くは無症状であり胃癌手術で予防的に胆嚢を摘出せよとの推奨にまでは至らないようである．

⑤ダンピング症候群（Dumping syndrome）

幽門がなくなることによって，未消化の食事内容が早期に近位空腸に流入することによる．周知のとおり早期と晩期があり，早期は高浸透圧物質の流入によって細胞内から腸管内腔に水分がシフトすることによるもの，晩期はインスリンの過剰分泌による低血糖が起因するとされている．腹痛の原因となるのは

通常早期ダンピング．強い腹痛の原因としては考えにくい．同様に胃切除後症候群として

- Roux stasis syndrome（Roux 脚に内容物が貯留する）
- Efferent loop syndrome（輸出脚に閉塞をきたす）
- Alkaline reflux syndrome（胆汁の逆流による）

などがある．ダンピング症候群同様に，胃切術後をフォローアップしている場合に症状が遷延する原因として考えることはあっても救急室で診る腹痛の鑑別としてこれらをあげる必要はないように思う．

3 大腸手術後の腹痛（Post colectomy）

　胃に比べて大腸手術，とくに結腸手術は晩期合併症が少ない．腹痛を起こす特有な障害はほぼないといえる．直腸手術も排便や排尿に関する様々な障害があるが腹痛につながるものはあまりない．ストーマ（colostomy）を作成した場合に無機能となった遠位大腸が diversion colitis として下血/テネスムス/粘液/腹痛などの症状を呈することがあることが知られている[7]が臨床的に問題となるレベルは高頻度にあることではない．
　SCFAs（short chain fatty acids）の不足が指摘されている．
　対応としては，吻合予定があるならば早急に吻合するのが症状改善の道であり，永久ストーマであるならばSCFAsを含む浣腸をトライする方法が試されている．

4 胆道変更後の腹痛（Post biliary surgery）

　胆道と空腸が吻合されることにより，腸液の胆道への逆流防止機構がなくなり上行性胆管炎を発症する．具体的な疾患・術式としては
＜小児の場合＞

- 肝門部空腸吻合術（先天性胆道閉鎖症）
- 胆管空腸吻合術（総胆管嚢腫症）

＜成人の場合＞

- 膵頭十二指腸切除術（膵癌・胆管癌・十二指腸乳頭部癌）
- 胆管空腸吻合術（膵胆管合流異常症・閉塞性黄疸に対する）

- 胆石イレウス後で胆嚢十二指腸瘻閉鎖してない場合

などがある．

　胆道変更後の胆管炎は繰り返し発症することがある反面，重症になりにくく比較的短期で軽快する．上記以外に総胆管十二指腸吻合（choledochoduodenostomy）も胆道変更術として選択されることがあったが，sump syndrome[8]＊がcholedochojejunostomyに比較して多いなどの理由から近年行われることは少ない．

　＊Sump syndrome
　　切除なしに拡張した総胆管と十二指腸を側側吻合した場合，遠位総胆管はuseless tractとして残る．ここに食残が詰まるなどによる，などとされている．また，総胆管十二指腸吻合では胆道の流出路に未消化の食物が接するのでこれらによる影響も危惧されている．腹痛・発熱・黄疸など胆管炎様の症状を呈するとされる．

5 婦人科術後の問題（Post OB-GYN surgery）

　子宮頸癌などで術後に放射線治療を受けている場合に，後遺症として放射線性腸炎[9]や膀胱炎などが生じる．放射線性腸炎は下痢や腹痛となる他，腸閉塞の原因ともなる．この腸閉塞は繰り返し起こるがあまり重症にならずに比較的短期間で改善するのを特徴とする．これは閉塞が癒着によるものではなく被曝した腸管（通常回腸）が硬く狭くなっているためこの部が通過が悪く，"流入量"＞"流出量"のアンバランスによって閉塞症状が出る"partial obstruction"のパターンであるためで，経口摂取を控えるだけでよくなる．このような患者さんの腹部は下腹部に大きな腫瘤（硬くなって一塊となった腸管）として触れることがある．

　膀胱炎は通常腹痛の原因とはならないが，被曝した膀胱壁は脆弱で，排尿障害から過膨張となっている（overflow incontinence）こともある．これが破けると下腹部に強い痛みと腹膜炎症状を呈する（第5章 2 腹痛を呈する泌尿器科疾患 5 膀胱破裂参照）．

　患者には高齢者も多く，被曝歴は積極的に聞かないと教えてくれなかったり，場合によっては忘れていることもある．昔受けた治療の影響が一生続くということもわかってもらう必要がある．

■参考文献

1) Sandra R. Management of small bowel obstruction. In: Cameron JL, Cameron AM. Current surgical therapy, 12th edition. Elsevier; 2016. p.109-13.
2) Ouaissi M, Gaujoux S, Veryie N, et al. Post-operative adhesions after digestive surgery: their incidence and prevention: review of the leterature. J Visc Surg. 2012; 149: e104-14.
3) Klaristenfeld DD, McLemore EC, Li BH, et al. Significant reduction in the incidence of small bowel obstruction and ventral hernia after laparoscopic compared to open segmental colorectal resection. Langenbecks Arch Surg. 2015; 400: 505-12.
4) 河原俊司, 本田 実, 小須田 茂, 他. ガーゼオーマのCT, US所見. 日本医学放射線学会雑誌. 1990; 50: 375-81.
5) Turnage RH, Sarosi G, Cryer B, et al. Evaluation and management of patients with recurrent peptic ulcer disease after acid-reducing operation: a systemic review. J Gastroentel Surg. 2003; 7: 606-26.
6) Akatsu T, Yoshida M, Kubota T, et al. Gallstone disease after extended (D2) lymph node dissection for gastric cancer. World J Surg. 2005; 29: 182-6.
7) Kabir SI, Kabir SA, Richards R, et al. Pathophysiology, clinical presentation and management of diversion colitis: a review of current literature. Int J Surg. 2014; 12: 1088-92.
8) Abraham H, Thomas S, Sircastava A. Sump syndrome: a rare long-term complication of choledochoduodenostomy. Case Rep Gastroentel. 2017; 4: 428-33.
9) Harb AH, Abou Fadel C, Sharara AI. Radiation enteritis. Curr Gastroenterol Rep. 2014; 16: 383.

コラム 4　魔法の治療

　下部消化管穿孔の項の最後で少しだけ触れたが，現在下部消化管穿孔＝エンドトキシン吸着療法（PMX-DHP）という状態となっている．使うのが必須であり使わない選択などないように語られている．本当だろうか？

　この治療，細菌性敗血症に有効とのことだが現場を見ると救急や外科領域で使用されているケースが多く，下部消化管穿孔などは格好のターゲットのようである．

　試しにこんなことをしてみた（2008年の話）．

　PubMedで「polymyxin B-immobilized fiber」（= PMX）と入れて検索してみると……29の文献が出る．著者を見ると，27件が日本の施設のグループで，2件がイタリアのグループ（日本人共著者含む）であった．これだけでも大分偏ってる印象だが……内訳を見てみると，4件は基礎研究で3件は敗血症以外を対象とする研究であった．残りの20件のうち，18件はPMXが有効であるとする研究，2つがPMXはとくに有効ではないとする研究であった．この2件の文献は同一グループでCHDF単独に比べて効果があるとはいえないとの意見であった．

　PMXが有効とする18件の内訳は，症例報告（1～3例）が6件，治療経験のみもしくはPMX非使用との比較がない研究が9件，レビューが2件であった．RCTは無論，後ろ向きでも使用した群としない群を比較して在院日数短縮や予後の改善をendpointとした研究は皆無であった．雑誌の種類は欧文が13件，邦文が5件であった．IF＞2の雑誌（2003年のデータ）への掲載が2件あった．同一雑誌掲載が目立ち，5文献と4文献がそれぞれ同じ雑誌での掲載であった．

　たった一語で検索しただけなので，これをもって評価できるレベルではないが，少なくとも傾向はわかるであろう．症例報告は基本中の基本であり，いくら有名雑誌が症例報告はとりませんといったって症例報告の価値が下がっているわけではない．しかし新しい治療法の場合，報告として最初のうちはよいかもしれないが，存在そのものが認識されたあとは症例報告では有効性を論じるには弱すぎる．治療経験もしくは比較ではない研究でラボデータ，バイタルサイン，予後などが改善された

あるので，この結果をそのまま受けとれば「PMX は有望な治療である可能性が示されたので，デザインのしっかりした比較研究で有効性を確かめるべき」と捉えるべきであろう．レビュー 2 件は同一グループのほぼ同じ内容の文献で，結論としては「発表された文献によると PMX は平均血圧・ドパミン使用・PaO_2/FiO_2・死亡率，において改善を認めるとある．ただし，文献に偏りがあり盲検化もされていない点を考慮しなくてはならない．よって，この治療法についてはよりしっかりした研究が必要である．」……そのまんまの内容．将来性はあるものの global standard にはまだ遠い治療法といってよい．本邦でここまで流行しているのは国産メーカーによる開発商品であり保険適応であることが推進力になってる．

PMX について印象的な 2 つの経験がある．

10 年ほど前に ICU をローテートしているとき救命は絶望的と思われるほどの重症敗血症症例を担当した．この症例に対して私は PMX を使うことを提案した．標準治療（日本のじゃないよ）にうるさい病院だったのでスタッフには「エビデンスのない治療をするの～？」と苦い顔をされた．そのときは藁をもすがる思いであったので渋るスタッフをなんとかなだめすかして PMX を行った．CHDF との併用で行ったが，状態は改善せず亡くなられた．

その 1 件では効果を実感することはできなかったが私の PMX に対する印象は悪くなかった．窮余の一策であり，薬剤でないので有害事象は少ないのではないか？　と考え，その後も使用し続けた．その考えを一掃させられたのが次の 1 件である．

先の症例に勝るとも劣らぬ重症敗血症症例（下部消化管穿孔）であり，PMX を行おうとしたのだが，あまりに循環が悪く体外回路をまわしはじめるとすぐに心停止しかかってしまった．大量カテコラミンを用いてちょっと安定したすきに何度かチャレンジしたがついに施行することはできなかった．しかし患者さんはまだ生きている．できることをしようと思った．ICU ドクターなんかいない病院なので管理は自分でするしかない．予定手術の患者さんに事情を話し当面の手術をすべて延期してもらい時間をつくった．昼も夜もベッドサイドにつめ逐一評価し best supportive care に徹した．お腹に大きな傷がついたが 4 度の手術を経て患者さんは社会復帰を果たした．印象は大きく変わり，「本当に重症

コラム4　魔法の治療

なときにさらにバイタルを悪化させることもある」になってしまった．その後PMXを一度も使用していない．

ICUで，救命不能の重症患者さんの横で家族に次のような説明をしていた医師がいた．「やれることはすべてやりましたが，救命は難しいと思います．」確かに治療はPMXもCHDFも好中球エラスターゼ阻害薬もタンパク分解酵素阻害薬も，ありとあらゆる広域抗菌薬もアルブミン製剤も入りまくっていた．しかし，担当医は日中は予定手術にかかりっきりでICUにはほとんどいない（ということはその間だれも診ていない）．夜はコールがない限り来院することはない．「やれること」って一体なんだろうか？

集中治療の集中とは医者が患者の治療に集中するという意味だ．継続的に診察を続けることによってリアルタイムに治療方針を変更してゆくのが集中治療の本質ではないのか？　治療のパーツだけが集中しても意味がない．

将来PMXが標準治療となるのかどうかはわからない．でも，現状では（少なくとも本邦では）下部消化管穿孔＝PMXなので，施行することと施行しないことを比較する研究は行われ難い状況にある．研究者はレビューされている通り，デザインのしっかりした比較研究を行うべきであり，一般医は流行ってるからなんでも飛びつくのでなく標準外治療を行う是非を個々に検討しながら行うべきである．保険治療＝標準治療ではない．これではいつまで経っても魔法の治療は魔法の治療のままである．

＜注1＞このコラムは本書に載せる5年前に筆者のブログに載せたものです．

＜注2＞2018年現在，いまだPMXを強く推奨する意見は（少なくとも国際的には）主流となっていない．UpToDateでは"investigational and ineffective therapies for sepsis"として扱われている．発売開始からすでに24年を経ているので，研究中とはもはやいえないだろう．

索 引

【数字】

1 期的手術	126
2nd look surgery	200
2 期的手術	126

【あ】

圧痛	15
アミラーゼ	253
アルカリホスファターゼ	180
アルコールせん妄	259
アルコール離脱症候群対策	266

【い】

胃亜全摘術	145
意識レベル	18
萎縮胆囊	159, 172
胃石	91
胃腸炎	23
胃泡	30
イレウス	89
陰性所見	25

【う・え】

ウルソデオキシコール酸	168
壊疽性	81
壊疽性胆囊炎	158, 171
炎症性大動脈瘤	220

【お】

黄色混濁	48
黄色肉芽腫性腎盂腎炎	347
黄色肉芽腫性胆囊炎	172
黄疸	56
嘔吐	7, 55
悪心	7, 55

【か】

確定診断	36
ガストログラフィン	108
家族性高アミラーゼ血症	253
カタル性	81
化膿性	81
下腹部痛	21
管外漏出像	140
管腔内異物	91
間欠痛	6, 100
感染性大動脈瘤	219
感染性胆囊炎	158

【き】

気腫性腎盂腎炎	346
気腫性胆囊炎	171
急性アルコール性肝炎	361
急性肝炎	164
急性憩室炎	238
急性膵炎	250
急性胆囊炎	157
急性虫垂炎	66
胸膝位	53, 136
鏡面形成像	103
虚血性腸炎	281
緊急手術	39
筋腫捻転	339

筋性防御	15		左側胆嚢	161
【く】			酸性臭	49
空腹時痛	134		**【し】**	
クローン病	282		色素結石	157
【け】			子宮外妊娠	5
経過観察	37		子宮筋腫	338
形態	92		子宮広間膜ヘルニア	309
形態異常	61		子宮内膜症関連病変	338
経皮的胆嚢ドレナージ術	168		視診	12
月経歴	57		自然放射線	28
血性	48		持続痛	6
結腸捻転	127		脂肪垂炎	372
下痢	7, 55		消化管穿孔	39
原因の除去	154		消化器症状	54
嫌気性臭	49		上腸間膜静脈血栓症	192
限局性膿瘍	76, 83		上腸間膜動脈血栓症	192
限局性膿瘍形成	78		上腸間膜動脈症候群	357
研修医	41		上腸間膜動脈塞栓症	192
原発性細菌性腹膜炎	362		小腸憩室炎	247
【こ】			小腸軸捻転	192
抗菌薬	154		小腸造影	108
高リスク群	10		小腸閉塞	89
鼓音	14		上腹部痛	21
骨盤内炎症性疾患	56		上部消化管造影	140
骨盤腹膜炎	331		初期診断	20
コレステロール結石	157		食後痛	134
【さ】			食餌	91
サードスペース	47		触診	14
座位	136		食物残渣様	7
臍周囲部痛	66		食欲低下	55
臍ヘルニア	229		ショック	46
坐骨ヘルニア	232		腎盂腎炎	346
			腎梗塞	343
			審査腹腔鏡	44
			腎周囲膿瘍	348

腎静脈血栓症	344
診断的腹腔鏡	39
腎膿瘍	348

【す】

膵胆管合流異常	188
膵頭十二指腸切除術	188
随伴症状	2, 54
水溶性造影剤	108
水様吐物	7
スピーゲルヘルニア	232

【せ】

成因	90
成長障害	61
切迫破裂	218
鮮血	48
専攻医	41
穿孔性	81
穿孔性胆嚢炎	171
穿孔性虫垂炎	67, 76
全大腸型大腸炎	31
全般痛	21

【そ】

増悪緩解因子	9
造影 CT	32
鼠径ヘルニア	227
蘇生	154
ソマトスタチン製剤	272

【た】

胎児被曝	61
代謝性アシドーシス	48, 195
対症療法	38
大腿ヘルニア	227
大網充填	140
大網捻転	368
大網膿瘍	369
濁音	14
打診	14
脱水	47
タッピング痛	42
淡血性	48
胆汁性	48
単純 CT	32
胆石発作	157
断端虫垂炎	86
短腸症候群	202
胆道気腫	375
胆道出血	376
胆嚢仮性動脈瘤	173
胆嚢梗塞	172
胆嚢周囲膿瘍	158, 171
胆嚢出血	173
胆嚢水腫	159, 171
胆嚢腺筋症	164
胆嚢捻転	173
タンパク分解酵素阻害薬	272
ダンピング症候群	380

【ち】

致死性敗血症性	84
虫垂憩室炎	85
虫垂子宮内膜症	338
虫垂切除術（開腹）	78
虫垂粘液腫	86
超音波検査	31
腸管壊死	39
腸管気腫症	141, 373
腸管径	13
腸管子宮内膜症	338

腸管内圧	13		破裂性子宮留膿腫	339
腸間膜脂肪織炎	370		破裂性チョコレート嚢胞	338
腸間膜ヘルニア	308		破裂性腹腔動脈瘤	5, 302
腸間膜リンパ節炎	69, 369		破裂性腹部大動脈瘤	5
腸雑音	13		破裂性卵巣嚢胞	338
聴診	13		板状硬	15, 49
直腸診	17		半濁音	14
			反跳痛	16
			汎発性腹膜炎	16, 83

【つ・て・と】

【ひ】

通性嫌気性菌	141			
低線量被曝	62		非感染性胆嚢炎	158
低体温	150		脾梗塞	366
陶器様胆嚢	172		非穿孔性虫垂炎	76
統合失調症	85		脾膿瘍	367
特発性細菌性腹膜炎	295		被曝低減	32
トランスアミナーゼ	180		脾破裂	366
			非閉塞性腸管虚血	192

【な・に】

内視鏡的総胆管結石除去	186		冷や汗	12
内臓逆位	161		病歴聴取	2
ニボー	103		頻呼吸	150
尿膜管開存	351			
尿膜管洞	351			

【ふ】

尿膜管嚢胞	351		腹腔鏡下総胆管切石術	187
妊娠反応	28		腹腔鏡下胆嚢摘出術	168
妊娠歴	57		腹腔鏡下虫垂切除術	78
			腹腔洗浄	272
			腹腔動脈症候群	358

【は】

バイタルサイン	12		腹部CT	32
白色胆汁	172		腹部コンパートメント症候群	267
白線ヘルニア	232		腹部大動脈十二指腸瘻	217
発達障害	61		腹部大動脈瘤	213
発熱	55		腹膜炎性敗血症	46
破裂性肝細胞癌	5		腹膜偽粘液腫	86
破裂性子宮外妊娠	328		腹膜播種	97
破裂性子宮内膜腫	338		ブチルスコポラミン	38

吻合後ヘルニア	308		メッケル憩室炎	247
糞石	70		**【も】**	
【へ】			網状斑	12, 151
閉鎖孔ヘルニア	229		盲腸後虫垂炎	84
閉塞性腎盂腎炎	345		網嚢孔ヘルニア	307
便臭	49		門脈ガス	374
便性	49		**【ゆ・よ】**	
偏性嫌気性菌	141		有症状胆石症	157
変性子宮筋腫	339		幽門側胃切除	144
便秘	23		幽門部切除術	145
【ほ】			輸入脚症候群	318
蜂窩織性	76, 78, 84		予防的虫垂切除	83
膀胱破裂	349		**【ら・り】**	
放散痛	9, 51		卵巣捻転	335
放射線性腸炎	97		リパーゼ	253
放射線性膀胱炎	349		流行性耳下腺炎	359
放射線被曝	28, 59		流産	61
傍十二指腸ヘルニア	306		**【A】**	
傍ストーマヘルニア	231		a dynamic ileus	89
傍盲腸ヘルニア	307		abdominal angina	193, 201
発作性	6		acarcius cholecystitis	171
【ま】			acidity smell	49
マクバーネー点	68		ACS(abdominal compartment syndrome)	267
末梢冷感	12		acute	3
慢性胆嚢炎	159		acute alcholic hepatitis	361
慢性虫垂炎	84		acute diverticulitis	238
【む・め】			acute gastritis	290
無臭	49		acute hemorrhagic erosion	291
無石性胆嚢炎	159, 171		acute mesenteric venous thrombosis	192
迷走神経切断術	144, 145		acute necrotic collection	269
迷走脾	367			
メッケル憩室	359			

acute pancreatitis	250	board like rigidity	15, 49, 135	
acute peptic ulcer	290	bowel endometriosis	338	
acute peripancreatitc fulid collection	269	**【C】**		
acute renal infarction	343	catarrhal	81	
acute RVT（renal vein thrombosis）	344	catastrophic abdomen	48	
		celiac syndrome	358	
adhesion	90	cervical motion pain	18	
afferent loop syndrome	318	cervical motion tenderness	58, 331	
air fluid level	103, 104	Charcot's triad	177	
alcoholic withdrawal	266	chest-knee position	53	
alkaline reflux syndrome	381	cholesterol stone	157	
Alvarado score	74	chronic appendicitis	84	
ampicillin-sulbactam	186	closed loop obstruction	93	
anaerobic smell	49	*Clostridium*	141	
anterecotomy	145	colon cut off sign	255	
antibiotics	154	competent valve	120	
aortoduodenal fistula	217	consciousness	18	
APACHE II	152	constipation	24	
APACHE II score	261	contrast CT	73	
appendiceal diverticulitis	85	Cope	38	
appendiceal endometriosis	338	creamy pus	48	
appendiceal mucocele	86	crescent sign	216	
Atlanta 分類	256	CRP	28	
auscultation	13	Cullen's sign	251	
axillo-bifemoral bypass	219	**【D】**		
A 群溶連菌感染	359			
【B】		damage control surgery	200	
		DIC-CT	187	
B. fragilis	49	distributive shock	150	
BE-ERCP（balloon enteroscopy-assisted bile duct drainage）	185	disulfiram	246	
		disulfiram 様作用	246	
bile ascites	48	diversion colitis	381	
BISAP（Bedside index of severity in acute pancreatitis）	262	drug induced colitis	282	
		dull	14	
bloody ascites	48	dumping syndrome	380	

【E】

early goal directed therapy	154
efferent loop syndrome	381
emphysematous pyelonephritis	346
emphysematous cholecystitis	171
epigastric hernia	232
epiproic appendagitis	372
ERBD	188
ERCP	187
etiology	90
EUS-BD（endoscopic ultrasonography-guided bile duct drainage）	185
EVAR（endovascular aneurysm repair）	214
extra anatomic bypass	219
extraluminal air	152
extrinsic lesion	90

【F】

falciform ligament sign	137
FBN（focal bacterial nephritis）	348
fecal impaction	24, 117
feces ascitis	49
feces smell	49
femoral hernia	227
fibroid degeneration	339
Fitz-Hugh-Curtis syndrome	179, 334
focuced examination	26
focused CT	73
food impaction	91

【G】

gallbladder hemorrhage	173
gallbladder hydrops	159, 171
gallbladder infarction	172
gallbladder torsion	173
gangrenous	81
gangrenous cholecystitis	171
gasless film	30
gastric outlet obstruction	30
generalized panperitonitis	83
generalized peritonitis	67
GIST	148
gradually	3
Grey Turner's sign	251
groin hernia	227
guarding	15

【H】

H&P（history taking, physical examination）	20
H. pylori	145
heel test	17
hemobilia	376
hemorrhagic pancreatitis	251
Henoch-Schönlein 紫斑病	359
Hinchey 分類	149
Howship-Romberg 徴候	229
hunger pain	134
hyperresonance	14

【I】

IBD（inframmatory bowel disease）	282
IgG4 関連疾患	220
ileus	89
impending rupture	218
incarcerated hernia	227
incompetent valve	120

infected aortic aneurysm	219
inflammatory aneurysm	220
inguinal hernia	227
inspection	12
internal fluid sift	47
interval appendectomy	82
intestinal obstruction	89
intraluminal bodies	91
intrinsic lesion	90
intussusception	90, 117
involuntary guarding	15
IOC（intraoperative cholangiography）	187
ischemic colitis	281
IVR（interventional radiation）	47

【K・L】

keyboard sign	109
leiomyoma torsion	339
Lemmel syndrome	176, 187
liver abscess	363
LMP（last menstrual period）	57
localized abscess	76, 78, 83
localized peritonitis	67
lupus enteritis	283

【M】

malignant invasion	117
MANTRELS score	74
Meckel's diverticulitis	247
mesenteric arterial embolism	192
mesenteric arterial thrombosis	192
mesenteric lymphadenitis	369
mesenteric panucuritis	370
metallic sound	100
metronidazole	246

Mirizzi syndrome	171, 188
morphology	92
mottling	12, 151
MRCP	187
Murphy 徴候	161
myoma uteri	338

【N】

necrotizing pancreatitis	256
negative appendectomy	74
negative findings	25
neurofibroma	148
NOMI（nonocclusive mesenteric ischemia）	192
non-perforated appendicitis	76
not smelly	49
NPO	38
nuts cracker syndrome	357

【O】

obstipation	24
obstructive pyelonephritis	345
obturator hernia	229
omental abscess	369
omental torsion	368
one stage surgery	126
ovarian torsion	335
over flow incontinence	349

【P】

pain on percussion	42
pain over speed bump	16
pain with percussion	42
palpation	14
pancreatic abscess	269
pancreatic pseudocyst	269

paradoxical embolus	195		**[R]**	
paralytic ileus	89			
parastomal hernia	231	Ranson's criteria	261
partial obstruction	97	rebound tenderness	16
patent urachus	351	rectal examination	17
percussion	14	renal abscess	348
perforated	81	resonance	14
perforated appendicitis	76	resuscitation	154
perforated cholecystitis	171	retro cecal type	68
peribladder abscess	158, 171	retrocecal appendicitis	84
perihepatitis	334	Richter type	223
perirenal abscess	348	rigidity	15
Petersen's hernia	308	Rigler's sign	137
PFO (patent foramen ovale)	195	ROS (review of systems)	26
phlegmonous	76, 78	Roux stasis syndrome	381
PID (pelvic imflammatory disease)	331	ruptured bladder	349
		ruptured chocolate cyst	338
pigment stone	157	ruptured ectopic pregnancy	328
piperacillin-tazobactam	186	ruptured endometrioma	338
PMP (previous menstrual period)	57	ruptured HCC	363
		ruptured ovarian cyst	338
pneumatosis intestinalis	373	ruptured pyometra	339
pneumobilia	375	ruptured splanchnic artery aneurysm	302
poly microbial	49		
porcelain gallbladder	172		**[S]**	
portal system gas	374			
post prandial pain	134	SBO	100
primary pneumatosis intestinalis	141	SBP (spontaneous bacterial peritonitis)	295, 362
pseudoappendicitis	277	sciatic hernia	232
pseudomyxoma peritonei	86	self limited disease	43
PTGBD	168, 185	sentinel loop sign	255
pyelonephritis	346	septic abdomen	46
pyloroplasty	145	serosangenous ascites	48
		short bowel syndrome	202
		single obstruction	92, 104

SMA syndrome	357	T-tube	185
small intestinal diverticulitis	247	turbid ascites	48
small intestinal volvurus	192	two stage surgery	126
source control	154	tympanic	14
Spigelian hernia	232		
splenic abscess	367		

【U】

ulcertive colitis	283
umbilical hernia	229
urachal cyst	351
urachal sinus	351

splenic infarction	366		
splenic rupture	366		
spontaneously resolving appendicitis	67		
stercoral perforation	149		
strangulated hernia	227		

【V】

V&P	145
vagitation	195
vagotomy	145
voluntary guarding	15
volvulus	90, 117
VUR（vesico ureteral reflux）	358

strangulation	90		
stump appendicitis	86		
subtotal cholecystectomy	170		
subtotal gastrectomy	145		
sudden	3		
sump syndrome	382		
suppurative	81		
S状結腸間膜ヘルニア	308		

【W・X】

walled off necrosis	270
walled off type	68
wandering spleen	367
whirl sign	109
white bile	159, 172
xanthogranulomatous cholecystitis	172
xanthogranulomatous pyelonephritis	347

【T】

tapping	16
tenderness	15
the conditions related to endometriosis	338
to and fro	109
TOA（tubo-ovarian abscess）	332
tornado sign	109

著者略歴

窪田忠夫（くぼた ただお）

　沖縄県立中部病院，
　国立循環器病研究センター病院，
　千葉西総合病院，
　沖縄県立北部病院を経て
　東京ベイ浦安市川医療センター（現職）

ブラッシュアップ　急性腹症（きゅうせいふくしょう）　Ⓒ

発　行	2014年 4月20日　1版1刷
	2014年 8月10日　1版2刷
	2015年 7月25日　1版3刷
	2017年 8月20日　1版4刷
	2018年11月20日　2版1刷
	2019年 5月10日　2版2刷
	2022年12月 5日　2版3刷

著　者　窪田忠夫（くぼた ただお）

発行者　株式会社　中外医学社
　　　　代表取締役　青木　滋

　〒162-0805　東京都新宿区矢来町62
　　電　話　(03)3268-2701(代)
　　振替口座　00190-1-98814番

印刷・製本 / 三和印刷(株)　　＜MS・AK＞
ISBN978-4-498-14039-4　　Printed in Japan

JCOPY　＜(社)出版者著作権管理機構 委託出版物＞

本書の無断複製は著作権法上での例外を除き禁じられています．
複製される場合は，そのつど事前に，(社)出版者著作権管理機構
（電話 03-5244-5088, FAX 03-5244-5089, e-mail: info@jcopy.
or.jp）の許諾を得てください．